高水平地方高校建设计划2023年复旦大学上海医学院子项目（DGF816019-2/013、DGF816018-1/001/006）
2024年静安区医学学科建设项目（2024ZD01）
复旦大学研究生课程思政标杆课程

药物警戒与合理用药

王 斌 **主编**

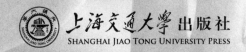

上海交通大学出版社
SHANGHAI JIAO TONG UNIVERSITY PRESS

内容提要

本教材将国内外前沿的药物警戒理论和用药安全性相关的临床案例相结合,旨在使医学生树立以患者为中心的合理用药理念,培养医学生鉴别、规避和处理药物治疗安全性问题的能力;同时提高临床医药护治疗团队的用药安全风险意识,在关注药物疗效的同时,警惕药物不良反应、药源性疾病、药物相互作用,关注特殊人群的个体化用药安全,以促进临床合理用药,保障患者用药安全,维护患者生命健康,以科教践行健康中国。

本教材主要供临床医学、药学等相关专业医学院校学生使用,也可作为临床药师或临床医师的继续教育参考及实践指导。

图书在版编目(CIP)数据

药物警戒与合理用药/王斌主编.—上海:上海
交通大学出版社,2025.1 —ISBN 978 - 7 - 313 - 31828 - 2

Ⅰ. R954;R452

中国国家版本馆 CIP 数据核字第 2024UD3242 号

药物警戒与合理用药

YAOWU JINGJIE YU HELI YONGYAO

编　　著: 王　斌			
出版发行: 上海交通大学出版社		地　　址: 上海市番禺路 951 号
邮政编码: 200030		电　　话: 021 - 64071208
印　　制: 上海锦佳印刷有限公司		经　　销: 全国新华书店
开　　本: 787mm×1092mm　1/16		印　　张: 17.5
字　　数: 379 千字		
版　　次: 2025 年 1 月第 1 版		印　　次: 2025 年 1 月第 1 次印刷
书　　号: ISBN 978 - 7 - 313 - 31828 - 2		
定　　价: 78.00 元		

编委会名单

一 主 编 一

王　斌　上海市静安区中心医院，复旦大学附属华山医院，国家老年疾病临床医学研究中心

一 副主编 一

袁　媛　上海市静安区中心医院

迟丹怡　复旦大学附属华山医院

宋　韵　复旦大学附属华山医院

李光慧　上海市静安区中心医院

一 编 委 一

（按姓氏笔画排序）

王　莹　复旦大学附属华山医院

王利苹　上海市静安区中心医院

龙建飞　复旦大学附属华山医院

付文焕　复旦大学附属华山医院

向阳佳一　上海市静安区中心医院

李　燕　上海市静安区中心医院

张晓丹　上海市静安区中心医院

武　剑　复旦大学附属华山医院

罗　列　上海市静安区中心医院

黄　超　上海市静安区中心医院

前　言

　　用药安全是全球公共卫生问题。随着我国社会经济的发展、医疗体制的深化改革,用药安全已成为我国药品研发、生产、流通及使用环节最值得关注的问题。近年来,国家卫生行政部门出台了一系列合理用药相关的政策法规,以促进医疗机构围绕以患者为中心开展合理用药工作、加强用药安全管理、保障医疗质量和人民健康。然而,药物治疗安全问题仍然严峻。特别是随着我国人口老龄化,老年慢病人群的多病共存、多药共用现象普遍,由此带来的潜在不恰当用药问题突显。与此同时,由于临床专业的细分以及不同医疗机构、不同科室之间的诊疗信息不互通等原因,造成临床重复用药、药物相互作用及处方级联等用药安全问题,增加了患者药物不良反应以及药源性伤害风险,由此带来医疗资源的浪费。

　　药物警戒是对药品质量及患者用药安全的监测、评价、干预和预警的实践和研究,是保障或促进安全用药的一种技术规范和管理手段。目前,我国的医学基础教育偏重于对疾病的诊断、治疗及预防能力的培养和训练,对于基于药理学、药动学、药效学、药物治疗学、药物基因组学、治疗药物监测等现代药学理论的安全用药相关知识和技能的教育和培养相对匮乏。为此,编者团队于2019年起在复旦大学上海医学院面向学院和附属医院的硕博士研究生开设了"药物警戒与合理用药"课程。该课程通过对药物不良反应、药源性疾病、药物相互作用、特殊人群安全用药、超说明书用药以及药物治疗错误等临床用药安全问题的案例及相应的药物警戒理论知识的系统讲解,使医学生树立以患者为中心的安全用药意识,在关注药物疗效的同时,重视药物安全性,培养医学生识别、处理和规避药物治疗问题的能力,为未来在临床上安全、有效、适宜地合理使用药物打下基础。

　　课程集实践和理论于一体,经系列课程学习能使医学生很好地掌握合理用药及安全用药相关理论和技术,获得了上海高校"双一流建设"-高水平地方高校建设项目资助,以及入选复旦大学研究生思政标杆课程。为进一步辐射教学成果,编者团队在现有授课内容的基础上,紧密结合国内外药物警戒发展趋势及研究进展,增加临床实践案例,融入思政元素,编写了本书。本书共分两篇,第一篇为绪论,介绍药物警戒和合理用药的概念、内容等;第二篇为药物警戒与合理用药实践各论,分别介绍了药物不良反应、药物相互作用、药源性疾病、特殊人群用药、超说明书用药和用药错误的概念、类型、特点及临床防范、管理策略等,并于每一章的最后一节附上来源于临床实践的典型案例及解析,使读者对理论知识有更深刻的理解。

本书主要供临床医学、药学等相关专业医学院校学生使用,也可作为临床药师或临床医师的继续教育参考及实践指导。希望本书的出版,能丰富医学生和医务人员对药物警戒理论、实践和研究的认知,助力我国药物警戒和合理用药水平的发展,提高患者医疗安全。

编者

上海市静安区中心医院

复旦大学附属华山医院

国家老年疾病临床医学研究中心(华山)

2024 年 9 月

目　录

上篇　药物警戒与合理用药基础知识

下篇　药物警戒与合理用药实践

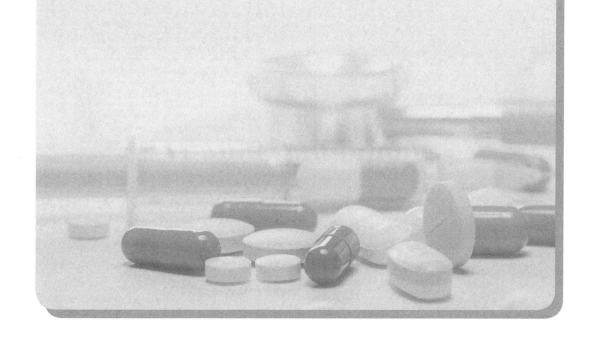

上篇

药物警戒与合理用药基础知识

第一章　药物警戒

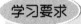
学习要求

记忆:药物警戒基本概念、主要内容。
理解:医疗机构药物警戒和药品全生命周期药物警戒的关系和内涵。
运用:对临床诊疗过程中出现的药物安全性事件建立药物警戒意识。

第一节　药物警戒的概念、起源与发展

一、药物警戒的概念

药物警戒(pharmacovigilance)这一专有名词最早于 1974 年由法国人提出,其最初的概念是指时刻准备应对可能来自药物的危险,主要的工作内涵就是药品不良反应的监测,并且此后很长一段时间内药物警戒的概念也基本等同于药品不良反应的监测。

20 世纪 90 年代初期,欧盟明确药物警戒范围既包括药品不良反应的监测,也纳入常见药品误用(drug misuse)与严重药物滥用(drug abuse)信息的收集。随后法国药物流行病学家 Begaud 在其专著《药物流行病学研究方法》(*Methodological Approaches in Pharmacoepidemiology*)中明确了药物警戒的范围不仅局限于上市后的药品,也包括上市前的研发阶段。2002 年,世界卫生组织(World Health Organization,WHO)发布的《药物警戒的重要性:药品安全监测》(*The Importance of Pharmacovigilance：Safety Monitoring of Medicinal Products*)概括完善了药物警戒的定义:药物警戒是发现、评价、认识和预防药品不良反应或其他任何与药物相关问题的科学和活动。它与药物治疗学、临床或临床前药理学、免疫学、毒理学、流行病学甚至社会学均息息相关。我国国家药品监督管理局于 2021 年发布的《药物警戒质量管理规范》将药物警戒活动定义为:对药品不良反应及其他与用药有关的有害反应进行监测、识别、评估和控制的活动。

从上述定义不难看出,药物警戒是药品不良反应监测的延伸和扩展,在内涵上不再仅限于监测上报,更在于评价、认识、干预和预防;在纵向链条上将发现、评价、认识、预防并控制药品风险这一理念贯穿于从启动研发到上市后监测的全过程;在横向覆盖面上不仅包括了药品的不良反应,还将与药品安全相关的其他所有问题都囊括在内,包括药物质量问题、药物治疗错误、药物相互作用、药源性疾病、急慢性中毒或药品致死率评估、特殊人群用药、超适应证用药、药物滥用与误用等;研究方法包括主动监测、被动监测、比较观察性研究、临床研究等。

简而言之,药物警戒是在药品不良反应监测的基础上衍生的概念,其本质是对药品全生命周期的风险管理,其目标是实现公众的安全用药。

二、药物警戒的起源

药物是把"双刃剑",自人类使用药物治疗疾病伊始,药物在治病救人的同时,对健康造成危害的另一面就一直相伴其间。我国古代的中医药理论中,"药"和"毒"的概念一直辩证地共同存于我国的历代典籍中。

现代医学第一部论述药品不良反应的专著是德国药理毒理学家 Louis Lewin 于 1881 年出版的《药物副作用》(*Untoward Effects of Drugs*),首次记载了药物获益(benefit)与风险(risk)的双重作用。

此后近百年间,伴随着医药工业化的进程,药品批量生产上市速度加快,阿司匹林、青霉素等现代制药工业的里程碑药品挽救了大量生命。与此同时,一次次具有广泛公众影响的药品安全事件也在不断地刷新人们对用药安全的认识,并促使各国政府持续加强对药品安全的监管。1901 年,美国先后有 22 名儿童因接种被污染的疫苗而导致死亡,直接促使美国政府颁布《生物制品管理法》,明确要求疫苗制造商必须持有生物制剂的生产许可证。1937 年,美国田纳西州一家药厂因严重违规操作,使用工业溶剂二甘醇替代乙醇和糖制造磺胺酏剂,且未进行新药上市前的安全试验,导致 107 人死亡。这一惨痛事件促使美国通过了《联邦食品药品和化妆品法》,要求药品生产企业在上市前必须进行严格的药品安全性试验,确保药品的安全性和有效性。类似的药害事件在 20 世纪上半叶发生了十余起,直至 1960 年的沙利度胺(反应停)事件,其导致多个国家成千上万的畸胎出生,受害人数超过 15 000 人,引发世界各地对药品安全问题的广泛关注。这一药品发展史上最典型的药害事件以巨大的代价推动了各国药品上市后安全性监测制度和法规的建立。

沙利度胺药害事件后,WHO 在第 16 届世界卫生大会 16.36 号决议中,建议各成员国加快传递药品不良反应信息,并尽早采取必要行动。随后,各国纷纷探索药品不良反应监测相关制度的建设。1961 年,美国食品药品监督管理局(Food and Drug Administration, FDA)开始收集药品不良反应报告。1964 年,英国开始实行药品不良反应监测自觉呈报制度(黄卡系统)。1969 年,日本启用药品上市后监测系统。1970 年,法国开始建立遍布全国医院的不良反应监测中心。

1968 年,WHO 启动了一项有 10 个国家参加的国际药物监测合作计划,旨在收集和交流各国的药品不良反应报告,编制药品不良反应术语集、药品目录以及发展计算机报告系统。随后于 1970 年,在瑞士日内瓦成立了永久性的组织——世界卫生组织药物监测中心(WHO Monitoring Center),并开启了国际药物监测计划(Programme for International Drug Monitoring, PIDM),以期尽可能早地发现药物安全相关问题。该中心于 1978 年由瑞士日内瓦迁至瑞典乌普萨拉,逐步发展为乌普萨拉监测中心(Uppsala Monitoring Centre),将药品不良反应监测延伸为监测、评价和防范,并负责其科学技术的发展和数据库维护工作。国际药物监测计划的开展可以看作是药物警戒活动的最早起源,将不良反应监测工作从报告收集,深化到通过信息交流和数据处理来尽早发现问题以防范风险。

1974 年,法国首先提出"pharmacovigilance"(药物警戒)这一专有名词,由"pharmaco-"和"vigilance"组合构成,"pharmaco-"意为药、药学,"vigilance"意为警戒、警惕。这一术语赋予了药品安全监管新的名称,且其词义中蕴含的"预警"之义是对药品不良反应监管的升级,即不仅在其发生后进行监测,也应该在发生前预估并警惕。法国学者虽然首次提出了药物警戒这一名词,但并未给出明确的定义,从当时法国建立的药物警戒组织机构和相关制度看,其工作内容主要还是药品不良反应监测。但是此后药物警戒这一名词逐步被包括 WHO、美国 FDA 等在内的各个国际组织和各国监测体系接纳并使用。我国于 20 世纪 90 年代加入 WHO 的国际药物监测计划,上海药品不良反应监测中心挂靠单位——华山医院药剂科首次将"pharmacovigilance"译为"药物警戒",并在国内率先开展了药物警戒在临床的实践和研究。

自药物警戒的概念提出以来,世界各国均积极开展药物警戒工作,其研究对象、研究内容、研究方法、体系建设、实践指南等在多个国际组织和学术会议的推动下,不断发展完善。

三、药物警戒的发展

(一) 国际药物警戒的发展

在药物警戒的早期发展历程中,包括 WHO 的乌普萨拉监测中心在内的多个国际组织,通过国际合作项目、合作会议等,发表了药物警戒有关的宣言、建议,分享了药物警戒各国开展情况和实践研究方法,共同推动了药物警戒的理论和实践工作逐步规范,对各国药物警戒体系和法规建设发挥了重要作用。

伴随着制药工业的迅猛发展以及各国不良反应监测工作的推进,大量的数据和报告使得欧美几个医疗大国的数据库迅速扩张。美国学者主张引入公共卫生流行病学方法来处理繁杂的数据,评估药物的有效性和安全性。1984 年,国际药物流行病学协会(International Society of Pharmacoepidemiology, ISPE)应运而生。ISPE 通过提供全球性论坛,公开交流科学信息、制定药物流行病学领域的政策、开展教育和宣传,主要涉及药物警戒、药物利用研究、药物有效性审查和治疗风险管理等领域。欧盟专家则采用在各成员国建立区域中心的方式来分担数据处理和分析的工作量,于是每年在法国召开的成员国会议逐步在 20 世纪 90 年代初期发展为欧洲药物警戒协会（European Society of Pharmacovigilance，ESOP），并在 2000 年更名为国际药物警戒学会（International Society of Pharmacovigilance，ISOP）。这是一个非营利性国际性学术组织，旨在提升全球药物警戒的科学性，促进药物警戒和药物风险管理技术的进步。ISPE 和 ESOP 的成立，标志着药物警戒正式进入了学术研究领域，极大地推动了世界各国药物警戒技术的发展。

　　1996 年，WHO 召开药物警戒中心建立与运行咨询会，就如何有效地组织、运行药物警戒体系给出了技术性指导建议，进一步推动了各国的药物警戒实践活动。1997 年，WHO 等在意大利西西里岛的埃利斯举行了"拓展药物警戒学有效交流国际会议"，参会的药物安全性研究专家就药物警戒各方面进行了交流和研讨，最终形成了《埃利斯宣言》（*The Erice Declaration*），该宣言旨在促进药物安全信息的交流，为药物警戒的全面发展奠定了基础。

　　此外，在推动各国药物警戒的法规体系建设过程中，也有两个国际组织发挥了重要作用：国际医学科学组织委员会（Council for International Organizations of Medical Sciences，CIOMS）和人用药品注册技术要求国际协调会（International Council for Harmonisation of Technical Requirements for Pharmaceuticals for Human Use，ICH）。CIOMS 和 ICH 通过持续制定标准、发布工作报告和指南等形式，为各国的药物警戒工作提供了科学理论基础和实践指导原则，对全球各国的药物警戒体系建设影响深远。CIOMS 从 1990 年的 CIOMS Ⅰ《单份药品不良反应的快速报告》，到 2016 年的 CIOMS Ⅹ《证据综合与荟萃分析》，至今已发布 10 份工作组报告，涵盖了不良反应报告、定期安全性更新报告（PSUR）、核心临床安全性信息（CSI）、获益风险评估、优良个案管理和报告、研发阶段安全更新报告（DSUR）等药物警戒实践活动的重要内容，为各国的药物警戒工作提供科学建议，也为药物警戒监管提供立法依据；而 ICH 则是采纳这些建议并制定一系列指导原则来协调各成员国药物警戒活动和法规及监管体系建设的一个重要会议组织，由欧盟、日本、美国三方的药品管理部门及制药企业共同发起的、对人用药品注册技术规定的差异进行协调的国际性会议组织，其目的是协调各国之间药品注册的技术要求，促进各国政府对新药研发程序的互相接受，ICH 根据工作需要按议题建立相应专家工作组，专家组通过严格的讨论和协商制定出 ICH 指导原则，并最终被各成员国采纳从而进入各自的法规体系。ICH 指导原则分为质量（Q）、安全性（S）、有效性（E）以及多学科性（M）四大模块。药物警戒相关问题主要在指导原则 E2 中，包括 E2A（临床安全数据管理）、E2C（定期获益/风险评估报告）、E2D（上市后安全性数据管理）和 E2F（研发阶段安全性更新报告），都是基于 CIOMS 工作组的建议。

　　2004 年，ICH 发布了 E2E［药物警戒计划（pharmacovigilance planning，PvP）］，正式将药物警戒的上市前评估和上市后持续监测阶段作了有机整合，建议制药企业根据不断获得的安全性数据来提前筹备药物警戒活动，在上市申请时提交安全性详述（safety specification）和药物警戒计划书，强调应在研发阶段就根据风险证据早做准备。

　　这些自 1990 年开始先后发布的指导原则帮助各成员国明确了药物警戒应该主动地、

系统地、持续地进行风险管理,即在药品生命周期的全过程中主动地综合运用科学手段来发现、评估、沟通风险信息和使风险最小化,以达成良好的获益-风险比;同时也推动各成员国先后建立专门的药物警戒工作机构,逐步完善药物警戒制度,完成各自的药物警戒体系建设。目前,美国药物警戒工作主要由美国 FDA 的药品评价与研究中心(Center for Drug Evaluation and Research,CDER)承担,负责新药上市前的风险评估并监督市售药品的有效性和安全性;欧洲药品管理局(European Medicines Agency,EMA)下设药物警戒风险评价委员会(Pharmacovigilance Risk Assessment Committee,PRAC)负责药物警戒工作,评价和监测人用药品安全问题。

自药物警戒概念被提出以来的短短五十年间,理论基础和实践活动均获得飞速发展。如今药物警戒已不再是不良反应监测的代名词,工作重点已由传统的被动应对转变为主动管理,从如何发现新的危害转化为综合考虑获益-风险比,监管轴线从上市后监测拓展到产品生命周期全过程的风险管理,研究方法逐渐规范,监管机构和从业人员逐步专业化。国际药物监测计划和 ICH 的很多成员国都从无到有地完成了药物警戒的法规制度和监管体系的建设,可以更好地保证药品使用安全,维护公众健康。

(二) 我国药物警戒的发展

我国传统中医药理论中的药物警戒思想源远流长,"十九畏""十八反""服药食忌"等药物警戒内容一直对临床安全用药有重要的指导作用,并已经发展得比较完善。而我国现代医学发展过程中的药品不良反应报告最早可上溯至 20 世纪 50 年代初期的青霉素不良反应报告。鉴于当时大量青霉素变态反应的发生,卫生部建立了青霉素严重不良反应报告系统,专门用于接收青霉素的不良反应报告,这可以认为是我国药物警戒活动的雏形。但是当时并未设立针对药品不良反应的监管机构,也未能形成有效的报告制度。

直到 1979 年我国卫生部组织专家赴英国、瑞典、美国等地考察,后于 1983 年组织起草了《药品毒、副反应报告制度》(后更名为《药品不良反应监察报告制度》),标志着我国第一部关于药品不良反应报告的法规诞生;20 世纪 80 年代末,卫生部在北京、上海、湖北、广东、黑龙江等 5 省市的 14 家医疗机构率先试行药品不良反应报告制度,并于 1989 年 11 月成立了卫生部药品不良反应监察中心,这意味着国家级药品不良反应监管机构的诞生;1998 年我国加入 WHO 国际药物监测合作计划,成为该计划第 68 个成员国,开始定期向其报送药品不良反应病例报告,参与国际合作,迎来了药物警戒法规和监管体系建设的快速发展时期;2017 年 6 月,国家食品药品监督管理总局加入 ICH,成为全球第 8 个监管机构成员,表明中国的药品监管部门开始逐步实施药物警戒的国际最高技术标准和指南,由此推动我国从药品不良反应监测到药物警戒的过渡,推动我国政府监管机构和药品生产企业及研发机构不断完善相关的法规和指南,并吸纳欧美等国前期在药物警戒理论体系、监管实践、规则制定等方面的发展经验,持续加强药物警戒监管体系的建设,在中国药物警戒发展历程中具有里程碑意义。

在法律法规建设方面,1999 年国家药品监督管理局和卫生部制定并下发《药品不良反应监测管理办法(试行)》,使药品不良反应监测首次有了法规依据,该文件后被修订为《药品不良反应报告和监测管理办法》(卫生部令第 81 号)并于 2011 年 7 月起施行,至今仍是药品不良反应监测工作的纲领性文件和主要法规依据。1984 年,国家颁布《中华人民共和国药品管理法》(简称《药品管理法》),首次明确要求医疗机构和药品生产企业组织调查药品不良反应,并评价其安全性;2001 年,随着《药品管理法》的修订,第 71 条明确提出"国家实行药品不良反应报告制度",确立了药品不良反应监测的法律地位,将我国药品不良反应监测报告工作提升到了新的高度;2019 年最新修订的《药品管理法》在总则第 12 条明确:"国家建立药物警戒制度,对药品不良反应及其他与用药有关的有害反应进行监测、识别、评估和控制。"这是我国首次从国家立法的角度提出建立药物警戒制度,明确了药物警戒制度是我国药品管理的基本制度之一,标志着我国药物警戒的发展进入新时代。2021 年,国家药品监督管理局第一部《药物警戒质量管理规范》出台,为我国实施全生命周期的药物警戒工作奠定了基础,对构建药物警戒制度体系、规范药物警戒活动、引导企业建立与国际接轨的药物警戒质量管理体系具有重要意义。此外,国家药品监督管理局颁布的《药品注册管理办法》《药物临床试验质量管理规范》《药品定期安全性更新报告撰写规范》《药品不良反应报告和监测检查指南(试行)》《关于深化审评审批制度改革鼓励药品医疗器械创新的意见》等一系列规范、指南和政策,确立了我国药物警戒的地位,对政府监管机构、各级医疗机构、药品生产企业和研发机构等的药物警戒实践活动提出了切实可行的指导原则和方法。

在药物警戒监管体系建设方面,我国的药物警戒组织机构从无到有,也在逐步发展完善。最早的监测机构是 1989 年成立的卫生部药品不良反应监察中心;1998 年国家药品监督管理局组建,同年该监察中心并入国家食品药品监督管理总局药品评价中心,更名为国家药品不良反应监测中心;2003 年起国家药品不良反应监测中心正式面向社会公开发布《药品不良反应信息通报》,并于同年开通了远程信息网络,用户可通过网络直报方式上报药品不良反应;之后各省级药品不良反应监测中心也先后成立,至 2007 年底国家药品不良反应监测网络初步完成:国家级监测中心 1 个,省级监测中心 34 个,地市级监测机构 200 余个,有些地方还建立了县级药品不良反应监测机构,建成了国家、省、市、县四级不良反应监测体系,开发上线了信息化报告和分析系统,在监测力量、组织机构和信息化水平等方面,基本达到 WHO 制定的药物警戒指标体系要求。

第二节　药物警戒的内容

根据 WHO 的药物警戒定义可知,药物警戒除了关注药品上市后临床使用过程中的所有不良事件,也注重上市前研发过程中发生的任何与用药风险相关的药物损害,是从药品研究开始,贯穿研发、审批和上市后监管的全过程,是一个全生命周期的概念。与此同时,药物警戒的药物也扩大至草药、传统和补充药品、血液制剂、生物制品、医疗器械及疫苗等。药物警戒的内涵更是涵盖不合格药品、用药错误、在科学数据缺乏的情况下扩大适应证用药、急慢性药物中毒、药品致死率估计、药物滥用与误用、与化学药品或其他药品以及食品合并使用时的不良相互作用等。此外,药物警戒的工作内容还包括论证可疑药物产生的不良事件之间的因果关系评判、对相关问题进行论证和分析、充分评估获益-风险比,并在必要时将结果告知公众和医师。

一、药品全生命周期的药物警戒

为规范药品全生命周期药物警戒活动,2021年国家药品监督管理局制定的《药物警戒质量管理规范》明确药品上市许可持有人和获准开展药物临床试验的药品注册申请人应当建立药物警戒体系,应当与医疗机构、药品生产经营企业、临床试验机构等协同开展药物警戒工作,最大限度地降低药品安全风险,保护和促进公众健康。该规范明确上市前和上市后的药物警戒工作内容如下:

(一)上市前药物警戒

药品注册申请人是上市前药物警戒的责任主体。

在药物上市前阶段,主要通过临床前研究和临床试验来发现药物的安全问题,临床前研究(如药理学、毒理学研究)可提供基础的安全性评估数据,而药物临床试验期间发生在受试者身上的所有有害反应,均作为试验用药的可能安全性问题被专业地监测、识别、评估和控制。临床前研究阶段的动物实验往往能折射或预示受试者可能发生的类似不良反应。因此,药物在首次用于人体前,所有的急性毒性试验、长期毒性试验、生殖毒性试验、致癌性试验、免疫毒理试验等非临床研究结果均应汇总分析并讨论,提供给监管机构和伦理委员会参考以评估是否批准进一步的临床试验。在获得批准进行临床试验后,上述所有信息也都应该包括在供临床研究者使用的研究者手册中,以供预测和防范可能在临床试验中出现的不良反应。

需要格外警惕的是,因物种差异等原因,动物实验和临床试验结果常常不一致。21世纪发生了两起广为人知的药物临床试验"惨案",其一是在英国伦敦进行的TGN1412的Ⅰ期临床试验,另一起是2016年在法国雷恩进行的BIA 10-2474的Ⅰ期临床试验,都是基于当时的临床试验指导原则、在Ⅰ期临床试验前进行了充分的动物(包括恒河猴、食蟹猴等)安全性评价,但是在临床试验中仍然出现了灾难性的意外,导致受试者住院治疗、严重致残甚至死亡。有文献从安全性、有效性以及公司策略等方面对157个Ⅰ期临床和89个Ⅱ期临床的失败案例进行了分析,发现导致Ⅰ期临床失败的最主要原因是安全性,占比超过25%(40/157)。这些沉痛的代价值得所有药物警戒从业人员警醒:Ⅰ期临床试验是药物首次用于人体的早期人体试验,因此新药研发人员必须在整个Ⅰ期临床试验期间保持警惕。

在临床试验研究阶段,《药物临床试验质量管理规范》是进行药物警戒活动的重要参考文件,研究者和药品注册申请人都有责任开展临床试验阶段的药物警戒活动,内容包括以下几点。

（1）建立药物警戒体系，全面收集安全性信息并开展风险监测、识别、评估和控制，及时发现存在的安全性问题，主动采取必要的风险控制措施，并评估其有效性，确保风险最小化，切实保护好受试者安全。

（2）指定专职人员负责临床试验期间的安全信息监测和严重不良事件报告管理，制订临床试验安全信息监测与严重不良事件报告操作规程，并对相关人员进行培训。

（3）掌握临床试验过程中最新安全性信息，及时进行安全风险评估，向临床试验相关方通报有关信息，并负责对可疑且非预期严重不良反应和其他潜在的严重安全性风险信息进行快速报告。

（4）临床试验期间，在规定时限内及时向国家药品审评机构提交可疑且非预期严重不良反应个例报告。除非预期严重不良反应的个例安全性报告之外，对于其他潜在的严重安全性风险信息，也需要作出科学判断，同时尽快向国家药品审评机构报告。

（5）临床试验期间对报告周期内收集到的与药物相关的安全性信息进行全面深入的年度回顾、汇总和评估，按时提交研发期间安全性更新报告，研发期间安全性更新报告及其附件应当严格按照《研发期间安全性更新报告管理规范》完整撰写，并应包含与所有剂型和规格、适应证以及研究中接受试验药物的受试人群相关的数据。

鉴于临床试验阶段纳入研究的病例数量有限，往往难以发现一些不常见的不良反应，且对长期毒性和儿童、老人或孕妇特殊人群的影响以及药物相互作用等情况也没有涉及，研究结果常常是不完全的，因此药品上市后的药物警戒开展尤显重要。

（二）上市后药物警戒

药品上市后在生产、经营以及使用环节都存在药物警戒问题，特别是面临庞大的使用人群基数和更复杂的用药环境，如特殊人群、合用药物间的相互作用等，能够暴露出临床试验过程中未显现的各种安全问题，使得药品不良反应监测与报告成为上市后药物警戒的重要工作。药品上市后的药物警戒包括但不限于以下几个方面。

1. 原料药的质量监控　加强生产环节物料供应商审计，严格控制原料药品质量，确保不合格物料不投入生产。

2. 不合格药品的监测　包括对不符合质量标准的药品进行识别和处理，确保不合格药品不进入市场，保障患者用药安全。

3. 药品不良反应监测　是药物警戒的核心内容之一，涉及对药品使用后可能出现的副作用、不适或其他不良事件的收集、报告和分析。这些信息有助于了解药品的安全性和有效性，以及可能的风险。

4. 用药错误的预防和处理　涵盖因医护人员处方、调配错误或患者使用错误药物可能引起的有害反应，以及如何避免此类错误的发生。

5. 药物之间、药物与食物之间的相互作用　监测药物和药物或食物间的相互作用情况，识别和预防潜在的相互作用安全隐患。

6. 超剂量用药和药物滥用 包括患者为增加疗效自行增加剂量用药,或长期使用某些药物导致上瘾等情况。

围绕安全性展开的上市药品的药物警戒研究包括但不限于:①量化并分析潜在的或已识别的风险及其影响因素(如描述发生率、严重程度、风险因素等);②评估药品在安全信息有限或缺失人群中使用的安全性(如孕妇、特定年龄段、肾功能不全、肝功能不全等人群);③评估长期用药的安全性;④评估风险控制措施的有效性;⑤提供药品不存在某风险的证据;⑥评估药物使用模式(如超适应证使用、超剂量使用、合并用药或用药错误);⑦评估可能与药品使用有关的其他安全性问题。

二、医疗机构的药物警戒

国家药品监督管理局提倡的药品不良反应监测"一体两翼"的工作格局,即以各级药品不良反应监测机构为"一体",以持有人履行安全主体责任和医疗机构履行报告责任为"两翼"。医疗机构是药品使用的主要场所,是药物警戒活动的关键参与方。医疗机构应该建立药物警戒体系,防范药物使用风险,保障患者安全。

医疗机构的药物警戒工作主要包括:①药品不良反应的监测、评价、干预、规避及上报;②药物相互作用的识别、预测和规避;③药源性疾病的鉴别、诊断和防范;④特殊人群的药物警戒和个体化用药;⑤超说明书用药的管理;⑥用药错误的处理和防范。

第三节 药物警戒案例及解析

案例一 法国 BIA 10‑2474 Ⅰ期临床试验失败的警示

案例概述

BIA 10‑2474 是葡萄牙一家药企研发的一种新型可逆性脂肪酸酰胺水解酶(FAAH)抑制剂,用于治疗神经性疼痛。该药于 2015 年 7 月开始在法国雷恩的一家医院进行Ⅰ期临床试验,84 名 18～55 岁的健康受试者参加了单中心、双盲、随机、安慰剂对照的研究,包括单剂量递增(single ascending dose,SAD)、多剂量递增(multiple ascending doses,MAD)、食物相互作用(food interaction,FI)和药效动力学(pharmacodynamics,PD)共 4 个部分内容。

2015 年 7—12 月,已有 48 名健康受试者参加单剂量递增组(0.25、1.25、2.5、5、10、20、40 mg 和 100 mg),24 名健康受试者参加多剂量递增组(2.5 mg×10 d、5 mg×10 d、10 mg×10 d 和 20 mg×10 d),另有 12 名受试者参加了 40 mg 的食物相互作用研究。在单剂量递增和食物相互作用试验期间没有任何严重不良事件(serious adverse event,SAE)的报告。在 10 mg 多剂量递增期间,一名受试者出现头痛并视物模糊 2 次,另一名受试者出现视物模糊 2 次。在 20 mg 多剂量递增时,1～2 名受试者出现头痛 2 次,其余无不良反应。

2016 年 1 月 6 日,多剂量递增组爬坡至第 5 个剂量组(50 mg),8 名受试者随机分为试验组($n=6$)和安慰剂组($n=2$)。根据方案,每名受试者在研究期间需服用 10 次研究药物,每天 1 次,每次服用 50 mg BIA 10-2474 或外观相同的安慰剂。2016 年 1 月 10 日(第 5 次服药后)晚上,1 名试验组受试者(总服药剂量 250 mg)因突然出现严重的神经系统症状(具体信息未披露)住院。次日,研究者仍继续安排其余 7 名受试者接受第 6 次给药(BIA 10-2474 组的总服药剂量达 300 mg),更多试验药受试者出现了类似神经系统症状并相继住院。磁共振成像(magnetic resonance imaging, MRI)检查显示,BIA 10-2474 组 5 人出现了不同程度的脑桥和海马病变。研究者遂中止了第 7 次给药。最终,1 名健康受试者因救治无效死亡,另外 5 名受试者出现不同程度的永久性脑损伤。

该试验共造成 1 人死亡和 5 人永久性脑损伤,这是法国药物研发史上最严重的药物临床试验事件。

❓ 思考

什么是临床试验中最重要的考量因素?从这起医学研究中出现的严重安全性事件中,我们能总结哪些教训或采取哪些措施来尽量降低这类风险?

🖥 解析

受试者的安全是临床研究中首位和最重要的考量因素。Ⅰ期临床试验多是药物首次在人体使用,其临床前动物模型研究具有局限性,受试者风险相对较大,因而整个研究过程都需要对受试者安全保持足够警惕。

BIA 10-2474 在Ⅰ期临床试验前进行了比较充分的动物安全性评价,开展了 2 个物种(大鼠、犬)的安全药理学研究和 4 个物种(小鼠、大鼠、犬、猴)的重复剂量毒性研究。在所有研究中都很少观察到不良事件。研究中测试的最大口服剂量大鼠为每天 10 mg/kg,猴为每天 75 mg/kg。中枢神经系统药理学的动物模型在剂量高达每天 300 mg/kg 时也未见显著影响。

在此次发生死亡的严重不安全事件之前,研究团队已先后完成了单次给药剂量递增研究(剂量 0.25～100 mg,共入组 64 名受试者)和进食对药代动力学影响的研究(剂量 40 mg,共入组 12 名受试者),这两项研究中并未出现严重或值得关注的不良事件。试验过程遵循新药早期研发的循序渐进原则,按药物暴露量和暴露时间递增顺序依次进行单次给药剂量递增试验、进食影响试验和多次给药剂量递增试验。在进行单次给药剂量递增试验时,研究者采用"哨兵法"给药设计:每一剂量组分为两批给药,第 1 批各 1 名受试者接受 BIA 10-2474 或安慰剂给药,待确认安全后,第 2 批剩下 5 名 BIA 10-2474 组受试者和 1 名安慰剂组受试者再给药。鉴于单次给药剂量递增试验到最大爬坡剂量 100 mg 仍未发生严重不良事件,多次给药剂量递增研究未再设计"哨兵法"给药,而是在每一组给药结束后对受试者的药物暴露水平进行检测和推算,根据实际结果调整给药方案。在进行多次给药剂量递增研究过程中,前 4 个剂量组(2.5 mg×10 d、5 mg×10 d、10 mg×10 d 和 20 mg×10 d)亦未发生严重不良事件。但是,在剂量到 50 mg 阶段给药 5 天后却突然发生了严重的不良反应,且 1 名受试者迅速进展为脑死亡最终酿成悲剧。

事发后,法国国家药品和保健品安全局成立临时专家科学委员会并展开相关调查,通过分析 BIA 10-2474 的相关数据,讨论了造成这次严重不良反应可能的几个药物作用机制。其一是 BIA 10-2474 采用基于无可见有害作用水平(no observed adverse effect level,NOAEL)方法计算得出无论是单剂量组还是多剂量组最高剂量均为 100 mg。但据 BIA 10-2474 药理活性机制,FAAH 抑制剂在人体中起作用的最低剂量为 1.25 mg,而 5 mg 的剂量已经达到完全抑制的剂量。因此,100 mg 的剂量显然过高,可导致脱靶毒性效应概率增加。其二是 BIA 10-2474 采用基于无可见有害作用水平方法计算得出无论是单剂量组部分还是多剂量组部分最高剂量均为 100 mg,但是人体多次暴露 50 mg 后则可能会产生蓄积毒性。

基于上述分析结果,欧洲药品管理局在其最新的首次人体研究设计指南中,明确规定了最大剂量的设定原则,指出最大剂量应限制为达到最大所需药理活性剂量的小倍数。这样可以防止本研究中的严重不良事件和潜在致命风险。此外,EMA 指南还强调了,一旦在研究中观察到可能与药物相关的严重不良事件,应立即停止剂量递增。尽管这些严格规定未能阻止 BIA 10-2474 事件中的不幸死亡,但它无疑为预防后续其他受试者遭受严重伤害提供了重要保障。这也是采用"哨兵法"的意义。BIA 10-2474 事件中,研究者在首例严重不良事件发生后的处理显然不够谨慎。在 1 名受试者突然出现原因不明的急性病症并可能与研究药物相关的情况下未及时中止整个试验,而是在第 2 天继续给其余 7 名受试者用药,使得 BIA 10-2474 组其他 5 名受试者继续暴露于未知风险中。

人类研发新药攻克病痛的进程中,这类的悲剧事件或许并不能完全避免,但是对于每一起不安全事件,研究者、申办者、监管者及所有参与人员,都应充分总结教训,优化方法和策略,对于涉及受试者安全的决策要慎之又慎,对于药物早期应用于人体可能带来的伤害要有清醒的认识并保持足够的警惕。

案例二 罗非昔布撤市的反思与警示

案例概述

2004 年 9 月 30 日,国际知名药企默克公司宣布主动从全球市场撤回其产品罗非昔布(rofecoxib),原因是研究表明罗非昔布可增加心血管事件(包括心肌梗死和卒中)。这是有史以来最大的药品召回,引发了专家及公众对选择性环氧合酶-2(cyclooxygenase-2,COX-2)抑制剂类药物安全性问题的广泛关注。

罗非昔布(商品名万络)是一种新型的非甾体抗炎药(nonsteroidal anti-inflammatory drug,NSAID),用于治疗关节炎及缓解各类急、慢性疼痛。该药作为全球第二个获得批准的选择性COX-2抑制剂,于1999年6月获批在美国上市,相较于选择性环氧合酶-1(cyclooxygenase-1,COX-1)抑制剂,该药在降低胃肠道和肾脏相关不良反应方面具有显著优势,因此被临床医生广泛使用,并迅速在全球80多个国家销售。仅2003年一年,该药全球销量便高达25亿美元。2001年起,该药在中国也获批进入临床使用。

然而,自该药上市以来,就一直伴随着心血管安全事件的危险信号。

1999年,罗非昔布在美国获批时,费城大学的Garret博士及其同事即提出警告,基于其作用机制,这类药物可能通过抑制依赖COX-2的前列腺素I_2合成,从而增加心肌梗死、卒中等心血管事件的风险。

为了促进市场推广,默克公司于上市当年就启动了5个针对罗非昔布的大型上市后安全性验证研究,其中8076例患者参加的罗非昔布胃肠道安全性研究主要终点是确认上消化道的不良事件。2000年5月,该研究成果在《新英格兰医学杂志》上发表。和传统的非甾体抗炎药萘普生相比,尽管罗非昔布组胃肠道不良事件的发生概率较低(2.1% vs. 4.5%),但心肌梗死等严重心血管事件的发生率升高(0.5% vs. 0.1%)。另外,罗非昔布组卒中、静脉血栓形成和高血压发病危险也显著增多。2001年2月,美国FDA就罗非昔布胃肠道安全性研究结果召开顾问委员会,评估认为罗非昔布的利大于弊,建议修改说明书,明确不推荐大剂量(每天50 mg)长期应用。2002年4月,美国FDA又责令默克公司修改说明书,增加"可能引发高血压和其他心脏疾病"的黑框警告。

此外,2000年起,默克公司开展了一项为期3年的"罗非昔布预防腺性息肉瘤(adenomatous polyp prevention on vioxx,APPROVe)"的前瞻性多中心临床对照研究。结果显示,罗非昔布在前18个月没有增加心血管事件发生风险,但在3年的研究期间,罗非昔布组心肌梗死和脑卒中的发生率显著高于安慰剂组(3.5% vs. 1.9%)。这一结果导致该研究提前终止。

2004年,Topol等在《新英格兰杂志》上发表论文建议对所有选择性COX-2抑制剂的安全性进行全面审查。同年8月,美国FDA药物安全部David Graham在法国波尔多召开的第20届药物流行病学和治疗风险处理国际会议上,公布了一个回顾性研究结果:对140万份病历记录的研究表明,大剂量服用罗非昔布的患者,其心肌梗死和心脏猝死的风险增加了3倍。据估算,罗非昔布的使用可能已导致超过2.7万例的心脏病发作和心源性猝死事件。

随后,基于APPROVe临床研究数据,2004年9月30日默克公司宣布自愿撤回罗非昔布,并于10月1日起开始全球范围内召回。然而至此时,全球已经约有8000万例患者服用过此药。仅在英国,罗非昔布上市后的5个月内就已有4万多例患者服用了该药。我国自2001年上市以来的使用人数也超过200万。据2005年8月21日的英国《星期日泰晤士报》的一篇报道推测,罗非昔布上市以来可能已导致全球6万人死亡。

◉ 思考

罗非昔布撤市事件中,有哪些地方值得监管者及药品上市许可持有人(包括药企、研发机构等)深刻思考? 经过临床前及各期临床试验,药品上市许可持有者是否就可以放心地推广销售?

📖 解析

在药物全生命周期内,即从研发、上市直至退市,都要对药物安全性保持充分的警惕。安全性也是药品退市最主要的原因之一。对于可能危及生命安全的严重不良反应,如肝肾毒性、心脏毒性、神经系统毒性等,应进行充分风险-获益评估,再决定是否继续市场销售。

罗非昔布获批上市是基于纳入5 000余例患者的Ⅲ期临床试验,有些患者服药时间长达86周,但是结果未显示出提高心脏病和脑卒中发病率的倾向。这也说明了Ⅲ期临床试验由于样本量不足,常常难以发现相对罕见但后果严重的不良反应。因此,在未证实其安全性之前,药物的迅速推广可能导致更多公众健康的损害。

临床试验的受试者数量有限,导致发生率低但后果严重的不良事件可能无法及时显现;而研究时间较短,则很难发现长期用药的安全性问题。如罗非昔布的心脏毒性在服药18个月时仍未显现。因此,药品上市后的风险管理才凸显出其重要性。

药品上市后的风险管理中,监管者、药企、医师、患者都有责任和义务参与其中。监管者需要不断地完善体系及法规建设,提升药物警戒技术水平。如在本案例中,之所以造成如此大面积的公众健康损害,其中有监管滞后的原因(包括被动监测导致信息来源单一、信号挖掘与分析能力不足、风险评估与决策过程中沟通不畅等)。药企在推广新药时,需要遵守严格的法规和道德标准,积极开展安全性评估并保持信息透明,以确保患者的安全和药企自身的利益与信誉。罗非昔布的迅速推广虽然使得默克公司获得巨额销售量,但是在撤市后也面临巨额罚款及赔偿。此外,医师对于处方新的药物时,应谨慎评估必要性并关注患者安全。患者在使用全新的药物时也要遵循医师的建议和使用说明,了解可能的副作用和风险,并注意自身的身体反应。

… 参 考 文 献 …

[1] Begaud B. Pharmacovigilance in France: a decentralized approach [M]//Strom B L, Velo G. Drug epidemiology and post-marketing surveillance. New York: Plenum Press, 1992:39 - 42.

[2] Begaud B. Methodological approaches in pharmacoepidemiology: Application to spontaneous reporting [M]. Amsterdam: Elsevier Science Publishers B. V., 1993:157 - 171.

[3] World Health Organization, WHO Collaborating Centre for Drug Monitoring. The importance of pharmacovigilance [M]. Safety monitoring of medicinal products, 2002.

[4] 王大猷. 药物警戒刍议[J]. 中国药物警戒,2004,1(1):20.

[5] 彭丽丽,王丹,沈璐,等. 药物警戒的起源与发展[M]. 中国药物警戒,2016,13(7):410.

[6] WHO. The erice report [C]. International Conference on Developing Effective Communication in Pharmacovigilance, 1997.

[7] 王广平. 药品全生命周期药物警戒体系研究与思考[J]. 中国医药导刊,2022,24(7):637.

［8］国家质量监督检验检疫总局,国家标准化管理委员会.产品生命周期数据管理规范:GB/T 35119—2017[S].北京:中国标准出版社,2017.

［9］徐立华,连潇嫣,张凌超,等.结合 ICH Q12 草案浅析药品生命周期管理的相关要求[J].中国新药杂志,2020,29(3):258.

［10］陈霞.5 例健康受试者神经系统损害及死亡事件的启示[J].协和医学杂志,2018,9(3):256 - 260.

［11］周天爱,马倩,杨劲."万络撤市事件"后美国 FDA 药品安全监管体系的变革和具体应对举措分析[J].中国食品药品监管,2023(4):52 - 73.

第二章 合理用药

学习要求

记忆:合理用药的概念。
理解:合理用药的基本原则、合理用药的内容。
运用:在安全性、有效性、经济性、适宜性的原则下合理使用药物。

第一节 合理用药的概念和基本原则

近年来,随着经济持续增长,医药产业发展迅速,新药研发上市速度加快,药品的市场规模也不断扩大,药物有效性和安全性问题也引发了社会广泛关注。医疗机构加强合理用药管理,对于提高诊疗水平、控制医药费用和维护患者权益具有重大意义。用药的合理性可以从选药和用药两个方面来展开。选药主要是基于正确的诊断,并从病因学和改善症状的角度来选择适宜的药物;用药则是从药物本身出发,所选的药物必须按照正确的剂量、给药途径和适当的疗程进行使用,以期达到预期的治疗效果。此外,选药和用药还须考虑经济学、个体化给药原则、循证医学等诸多因素。本章对评价合理用药(rational use of drug)的主要内容及基本原则做简要概述。

一、合理用药的概念

世界卫生组织(WHO)于 1977 年制定了一份基本药物清单供各成员国参考制定本国的基本药物清单,这是 WHO 推动合理用药的第一步。合理用药的官方定义最早由 WHO 于 1985 年在内罗毕召开的"合理用药专家会议"上提出,具体定义如下:合理用药要求患者接受的药物适合他们的临床需要,药物的剂量符合他们的个体需要,疗程足够、药价对患者及其社区最为低廉。彼时的定义主要围绕在临床用药的适宜性、有效性和经济性展开。1987 年,WHO 提出合理用药的标准:①处方的药物应为适宜的药物;②在适宜的时间,以公众能支付的价格保证药物供应;③正确地调剂处方;④以准确的剂量、正确的用法和疗程服用药物;⑤确保药物质量安全有效。1989 年,合理用药国际网络(International Network for the Rational Use of Drugs, INRUD)成立,旨在开展多学科干预研究项目促进合理用药(http://www.msh.org/inrud)。20 世纪 90 年代,药学界对合理用药的概念进一步完善并达成共识,给合理用药赋予了更加完整、科学的定义:以当代药物和疾病的系统知识和理论为基础,安全、有效、经济、适当地使用药物,达到以最小的医疗资源投入获得最大的医疗社会效益的目标。1997 年,WHO 与美国卫生管理科学中心共同制定了合理用药的生物医学标准:药物正确无误;用药指征适宜;疗效、安全性、使用途径、价格适宜;用药对象适宜;调配无误;剂量、用法、疗程妥当;患者用药依从性好。

现代意义的合理用药不仅包含从药物的安全性、有效性、适宜性等方面评价其防治疾病的作用,还包括从社会、经济等方面评价用药的合理性,从而获得最大的社会效应和经济效益。合理用药是全人类追求的共同理想,现阶段不合理用药的现象依然普遍存在,如何更好地在临床开展合理用药是全球面临的重大问题。

二、合理用药的基本原则

临床用药时存在个体用药差异、同病异治、异病同治等问题,绝对的合理用药是难以实现的,可见合理用药是相对的,评价标准也是相对的。通常情况下,合理用药应遵循"5R"原则:正确的患者(right patient)、正确的药物(right drug)、正确的时间(right time)、正确的剂量(right dose)、正确的给药途径(right routine)。

(一)正确的患者

正确的患者是指仅对有治疗指征的适宜患者进行用药。患者的基础疾病可能对药物的选择有绝对的影响。例如,慢性肾脏病(chronic kidney disease,CKD)是肾脏结构和功能持续异常的临床综合征。慢性肾脏病患者应避免选用肾脏毒性药物以延缓进展。肝脏是药物代谢的重要器官,肝功能不全会导致肝脏血流量减少、微粒体代谢酶降低,最终导致药物代谢减慢、半衰期延长,药物在体内积蓄。慢性肝病还可导致蛋白质合成减少,血浆蛋白数量降低,游离型药物浓度增加,药品不良反应发生率增加。因此,肝功能不全患者治疗时需要充分考虑药物对肝脏的影响、药物与血浆蛋白结合率等,谨慎使用需要经过肝脏代谢的药物。

特殊人群合理用药需要考虑患者的生理特点、用药禁忌等因素。由于儿童不宜作为临床研究受试者,因此常缺乏充分的安全性数据,在临床治疗时须谨慎用药。儿科用药时须考虑儿童生理特性,如血浆蛋白浓度低、肝脏代谢能力不足等。老年患者的肝肾功能减退,药物代谢、排泄功能下降,血浆蛋白水平较低,游离型药物浓度增加;老年人神经系统功能下降、脑部代谢减慢,对作用于中枢的药物较成人更加敏感。孕妇及哺乳期女性用药应考虑药物是否会通过胎盘屏障或乳汁分泌影响胎儿或婴幼儿。临床用药时需要评估药物治疗的获益和风险比,既能尽量减少妊娠期女性的不适,又能减少对胎儿的伤害。

（二）正确的药物

在正确的临床诊断下，根据症状、病因和身体状况针对性地选择有效的治疗药物。考虑到治疗某一疾病的药物可能不止一种，还需要根据患者的具体需求，遵循安全、有效、经济的原则，首选一线治疗药物，如一线疗效不佳时再考虑其他有效药物。以抗生素使用为例，一、二代头孢菌素可以用于围手术期抗生素预防用药和细菌感染，但是不同药物有不同的适应证，如心血管、头颈部、四肢和骨科手术以及葡萄球菌感染，首选一代头孢（头孢唑林）；腹腔和盆腔脏器手术以及革兰氏阴性杆菌感染，多选用二代头孢（头孢呋辛）。下消化道、妇科和经口咽黏膜的手术多有厌氧菌感染风险，一般还需要加用甲硝唑。如果抗生素应用不合理，可导致微生物耐药性（antimicrobial resistance，AMR）发生率增加。

临床选择药物时，须考虑以下几点。①是否必须用药，非必要不用药。②若必须用药，在可供选择的目录中首选疗效最好的药物。③当药物可引发不良反应时，在药物疗效与不良反应中权衡。大多数药物都可能会存在与治疗目的无关的副作用、不良反应、耐药或成瘾的情况。通常情况下，尽可能选择对患者利多害少的药物。④联合用药时需要考虑两种药物是否存在协同作用和拮抗作用。

（三）正确的时间

正确的时间是指结合药物代谢特征，选择合理的给药时间，确保药物在体内的浓度保持在稳定范围，提高药物的疗效，称为时辰药理学（chronopharmacology）。科学地掌握服药时间，不但能使药物发挥最大疗效，还可以减少药品不良反应的发生。此外，正确的时间还包含根据疾病特点和药物性质选择恰当的给药时间，如空腹服用、饭前服用、饭后服用、睡前服用、晨起服用等情况。部分口服药物受到食物影响吸收会显著性减少，阿仑膦酸钠、卡托普利需要进餐前 $30\sim60$ min 服用。食物对吗替麦考酚的吸收没有影响，但食物可使该药达峰浓度（C_{max}）降低 40%，因此也需要空腹服用。为了更好控制餐后高血糖，糖尿病患者服用阿卡波糖通常需要在餐前进行；二甲双胍对胃肠道刺激大，除特殊剂型外一般选择随餐服用。对消化道有刺激性的药物，包括非甾体抗炎药、苯海拉明、葡萄糖酸亚铁、氨溴素等，需在餐后服用。人内源性糖皮质激素的分泌具有昼夜节律，一般在早晨七八点到达峰值，该节律的紊乱会引起下丘脑-脑垂体-肾上腺皮质轴的失调，因此长期糖皮质激素维持治疗的患者需要选择晨起服药。利尿药氢氯噻嗪、螺内酯等需要在早晨服用，其他时间服用会导致患者夜间排尿次数增加，影响休息。高血压和抑郁症患者的症状呈现晨重暮轻的特点，氨氯地平、氟西汀、帕罗西汀需要在清晨时服用。

（四）正确的剂量

药物剂量的大小与血药浓度的高低成正比，同时与药效强弱密切相关。但是每种药物都有一定的治疗窗浓度范围，用药剂量的选择需要平衡好药物的有效性和安全性。药物剂量过小起不到预期的治疗效果，贻误病情；药物剂量过大可产生严重的毒副作用，给患者带来不必要的伤害。药物的常用剂量通常是指 16～64 岁成人一次用药的平均剂量。儿童和老年人的剂量往往与成人剂量不同：儿童的器官发育尚不完善，药物代谢酶活性低，14 岁以下患者用药需要按体重计算；老年人肾功能水平降低，药物从体内排泄速度减慢，用药需减量，有些药物有循证证据可按肾功能个体化给药。可见，确定正确的剂量是一个综合考虑药物特性、治疗目标、患者特征、安全性和疗效的过程。临床上可以参考药物研究和诊疗指南等依据确定合适剂量，为实现药物治疗剂量的个体化还可以进行适宜的治疗药物监测，提高临床治疗效果的同时减少不良事件的发生。

（五）正确的给药途径

药物的给药途径是指药物进入人体的方式。常见的给药途径包括口服给药、舌下含服、静脉注射、皮下注射、肌内注射、直肠给药、皮肤局部用药、滴眼，以及鼻腔、口腔吸入等给药方式。口服给药是最方便、最安全、最经济和最常见的给药途径，适用于大部分药物。轻症感染时，优先选择口服生物利用度较高的药物进行口服，不必采用肌内注射、静脉注射、静脉滴注等途径。口服药物的吸收开始于口腔和胃部，大部分由小肠吸收，药物通过小肠壁和肝脏后才能进入全身血液循环。消化道外给药包括皮下注射、肌内注射和静脉注射。蛋白类药物和胰岛素口服会被胃肠道破坏，所以选择皮下注射方式给药，这类药物进入小血管后随血流进入体循环。如果将皮下注射的药物制成难溶的混悬剂，药物的吸收就可以延缓数小时至数天，减少给药频次。静脉给药的药物不经过肝肠循环直接进入体循环，较口服给药起效更快。因此，对于危重症患者可及时采用静脉给药以迅速控制症状稳定病情；待病情好转再考虑口服给药。此外，对于特定部位疾病的治疗，可根据情况选择局部用药、局部封闭、靶向治疗、介入治疗等途径。

第二节 合理用药的内容

临床医务工作者掌握合理用药的关键，首先要有合理安全用药的全局性、战略性思考及理念，绝不能疏忽、违背和超越。所谓全局性就是面对患者时，不论治疗用药还是诊断用药，都必须在用药时做疾病与药物的全局性思考。所谓战略性就是面对患者具体的个体，根据病情的轻重缓急以及生理病理特点选择药物；在需要选用静脉注射、肌内注射或高危药品时，要对决策做获益/风险比的评估。医师和药师需要对药物的药效动力学、药代动力学、药物作用机制、禁忌证、注意事项、药物相互作用和不良反应耳熟能详，除非特殊情况一般不要超适应证用药，没有临床指征时不要随意使用抗生素和激素，对没有把握的药品要及时查阅药品说明书或资料。

总之，合理用药的核心是对药物疗效、不良反应、药物价格等诸多因素的优化，即已经确定药物的安全性、价格等情况，根据患者的病情优化给药方案，保证药物在充分发挥疗效的同时，减少耐药和不良反应的发生。合理用药的内容可从安全性、有效性、经济性和适宜性四个方面进行探讨。

一、安全性

用药安全（medication safety）指根据患者的病情、身体状况和药物的作用机制适当选择药物的品种，以适当的方法、剂量和时间用药，充分发挥药物的最佳治疗效果，尽量减少药物对人体生命健康产生不良影响或危害。另一方面，用药安全也蕴涵着医务人员执业安全的含义。防止发生药物治疗纠纷最有力的措施其实就是从源头入手，即合理安全用药。合理是安全用药的前提，合理才能安全。

根据《中国药典》核准生产的药物，虽然绝大多数都是安全有效的，但其安全性和有效性都是相对性的。同一类药物之间有差异，同一种药物不同厂家的药品质量也有差异，因为原料药的合成工艺等因素也会对药物的安全与疗效产生不同的影响。有些药物的安全风险较高，而有些药物的风险相对低或者比较安全，这种情形要求医师和药师根据自己的临床治疗经验和高级别的循证依据进行总结和考量。例如，静脉使用的中药注射液，由于使用范围仅在国内，文献很少有不良反应的报道，但在临床应用中这类药物的不良反应会相对口服制剂要多一些。

由于药物的药理学机制和毒性反应不同、患者存在肝肾等脏器功能差异以及其他代谢酶活性差异等个体因素，临床用药时还应做到：①在用药前特别是使用具有一定风险因素的药物时，务必进行用药前风险评估，获益大于风险的情况下再进行用药决策。②在合理用药基础上，用药全程始终要高度警惕是否会发生不良反应；对潜在的不良反应要加强监护、监测及用药护理。③对患者用药期间出现的各种可能的不良反应进行分析和上报，及时发现问题，采取有效治疗措施，将患者的安全风险降到最低。④必要时查阅指南、文献，修订原定治疗用药方案，做到用药用得有依据，停药停得有道理。然而即使做到以上全部内容，仍然会有极个别患者出现严重药品不良反应，即所谓的难以或不可预测的药品不良反应。因此，用药前医师、药师和护理人员一定要把用药风险及其评估结果告知患者或家属，保证他们的知情同意权以及对治疗的理解和配合，虽然这种情况下的用药并不归为不合理用药的范畴。

（一）用药前风险评估与控制

强化用药风险意识，谨慎使用高危药品和高风险药物；注意识别药品不良反应高危风险人群，包括过敏体质和特殊人群用药。高危和高风险药物主要包括注射制剂，如血管活性药物、洋地黄毒苷类、茶碱类、抗心律失常药物、浓钠、氯化钙、氯化钾、硫酸镁、精麻药、抗凝药、溶栓药、骨骼肌松弛剂、胰岛素、血制品、中药制剂等；长期口服可能导致肝肾功能损害的药物，如对乙酰氨基酚等。医务人员在给患者治病的同时应当谨记治疗疾病首先考虑无害原则，尽量减少多种药物的配伍禁忌使用，尽可能减少伤害发生的可能性。目前WHO已经将注射剂人均用药次数作为评定合理用药的重要标准之一。一项针对北京 10 家三甲医院的调查显示，门诊处方中注射剂占比达 10%，而发达国家相应比例仅为 4%；我国静脉输液加药比例高达90%以上,而英美该比例为46%~76%。可见,我国注射剂的使用频率过高,合理用药评价的这一指标还有待提高。

(二) 减少药物变态反应的发生

要提高防范意识以减少药物变态反应的发生就需要医务人员了解患者的用药史、不良反应发生史和变态反应史,或患者提示存在过敏性疾病,如过敏性鼻炎、过敏性哮喘、荨麻疹等。据国内一项回顾性研究报道,药疹患者中有37.5%的患者既往有过敏疾病史;18.5%的患者有家族过敏史。忽视过敏史导致死亡的病例时有报道。已知患者对某种药物有过敏史,则该药属该患者的禁忌,不可轻易试用。《2020版药典临床用药须知》规定,药品说明书和医疗机构规定须做过敏试验的药物,一定在用药前先做试验后再做用药决策。若患者曾对某种药物过敏,以后对与此药相关的药物制剂也发生过敏的现象称为交叉过敏反应。先产生过敏反应的药物称为原发性过敏原,后产生过敏反应的药物称为继发性过敏原。常见的交叉过敏药物有青霉素与先锋霉素、磺胺类。抗生素80%的不良反应均为过敏反应。临床常见须做皮试的药物如表2-2-1所示。

表2-2-1 临床常见须做皮试的药物

药物品种	备　注
青霉素类注射液/片剂,如苄星青霉素、苯唑西林钠、青霉素钠、阿莫西林、哌拉西林他唑巴坦、氨苄西林舒巴坦、阿莫西林克拉维酸钾等	应用本品前须详细询问药物过敏史并进行青霉素皮肤试验,皮试液为每1 ml含500 IU青霉素,皮内注射为0.05~0.1 ml,经20 min后观察皮试结果,呈阳性反应者禁用
头孢菌素	不推荐在使用头孢菌素前常规进行皮试,仅在以下情况需要皮试:①既往有明确的青霉素或头孢菌素I型(速发型)过敏史患者;②药品说明书中规定须做皮试的
马破伤风免疫球蛋白	使用前必须做过敏试验:用氯化钠注射液将抗毒素稀释10倍,在前掌侧皮内注射0.05 ml,观察30 min。注射部位出现皮丘增大、红肿、浸润或有痒感,为阳性反应,必须用脱敏法注射;如局部特别严重或伴有荨麻疹、鼻咽刺痒、喷嚏等全身症状,则为强阳性反应,避免用该药
抗蛇毒血清(以抗蝮蛇毒血清为例)	注射前必须做过敏试验:取0.1 ml抗血清加1.9 ml氯化钠注射液,前臂掌侧皮内注射0.1 ml,等待20~30 min,皮丘在2 cm内且无红晕及蜘蛛足者为阴性,在严密观察下直接注射(儿童根据体重酌减);若为阳性者采用脱敏注射法
盐酸普鲁卡因注射液	用药前询问过敏史,对过敏性体质患者应做皮肤试验,每次30~50 mg;有明显丘肿主诉不适者,应立即停药
注射用重组人干扰素γ	过敏体质,特别是抗生素过敏史者必须先皮内注射5 000 IU,阴性者方可使用
鲑鱼降钙素注射液/鼻喷剂	对蛋白质过敏者可能对该药过敏,最好先做皮试
铁剂(右旋糖酐铁注射液/蔗糖铁注射液)	初次给药前进行25 mg皮试,60 min无不良反应可继续用药

(三) 特殊人群用药风险防范

新生儿、婴幼儿、儿童、老年人这类特殊人群在生理、疾病谱系和可选药物与成人有显著差异:新生儿、婴幼儿的药物代谢能力、肝肾功能均未发育成熟;老年人各项生理指标逐步衰退,消化吸收减少并伴有吞咽困难的情况。因此,在用药环节应按照自身特点和规律个体化处理。例如,耳毒性药物氨基糖苷类抗生素禁止用于婴幼儿及儿童;氟喹诺酮类药物可致软骨发育不良,影响儿童生长发育且易致肾损害;含有抗组胺类药、右美沙芬、伪麻黄碱和麻黄碱等药物不宜用于儿童。儿童用药剂量最好精确估算。老年人用药要针对性强,品种不宜过多,服用方法应简单易记。孕妇和哺乳期女性主要预防包括中草药在内的错误用药,以防对胎儿和婴幼儿造成不可逆转的伤害;孕妇特别是妊娠后前 3 个月用药尤其要慎重,以防流产、死胎和胎儿畸形。

(四) 做好用药前后药物监护、监测、护理和药品不良反应的应对

药品不良反应发生风险大的药物在用药前必须进行实验室检查,如使用抗结核药、抗癫痫药、抗风湿药、化疗药等有肝肾和血液系统毒性的药物,必须进行血尿常规和肝肾功能检查。抗凝药物(如肝素、华法林等)、溶栓药物(如阿替普酶、尿激酶等)在用药前必须做针对性的专项实验室检查,如凝血酶时间(thrombin time,TT)、凝血酶原时间(prothrombin time,PT)、活化部分凝血活酶时间(activated partial thromboplastin time,APTT)、国际标准化比值(international normalized ratio,INR)以及血小板检查。心脏病患者使用药物前必须做心电图检查。高血压患者使用卡托普利前最好做肾脏血管彩色超声检查,因为该药可引起肾动脉狭窄致肾功能不全的可能性。从某种程度上说,实验室检查不但是指导当下用药的依据,也是极为重要的基础临床资料,日后可用于临床研究的对照比较。

心血管疾病用药、癫痫用药、呼吸系统疾病用药、神经系统疾病用药、抗感染用药等高风险药物建议在治疗过程中进行血药浓度监测,使给药方案个体化,以期准确判定药物效果并最大限度地减少药品不良反应。同时,对影响血液、肝和肾的药物在住院期间每周至少进行 1 次血尿常规化验,高危药物必要时每 3 天复查 1 次,危急时每天复查 1 次,直至稳定好转后;对影响肝功能的药物每月或每半个月进行 1 次检查,严重时应增加复查次数,经最初多次监测无脏器损害者,可选择半年或 1 年复查 1 次。

(五) 注意防范处方级联带来的危害

处方级联(prescribing cascade)是指医师给患者使用某种药物后出现不良反应,进而给患者使用另一种药物来处理这些不良事件,而后者又可能引起新的不良反应,从而产生下一个处方级联的现象。这种现象可能导致药品不良反应的累积,对患者健康产生严重影响,甚至危及生命。例如,钙通道阻滞剂是一种常用的降压药物,使用后可导致外周水肿。为了处理这种不良反应,医师可能会给患者开具利尿剂,但利尿剂的使用又可能引起其他不良反应,如电解质紊乱等,从而处方了更多的药物。如果药物导致的不良事件体征和症状不被识别为药品不良反应或药源性疾病,处方级联将会像瀑布一样产生级联效应,

对患者健康产生严重影响,甚至危及生命。

因此,若在药物治疗中出现任何意料之外的症状、新发症状和体征等,医师或药师应警惕是否由药物引起的。首先要与患者充分沟通其健康状况、药物过敏史以及正在使用的药物,以便及时排除药品不良反应或药源性疾病,不可轻易断定为疾病进展或新发疾病而新增更多治疗药物,产生新处方甚至处方瀑布,给患者带来安全风险。

二、有效性

(一)根据发病机制和临床表现选择药物

在明确疾病诊断的基础上,临床专科医师应充分了解患者所患疾病的特点,包括发病机制、临床症状、病程以及可能发生的变化规律,选择特异度高、疗效显著、毒副作用少的治疗药物。用药前充分了解该药物的药效动力学特征,包括作用靶点、药理学机制、发挥作用的时间、作用机制、药物代谢、药物积蓄、药物相互作用有关的毒副作用及药代动力学因素。只有全面了解药物基础信息,才能掌握好药物的适应证、禁忌证、用法用量和疗程方案。在治疗过程中应做好药物的疗效评价,以便为后续继续用药、更换药物或联合用药决策提供可靠依据。

(二)根据疾病的轻重缓急选择药物

临床治疗时需要先查看原发疾病及合并症、诊断的主次,急则治标,缓则治本,如有可能要标本兼治。同时根据现阶段的主客观条件,权衡轻重缓急和利弊得失,选择最能见效的治疗方案,既要有针对性,又能分清主次先后。

疾病往往分为急性和慢性症状。慢性病症状发展缓慢但难以根治,某些疾病或先急性发病,若急性期没有治愈,可转为慢性。肾脏病之所以成为世界医学难题,是因为该类疾病病理复杂、迁延难愈,肾脏功能受累后通常会给患者带来极大的痛苦。肾炎在早期发现且获得积极治疗是可以治愈的,但是如果没有得到及时关注和有效的治疗,局部炎症反复发作,特别是当肾炎发展到肾衰竭时,就会导致身体各器官病变,出现包括糖尿病、高血压、心脏病、肝病及造血功能障碍等并发症,这时再治疗则为时已晚。因此,根据病情的轻重缓急,能在急性期治愈的,力争选药准确、用药及时、剂量足够、用满疗程,愈后复查,防止复发。

(三)根据国家基本药物目录选择用药

基本药物是指疗效确切,毒副反应清楚、价格低廉、适合国情、临床上必不可少的药品。为了规范药品生产、供应、临床应用,保障居民防病治病的基本需求,国家卫生部和医药管理总局于1981年8月颁布了我国第一版《国家基本药物目录(西药部门)》,共遴选了278种药物。1996年,国家基本药物领导小组颁布《国家基本药物化学药品目录》,并组织编写相应手册。现阶段,国家基本药物目录每3~6年调整一次。目录所列品种是医务工作者从我国临床应用的各种药物中通过科学评价、筛选出来的具有代表性的有效治疗药物。

（四）科学应用高级别循证医学证据和高质量诊疗指南选择药物

临床诊疗指南是由医疗机构组织本专业领域内权威性的临床研究者,根据他们丰富的临床经验、文献报道以及最新的高级别循证医学证据,针对特定疾病的诊断治疗进行全面、客观的分析和总结,提出某一临床学科或特定疾病的诊疗推荐意见,在多方征求并综合意见后最终制定形成。高级别、高质量的临床诊疗指南在一定程度上代表了国家卫生行政管理部门的推荐意见,因而在国内该领域具有较高的权威性。还有一种说法认为,临床诊疗指南或共识是对探讨疾病的最佳诊疗实践的总结,可作为相关领域医务工作者的重要参考。值得注意的是,临床诊疗指南的设计与制定过程中充分考虑和参考了大规模随机对照临床研究的结果,采用了更加科学的分析和统计学方法,并不断更新循证证据,因此这些指南也会定期进行修订,这就要求医务工作者不断更新自身的知识体系,以便能够将这些最新的治疗指南应用于临床实践中。

高质量的循证用药证据来自大样本量(全球范围)、多中心、双盲对照的临床研究,具有高级别的可信度。指南推荐药物基本来自这些循证学证据。医师和药师应该树立终身学习的理念,始终掌握最新、最前沿、最科学的疾病诊疗指南,以促进合理用药管理。需要强调的是,虽然医学专题研讨会发表的专家共识也可供临床参考,但其地位与临床诊疗指南有差别,不能等同或替代诊疗指南。专家共识所涉及的内容仅代表部分专家在某阶段的观点与意见。近年来,国内各医学专业学会纷纷组织专家制定了多部专业疾病诊疗指南。为配合新医改政策的实施,卫生部于 2009 年颁布了《国家基本药物临床应用指南(基层部分)》,这既是合理用药的指导性文件,也是建立实施国家基本药物制度的重要技术指南。它有助于基层医务人员了解和形成科学规范的用药观念,同时也能引导患者建立良好的用药习惯。

这些高级别、高质量的循证医学依据对各种疾病的合理用药起到了积极作用,有助于提高合理用药的水平,指导临床规范化用药,对过度诊疗、用药失误和风险有显著的遏制作用,是合理用药的重要依据和正确途径。

三、经济性

在以往临床合理用药考量标准中,比较重视的是安全性和有效性,但对国家或患者是否有能力支付药费这类经济问题考虑较少。近些年来对药物的经济学评价已被列入药品注册、报销审查的政府行为。如何有效地利用有限的医疗资源追求合理的药物治疗,应用经济学原理、方法和分析评价临床治疗,成为开展临床合理用药、做好药物资源优化配置及临床药学服务,使药物治疗达到最好价值效应的重要内容。

药物经济学(pharmacoeconomics)是将经济学原理、方法和分析技术应用于评价药物治疗过程的学科。医师和药师在保证药品安全、有效的基础上,通过比对不同药物或不同药物与其他医疗措施、不同给药途径和不同剂型的差异,从中选择相对经济、有效的用药方案。在医院环境下评价不同药物治疗方案和各药学服务相对的经济效果,可作为合理用药的依据之一,基本分析方法有如下几种:

1. 最小成本分析(cost-minimization analysis，CMA)　在相同的治疗结局(如围手术期的抗生素预防用药)时对不同用药方案的成本进行比较,最低成本的方案被认为是最理想的方案。但 CMA 并不是单纯的成本分析,因为成本分析是不考虑治疗结局的,而最小成本分析要求参与比较的各组治疗是等效的。CMA 使用简单,但由于各用药方案治疗结局的差异,想要证明两种治疗结局等效并不容易,因此导致 CMA 的应用范围受限。

2. 成本-效果分析(cost-effectiveness analysis，CEA)　以特定的临床治疗结局指标为标准,比较不同用药达到单位治疗效果需要的费用,结果通常用临床治疗指标(如血糖降低值等)表示。CEA 最常用,也最适于帮助患者以最低的消费获得最佳的疗效。

3. 成本-效益分析(cost-benefit analysis，CBA)　是对用药方案所消耗的经济成本和由方案产生的治疗结局进行比较的一种方法。例如,如果用药挽救了生命,由此带来的生存者的劳动收入和节约的医疗费用就是效益。CBA 应用范围广,适用于单用或多用药方案的评估。

4. 成本-效用分析(cost-utility analysis，CUA)　该法有一定争议,因为测量结果的指标常采用生命质量效用的测量结果,即质量调整生命年(quality-adjusted of life years，QALY),而不只是延长生存期限。CUA 是一种生命质量改善的指标,多用于慢性病。

第三节　合理用药的管理

一、常见不合理用药

(一) 用药不适宜

即首选药物不当,未正确诊断疾病并根据患者的病情来选择药物,这很大程度源于医务人员的专业能力和责任心,或受广告宣传或利益驱使而选择使用不当药物,或盲目选用新药和贵药。

(二) 超适应证用药

超适应证用药即超说明书或超权威指南用药。临床超说明书用药时有发生,尤其是在面对难治性危急疾病且现有药物治疗无效的患者,且有一定的循证依据。但仍有许多的超说明书用药行为是错误的或不必要的。例如,20 世纪 90 年代针对英国医师进行的一项调查显示,66%的受访医师反馈推销人员曾向他们介绍未经批准药物的适应证等资料,当时的药品广告甚至向广大民众推荐使用苯二氮䓬类药物地西泮来缓解焦虑,造成这类药物滥用。我国的超说明书用药情况也日益受到重视,相关部门出台了一系列行业管理标准,以规范临床行为,保障患者安全。

(三) 多药并用

临床上常联合使用 2 种或 2 种以上药物,通过增加疗效或协同作用的同时,尽量减少药物可能带来的不良反应。但同时使用多种药物可能会导致药物之间相互作用,通过影响药物代谢和排泄造成药物毒性增加。

(四) 用法、用量不当

用法、用量不当是指在没有依据的情况下超说明书用药,包括使用超说明书的剂量、超说明书或指南的疗程等,短期可能造成急性损伤,长期可能会导致药物在体内的积蓄,造成慢性药物中毒。

(五) 不合理的给药操作

适当的用药间隔是维持血药浓度稳定、规避药物毒副反应的必要条件。若用药间隔时间太长,血药浓度可能降低至有效浓度以下,从而无法充分发挥治疗作用;反之,间隔过短,则可能导致药物在体内过量累积,进而引发毒副作用。根据药物在体内的代谢规律,以药物的血浆半衰期为基准,采取恒速、恒量的给药方式,则 4~6 个半衰期后血药浓度可达稳态。在临床实践中,大部分药物每日给药的频率在 1~3 次,但有些药物因为特殊的作用机制,需要按时辰药理学机制在特定时间给药。例如,肾上腺皮质激素等受机体生物节律影响的药物,应按其节律特定安排用药时间,特别是这些药物需要长期使用时,应根据激素在清晨分泌达到峰值的特点,选定每日清晨给药以增加疗效,减少副作用。但在临床工作中不按准确剂量和时间间隔给药的现象时有发生,会严重影响药物在体内的有效浓度,进而影响临床用药的安全性和有效性。

二、合理用药的政策、措施及管理组织

(一) WHO 的政策和措施

WHO 促进合理用药的 12 项核心政策和干预措施如下:

1. 建立一个国家多学科协作机构进行用药政策的协调与管理 合理用药受到诸多社会和健康系统、执业者专业水平等因素的影响,因此需要从多学科、多角度来制订、实施和评估促进合理用药的举措。国家监管机构是制定和实施药品立法和法规的主体,在保障合理用药方面扮演着至关重要的角色。在众多利益方之间进行有效协调,特别是在政策和战略制定环节。国家机构的具体形式可能因国家而异,但无论其结构如何,都应包括国家卫生机构、卫生专业技术人员、学术界、协调部门、制药企业、患者群体和非政府医疗保健组织等多元参与方。各种保障合理用药的措施需要环环相扣,单一措施的实施往往难以取得显著效果。

2. 制定临床指南 临床指南包括标准化的诊疗指南、专家共识和处方政策,这些权威参考能够助力专科医师为患者制订治疗方案。基于循证医学的临床指南是促进合理用药的关键,因为诊疗指南传播范围的广度保证了医师和患者对诊疗方案的可得性,使得指南容易得到临床治疗的反馈并常常更新。

3. 基于所选治疗方案建立基本药物目录 基本药物由 WHO 于 1977 年提出,是指适应基本医疗卫生需求、剂型适宜、价格合理,能够保障供应,公众可公平获得的药物。国家

基本药物目录是医疗机构配备使用药品的依据,我国从 2009 年 9 月起施行国家基本药物目录。2018 年 9 月调整后的版本中,药品从原先的 520 种增至 685 种,包括 417 种西药和 268 种中成药,在覆盖常见临床病种的基础上,重点聚焦癌症、儿科疾病及慢性病的用药。

4. 医院成立药事管理和药物治疗学委员会　WHO 建议医院建立药事管理和药物治疗学委员会,确保在管辖区域内安全有效使用药物;政府也鼓励各级医院建立药事管理和药物治疗学委员会,并保持自身的独立性、不允许利益集团的干预。资深临床医学专家负责担任主任委员,首席药师负责秘书工作。委员会的工作内容以患者为中心、以临床药学为基础,对临床用药全过程开展有效的组织和管理工作,推进临床科学、合理用药的药学技术服务和药品管理工作。

5. 设立基于解决临床问题的本科药物治疗培训课程　医药专业本科生接受基础药物治疗学教育对他们未来制订治疗处方有深远的影响。合理用药培训可以将临床诊疗指南与基本药物目录结合起来,协助医学生建立良好的医嘱处方习惯。比如涉及以临床问题为导向、围绕疾病临床表现的鉴别诊断、药学知识体系和医务人员行风等方面的培训更有利于开展合理用药工作。

6. 坚持医疗执业必需的继续医学教育　医学生在完成基础医学教育和毕业后医学教育还需要进行在职进修教育,或称为继续医学教育。旨在使在职医务工作者不断学习与本专业有关的新知识、新技术,跟上医学科学的发展。因此,从教育的职能上看,它属于成人教育的范畴,是专业教育的继续、补充和完善。随着创新药品的不断涌现和药品管理政策的不断更新,继续医学教育也成为保障专业医务人员医学药学业务水平不落伍的关键。不仅医疗机构医务工作者需要进行相关培训,药品零售从业人员也需要不断更新知识体系以促进合理用药。

7. 用药监督、审核和反馈　优秀护理质量的支持离不开政府和医院的监管。当医务人员出现差错甚至医疗事故时,与惩罚和检讨相比,支持性、教育性和面对面的监督更为有效,也更易被医师接受。有效的监督形式包括药师处方审核、同行评审和小组讨论。

8. 药品独立信息　通常情况下,医务人员对药品的了解只能通过厂家提供的药品说明书,但是这种获取药品信息的渠道可能不够客观地评价一个药物。因此,可能更需要重视从医药企业以外的途径获取与药品相关的独立、公正的信息。现阶段,获取药品客观、独立信息的有效途径主要包括政府、高校附属教学医院或非政府组织在内的卫生专业人员运营的药物信息中心和药品公告。药品信息中心或药品公告的责任人提供的药品信息必须建立在循证医学基础上,且不能与药品生产和销售机构有直接的利益来往。此外,《WHO 基本药物示范名册》中包含了药品的独立信息,也可作为用药时的参考。

9. 药物公众教育　如果没有充分了解用药风险、受益情况、用法用量就开展用药治疗工作,轻则患者无法获得预期的治疗效果,重则发生药品不良反应。因此,政府有责任确保药品质量和患者对药品信息的知情权,包括但不限于药品名称、适应证、禁忌证、用法用量、药物相互作用和警示。此外,政府还需要通过监督和管理药品广告来干预药物公众教育,避免不客观的药品广告误导消费者。此外,政府机构还需要有针对性地开展药品科普宣传。

10. **避免不正当的财政刺激**　财政刺激对合理用药的作用是一把双刃剑。如果药品销售给处方医师提供回扣,就可能导致医师开具更多、更昂贵的药品。考虑到患者出于经济考虑更愿意使用免费或医保报销的药品,政府可以通过提供这类药物从患者层面来制约医师在利益驱使下的用药。

11. **适当和强制的用药监管**　确保合理用药的关键是对参与药品使用的所有行为进行监管,但前提是监管机构能够得到资金和法律上的充分支持。

12. **保障药品和医务工作者所必需的充足政府预算**　基本药物短缺会导致非基本药物使用的增加,医务工作者培训不足也会导致不合理用药发生率增加。此外,没有足够的合规人员和资金也无法执行国内促进合理用药的举措。政府有责任对公共卫生设施、医疗从业人员和国家基本药物进行投资,确保所有人都能负担得起基本药品的价格,为贫困和弱势群体提供帮助,确保医疗从业人员获得足够的培训和收入。

(二) 我国合理用药的政策概况

2001 年,国家药品监督管理局药品评价中心依据 WHO 国家药品状况监测和评估实施方法,对北京、武汉、重庆、广州 26 家医院的用药情况进行调研。调查发现处方平均药品数为 2.74,抗生素使用率为 47.82%,注射剂使用率为 35.13%,基本药物使用率为 82.83%,患者了解用药平均百分比为 77.78%,药品标示完整率为 96.94%。调查结果显示,我国不合理用药的现象比较普遍,患者对正在使用药物的合理性知之甚少。

2002 年,卫生部和国家中医药管理局颁布了《医疗机构药事管理暂行规定》,指出药师和药学专业技术人员在药物临床应用时须遵循安全、有效、经济的原则。安全性是合理用药的基本前提,使患者以最小的风险获得最大的治疗效果。有效性是用药的首要目标,是针对患者的病情正确选择适宜的药物。经济性是指以尽可能低的支出获得尽可能大的治疗效果,减轻社会保障、医疗保险和患病人群的经济负担。此外,这次合理用药的总体目标的设置也揭开了中国临床个体化用药的新篇章。

2004 年 9 月 18 日,首届世界患者安全联盟日指出了我国患者安全问题面临的六大挑战。①医务人员毕业后教育和培训滞后,整体素质和技术水平有待提高。有些医务人员对患者安全意识和责任心不强,导致医疗事故或差错时有发生。②在发展市场经济过程中,有些医疗机构不规范执业,过度追求经济效益,过度服务。③由于医疗技术本身的风险性、高新技术在临床的广泛应用缺乏规范化管理,给患者造成不必要的伤害。④患者的知情权、参与权和选择权等没有得到充分的尊重和保证。⑤缺乏有效的报告、监测和评价系统。⑥存在不合理用药,尤其是滥用抗菌药物,以及院内感染、注射、血液制品等安全隐患问题。国家为应对上述问题,着手建立、保护、完善患者安全的相关法律、法规和新技术临床应用准入制度;建立保护患者合法权益的法律、法规;建立医疗质量和患者安全评价监测体系;树立患者安全意识;广泛开展合理用药教育和培训计划,特别是医务人员的继续教育。

2006年国家药品监督管理局下发了《关于开展"安全用药、合理用药"集中宣传活动的通知》，从以下几方面对医疗从业人员提出了要求。①宣传与老百姓安全用药密切相关的药品监管法律法规知识，使公众了解药品的相关知识和政府监管的主要措施，公民在药品消费中的权利和义务；②介绍药品不良反应，药品的相互作用，怎样预防药品不良反应等常识，使公众了解"是药三分毒"的道理，养成严格遵医嘱和按药品说明书用药的习惯；③介绍我国药品不良反应报告制度的现状和有关规定，增强公众的参与意识；④普及抗菌药物合理使用知识，使公众了解抗菌药物滥用会造成严重危害；⑤介绍药品良好生产规范（good manufacturing practice，GMP）的有关知识和监管措施，使公众了解GMP是药品生产管理和质量管理的基本条件，监督实施药品GMP是保证药品质量的有效措施；⑥介绍我国新药的概念和新药上市的情况，说明"国药准字"批准上市的基本程序；⑦介绍被批准上市的品种出现假、劣药的成因，使公众了解药品市场现状与加强监管的关系，充分认识打击制售假劣药品行为、规范药品市场秩序的长期性和艰巨性。

在卫生部、国家中医药管理局和总后卫生部联合开展抗菌药物临床合理应用和细菌耐药监测工作3年后，2009年卫生部成立了合理用药专家委员会，成员由国内医疗领域顶尖专家和领军人物组成。委员会的主要职能包括：负责组织相关专家拟定全国合理用药管理工作目标和工作方案；对全国合理用药管理工作提出建议；研究拟定我国临床合理用药相关管理措施和管理规范以及组织教育培训等具体指导实施工作。同年，《加强全国合理用药监测工作方案》出台。该方案指出，卫生部重点负责组织三级医院合理用药监测工作，各省级卫生部门指导辖区内二级医院和基层医疗机构开展合理用药监测。截至2012年底，方案成功建立并全面运行覆盖全国二级以上医院的监测系统，建立覆盖全国的基层医疗机构抗菌药物临床应用抽样监测系统，完善了药物合理使用和不良反应监测制度，增强对药物不良事件的敏感性并有效应对，向着安全、有效、经济的临床合理用药目标迈进。

加强医疗机构药事管理是建立健全现代医院管理制度的重要内容，也是加强医疗卫生服务综合监管的重要举措。近年来，我国药事管理不断加强，合理用药水平逐步提升。同时，积极推进药品集中采购和使用改革，完善药品价格形成机制，规范药品生产流通秩序。为了进一步加强医疗机构药事管理和药学服务，加大药品使用改革力度，全链条推进药品领域改革，提升医疗机构管理水平，促进合理用药，更好地保障人民健康，国家医政医管局于2020年2月26日下发了《关于加强医疗机构药事管理促进合理用药的意见》。该意见包含6个部分：一是加强医疗机构药品配备管理，包括规范医疗机构用药目录、完善药品采购供应、完善药事管理和药物治疗学委员会；二是强化药品合理使用，包括加强医疗机构药品安全管理、提高医师临床合理用药水平、强化药学人员对处方审核、加强合理用药管理和绩效考核；三是拓展药学服务，包括加强医疗机构药学服务、发展居家社区药学服务、规范"互联网＋药学服务"；四是加强药学人才队伍建设，包括加强药学人才培养、合理体现药学服务价值、保障药师合理薪酬待遇；五是完善行业监管，包括开展药品使用监测和临床综合评价、加强合理用药监管、规范药品推广和公立医疗机构药房管理；六是强化组织实施。以上内容从加强组织领导、强化部门协作、加强督促指导、加强宣传引导四个方面对加强医疗机构合理用药提出了工作要求。

2019年,为贯彻落实国务院办公厅《关于加强三级公立医院绩效考核工作的意见》和国家卫生健康委《关于做好辅助用药临床应用管理有关工作的通知》,国家卫生健康委会和国家中医药局在各地报送的省级推荐目录基础上,形成了《第一批国家重点监控合理用药药品目录(化药及生物制品)》。2022年7月27日,国家卫生健康委、国家中医药管理局联合印发了《关于进一步加强用药安全管理提升合理用药水平的通知》,文件要求各地进一步提高认识,始终把医疗机构合理用药工作摆在重要位置,坚守安全用药底线、减少用药错误、提高用药安全水平;充分发挥合理用药或药事质量控制专业组织作用,强化专业技术支持;加强监测报告和分析,积极应对药品不良反应;加强用药安全监管,促进合理用药水平提高。目前,合理用药监测网已覆盖30个省、自治区、直辖市,国家卫生健康委和国家中医药管理局也将持续推动各地工作情况并定期通报。为进一步加强我国临床合理用药管理,根据《国家重点监控合理用药药品目录调整工作规程》,2023年1月国家卫生健康委确定了《第二批国家重点监控合理用药药品目录》,纳入该目录的药品均为临床使用不合理问题较多、费用偏高、对用药合理性影响较大的化学药品和生物制品。第一批和第二批目录目前主要用于各地加强合理用药管理和公立医院绩效考核。

近年来,我国合理用药水平不断提升,2018—2021年的公立医院绩效考核结果显示,二、三级医院合理用药指标逐年升高,多个药事质控指标持续改善。但从整体上看,合理用药未能满足人民群众日益增长的需求:与健康中国战略、积极应对人口老龄化战略和乡村振兴战略的实施有许多不适应。未来,要在做好既定工作的基础上,坚持体系创新、技术创新、管理创新和模式创新,以新思路、新措施去破解难题;要坚决扛起保障人民用药安全、实现合理用药的历史责任,科学把握机遇和挑战,积极谋划、主动作为,不断提升我国合理用药水平,为健康中国建设作出应有的贡献。我国以国家法律法规形式明确医院必须建立药事管理和药物治疗学委员会。该委员会是医疗机构药事管理以及药物治疗、药品遴选等事项的决策和管理机构,医院所有涉及药物治疗问题、药事管理事宜均须经过药事管理委员会集体讨论决策。医院应定期召开药事管理委员会全体成员会议,每年不少于三次,以提高医院药事管理和药物治疗水平,并保留所有全体会议的签到、会议记录、决议等原始材料。

(三)医疗机构合理用药的管理组织

我国近年来围绕着医院合理用药的政策法规不断出台,明确了医院合理用药的最高管理组织是医院药事管理与药物治疗学委员会,其组织架构及职责如下。

1. 药事管理与药物治疗学委员会组织架构

(1)药事管理委员会原则上由具有高级技术职务任职资格的临床医学、药学、护理和医院感染管理、医疗行政管理等人员组成。

(2)主任委员由医疗机构主要领导或分管领导担任,副主任委员由药学和医务部门负责人担任。

（3）药事管理委员会办公室原则上设在药学部门，负责药事管理委员会日常事务工作。

（4）药事管理委员会下设与药事管理相关的 5 个工作组：抗菌药物管理工作组、药品不良反应监测工作组、麻醉药品和精神药品管理工作组、药品质量管理工作组、处方管理工作组。

2. 药事管理与药物治疗学委员会职责

（1）负责医疗卫生及药事管理、药物治疗有关国家法律、法规、规章在医院的贯彻和执行，特别是国考相关药事管理指标在医院的组织实施和落实。

（2）对医务人员进行药事管理及药物治疗有关法律法规、规章制度和合理用药的宣教培训。

（3）负责药事管理委员会下设 5 个工作组的工作职责的制订、落实和监管。

（4）审核制订本院药事管理和药物治疗相关工作规章制度并监督实施。

（5）制订本院药品目录、药品处方集。落实国家基药、医保药品、带量采购药品、短缺药品、重点监控药品等国家政策在医院的落实执行，并负责制订在医院的合理应用策略。落实国家抗菌药物、抗肿瘤药物，以及麻醉药物、精神药物、医疗用毒性药物和放射性药物政策在医院的规范落实和监管，保障临床合理使用。

（6）推动药物治疗相关临床诊疗指南、药物临床应用指导原则以及各类治疗路径等的制订与实施。

（7）组织开展医院合理用药监测评价工作，提出干预和改进措施并追踪整改结果，指导临床合理用药。

（8）建立医院药物警戒体系，包括药品不良反应及药物治疗错误的监测评价分析干预体系；建立医院药品特别是新引进药品的临床应用再评价体系；规范医院超说明书用药规则，审核评价临床超说明书用药的科学性、合理性、必要性，提高临床药物治疗安全性，保障患者生命健康。

（9）建立医院药品遴选和淘汰机制，规范新药引进制度和流程，在国家药品政策框架范围内、在满足临床医疗前提下，促进医院药品结构合规化、合理化，保障药品临床应用安全、合理、适宜和可及。

（四）临床药学在促进合理用药中的工作

临床药学（clinical pharmacy）是从医院药学中分离出来的科学分支，是以患者为对象，以提高临床用药质量为目的，以药物与机体相互作用为核心，研究和实践药物临床合理应用方法的综合性应用技术学科。它的研究内容包括药物的选择、给药方案制订及调整、不良反应监测、药物相互作用、药物配伍、血药浓度监测、中毒药物急救以及药物咨询反馈。我国在 20 世纪 80 年代将该学科引入临床用药管理中。我国临床药师制度的推行对药学事业的发展有里程碑式的意义，标志着药学人员由传统的对药物的管理向直接面对患者的模式转变。临床药师的主要工作包含合理用药的干预，具体来说即药师参考充分的循证医学依据,制订符合具体医疗情况的干预措施,目的是促进临床合理用药。具体的干预措施包括:强化自身和其他医务工作者的药品专业知识,加强与医师、患者之间的沟通,健全处方审核制度和规范,将处方审核纳入临床考核标准中,完善超说明书用药的预警机制和制订医院不合理用药管理办法等。目前阶段,临床药师促进合理用药可以分为3个环节:以处方事前审核、纠正不合理医嘱为主,防止潜在用药问题发生;在药物治疗中,发现实际存在的用药问题,包括不良反应监测、用药咨询、特殊人群药学监护;药物治疗后,解决已经发生的用药问题,包括事后处方点评和药物经济学评价。临床药学在促进合理用药的同时也在这一过程中得到发展和进步,形成了满足了社会需要、医疗行业需要和患者认可的新型医疗服务模式。

··· 参 考 文 献 ···

[1] Grimshaw J G, Russell I T. Effect of clinical guidelines on medical practice: a systematic review of rigorous evaluations [J]. Lancet, 1993,342:1317-132.

[2] Hogerzeil H V. Promoting rational prescribing: an interna-tional perspective [J]. Br J Clin Pharmacol, 1995,39(1):1-6.

[3] Weekes L M, Brooks C. Drugs and therapeutics committees in australia: expected and actual performance [J]. Br J Clin Pharmacol, 1996,42(5):551-557.

[4] World Health Organization. WHO policy perspectives on medicines-promoting rational use of medicines: core components [R]. Geneva: WHO, 2002.

[5] 丁国华,高宏,孟松伟.合理用药评价[M].北京:化学工业出版社,2006.

[6] 张为烈,王青山,尤兆雄.患者安全与合理用药[M].北京:人民军医出版社,2012.

[7] 霍秀颖,纪立伟,谭玲.医院需做皮试的药品[J].中国临床医师,2013,41(2):68-70.

[8] 李俊.临床药物治疗学总论[M].北京:人民卫生出版社,2015.

[9] 张志清,殷立新.临床不合理用药案例评析[M].北京:人民卫生出版社,2016.

[10] 马淑贞,余敬.药物变态反应的预防和护理分析[J].世界最新医学信息文摘,2016,16(79):329.

[11] 中国老年保健医学研究会老年内分泌与代谢病分会,中国毒理学会临床毒理专业委员会.老年人多重用药安全管理专家共识[J].中国全科医学,2018,21(29):3533-3544.

[12] 郭婷婷,朱丽.临床药师开展肝功能不全患者药物服务的实践探讨[J].中国现代应用药学,2020,37(8):990-994.

[13] Waleed M S. Global research publications on irrational use of antimicrobials: call for more research to contain antimicrobial resistance [J]. Global Health, 2021,17(1):94.

[14] 穆丽娟.临床药学在指导合理用药中的作用[J].中国医药指南,2021,19(18):83-84.

[15] 中华医学会临床药学分会.2型糖尿病合并慢性肾脏病患者多重用药安全中国专家共识[J].中国全科医学,2022,25(23):2819-2835.

第三章 药物警戒与合理用药的相关性

学习要求

记忆:处方审核、处方点评、药物重整、药学查房、药学门诊、药品不良反应监测与上报、治疗药物监测、居家药学服务的概念。

理解:合理用药是医疗机构药物警戒的最终目标。

运用:通过处方审核、处方点评、药物重整、药学查房、药学门诊、药品不良反应报告和监测、治疗药物监测等开展药物警戒工作。

第一节 处方审核和处方点评

医疗机构是药物使用的主要场所和风险防控的重点阵地。医疗机构的药物警戒工作是对临床合理用药的一种监测、评价、预警和干预,建立医疗机构的药物警戒体系可以极大地促进合理用药水平,保障患者的健康和生命。医务人员是医院药物警戒的责任人,特别是随着国家临床药师制相关法律法规的推行,医院药师的职责也由传统的面对药品的照方发药转型为面对患者的药学服务,在医院合理用药和药物警戒工作中发挥着越来越重要的作用和价值。用药风险来源多种多样,除生命科学尚未企及的不可预知的用药风险外,药品质量缺陷、用药差错、不良反应、药物相互作用、超说明书用药及患者依从性等问题,均可造成对患者的伤害以及医疗资源和社会资源的耗费。近年来,医院药师在用药的各个环节逐渐建立起药物警戒体系,及时发现药物治疗问题,并利用专业知识和技能建立干预和预警防范,提高医院合理用药水平。

一、处方审核

2018 年 7 月,国家卫生健康委公布了《医疗机构处方审核规范》,指出"所有处方均应当经审核通过后方可进入划价收费和调配环节,未经审核通过的处方不得收费和调配""药师是处方审核工作的第一责任人。药师应当对处方各项内容进行逐一审核。""医疗机构应当积极推进处方审核信息化,通过信息系统为处方审核提供必要的信息"。

处方审核是指药学专业技术人员运用专业知识与实践技能,根据相关法律法规、规章制度及技术规范等,对医师在诊疗活动中为患者开具的处方进行实时的合法性、规范性和适宜性审核,并作出是否同意调配发药决定的药学技术服务。审核的处方包括门急诊处方及病区用药医嘱。

处方审核的主要流程包括:①药师接收处方,对处方的合法性、规范性、适宜性进行审核;②若经审核判定为合理处方,药师在纸质处方上手写签名(或加盖专用印章)或在电子处方上进行电子签名,处方经药师签名后进入收费和调配环节;③若经审核判定为不合理处方,由药师负责联系处方医师,请其确认或重新开具处方,并再次进入处方审核流程。

近年来,随着信息系统的发展,多地区、多所医疗机构开展了前置处方审核系统的建设与上线。前置处方审核系统与传统的处方审核不同处在于:①前置审方系统后台设有一个庞大的知识库和规则库,由药师根据药品相关法律法规、说明书、指南等高级别循证以及临床实际需求建立起来的,用于在线实时审核并判断处方和医嘱的正确性、合理性和安全性;②前置审方系统的"用药合理性实时审核"这一功能被嵌入到临床医师工作站系统,在临床医师开具处方后系统就对处方进行快速实时审核,拦截不合理处方,并以对话框形式说明不合理原因,即将不合理处方的拦截前移到医师端,避免患者在财务、医师处的多次往返,同时系统强大的规则库更是有效保障了不合理处方被拦截,促进临床用药安全。

二、处方点评

《处方管理办法》规定"医疗机构应当建立处方点评制度",对处方实施动态监测及超常预警,登记并通报不合理处方,对不合理用药及时予以干预。

相对于实时的处方审核,处方点评是一种回顾性的处方或医嘱合理性评价,依据的是国家药品相关法规、技术规范以及药物相关专业知识,针对的是某些不合理使用的药品、不规范治疗的疾病或医疗行为,进行用药安全、有效、适宜的评价,包括用药适应证、药物选择、给药途径、用法用量、药物相互作用、配伍禁忌等,并对发现的或潜在的药物治疗问题制订干预和改进措施,促进临床药物合理应用。处方点评是医院持续医疗质量改进和药品临床应用管理的重要组成部分,是提高临床药物治疗水平的重要手段。处方点评结果分为合理处方和不合理处方。不合理处方包括不规范处方、用药不适宜处方及超常处方(表3-1-1)。

表 3-1-1 不合理处方及判定标准

不合理处方	判 定 标 准
不规范处方	(1) 处方的前记、正文、后记内容缺项，书写不规范或者字迹难以辨认的； (2) 医师签名、签章不规范或者与签名、签章的留样不一致的； (3) 药师未对处方进行适宜性审核的(处方后记的审核、调配、核对、发药栏目无审核调配药师及核对发药药师签名，或者单人值班调剂未执行双签名规定)； (4) 新生儿、婴幼儿处方未写明日、月龄的； (5) 西药、中成药与中药饮片未分别开具处方的； (6) 未使用药品规范名称开具处方的； (7) 药品的剂量、规格、数量、单位等书写不规范或不清楚的； (8) 用法、用量使用"遵医嘱""自用"等含糊不清字句的； (9) 处方修改未签名并注明修改日期，或药品超剂量使用未注明原因和再次签名的； (10) 开具处方未写临床诊断或临床诊断书写不全的； (11) 单张门急诊处方超过五种药品的； (12) 无特殊情况下，门诊处方超过 7 日用量，急诊处方超过 3 日用量，慢性病、老年病或特殊情况下需要适当延长处方用量未注明理由的； (13) 开具麻醉药品、精神药品、医疗用毒性药品、放射性药品等特殊管理药品处方未执行国家有关规定的； (14) 医师未按照抗菌药物临床应用管理规定开具抗菌药物处方的； (15) 中药饮片处方药物未按照"君、臣、佐、使"的顺序排列，或未按要求标注药物调剂、煎煮等特殊要求的
用药不适宜处方	(1) 适应证不适宜的； (2) 遴选的药品不适宜的； (3) 药品剂型或给药途径不适宜的； (4) 无正当理由不首选国家基本药物的； (5) 用法、用量不适宜的； (6) 联合用药不适宜的； (7) 重复给药的； (8) 有配伍禁忌或者不良相互作用的； (9) 其他用药不适宜情况的
超常处方	(1) 无适应证用药； (2) 无正当理由开具高价药的； (3) 无正当理由超说明书用药的； (4) 无正当理由为同一患者同时开具 2 种以上药理作用相同药物的

　　医疗机构对药学部门提交的处方点评结果进行审核、公布，定期通报不合理处方；针对处方点评结果进行综合分析，推动质量改进；定期对处方点评结果进行追踪，跟进点评成效。

第二节　药学查房

　　药学查房是指以临床药师为主体，在病区内对患者开展以安全、合理、有效用药为目的的查房过程,包括药师独立查房和药师与医师、护士医疗团队的联合查房。药师针对查房中发现的用药问题开展药物警戒、对需要药学监护的患者实施用药监护,以此进一步保障住院患者安全用药、合理用药。

一、查房准备

药学查房前,应提前进行相应的准备工作:①明确患者数量及时间;②搜集患者基本情况,包括且不限于姓名、年龄、生命体征、临床诊断、既往史、用药史、过敏史、家族史、检查检验结果、治疗方案及疾病进展情况等;③存在疑问或者需着重了解的部分做好记录或标注;④对新入院患者进行药物重整,对在院患者分析其医嘱并关注药物疗效及疾病进展。

二、查房过程

查房过程中重点关注患者的用药问题,核实患者依从性、用药后的反应、是否有不适情况等,以便为患者制订药学监护计划,并有针对性地对患者进行用药教育,指导患者正确理解和使用治疗药物。

用药教育包括普适性的用药教育、特殊剂型的用药教育、特殊人群的用药教育及特殊药物的用药教育等。具体教育内容包括药品名称(商品名及通用名)、药品规格、药品性状、用药原因、用法与用量、服药时间(如空腹、餐时、餐后等)和服药方法(如吞服、嚼服等)、常见不良反应、注意事项(包括药物-药物、药物-食物相互作用)、漏服处理策略及贮藏方式等,还包括饮食、生活方式、疾病相关指标(如血压、血脂、血糖等)的监测及复诊等。

三、查房总结

根据查房记录,从患者年龄、病理生理情况、用药医嘱、患者依从性等开展药学评估,针对发现的药物治疗问题,给出解决方案及建议;与医师沟通治疗方案的合理性和相应的调整方案,与护士沟通给药方法(如静脉滴注速度)、药物保存(如避光)和药物给药顺序等问题;制订药学监护计划,包括患者指标的变化、不良反应的观察与判断、给药方案的变化、是否需要给药方案调整等。

四、用药监护

用药监护是指医疗机构药师应用药学专业知识向住院患者提供直接的、与药物使用相关的监护,以期提高药物治疗的安全性、有效性与经济性。在实际开展过程中,应根据患者的病理生理状态和用药情况实施分级用药监护(表 3 - 2 - 1、表 3 - 2 - 2)。

表 3-2-1　用药监护的分级方法*

监护级别	一级监护	二级监护	三级监护
病理生理状态	严重肾功能不全(CCR≤30 mL/min);严重肝功能不全(ALT/AST/ALP>5倍 ULN 或总胆红素>3倍 ULN)或 CTP 评分≥10 分者	中度肾功能不全(30 mL/min<CCR≤60 mL/min);中度肝功能不全(ALT/AST/ALP>2倍 ULN 或总胆红素>2倍 ULN)或 CTP 评分>7 分者;非儿科患者;高龄;妊娠期患者	患有慢性疾病(如 2 型糖尿病、原发性高血压、高脂血症、哮喘等)须长期药物治疗或定期就诊的患者;肝肾功能基本正常,无须常规进行剂量调整者
疾病特点	重症感染、高血压危象、急性心力衰竭、哮喘持续发作、急性心肌梗死、癫痫持续状态等	既往有药物过敏史、上消化道出血史、癫痫史;中度感染、甲状腺危象、酮症酸中毒、凝血功能障碍、血液病患者出现危急值者、慢性心力衰竭、慢性阻塞性肺疾病、哮喘、药物中毒患者	
用药情况	用药超过 15 种、应用治疗窗窄的药物(如强心苷类药物或华法林)、联合应用≥3 种抗肿瘤药物、接受溶栓治疗、血药浓度监测值异常者或出现严重药品不良反应的患者	同时应用药物超过 10 种或同时使用 2 种以上有明确相互作用药物的患者;使用特殊管理级抗菌药物、氨基糖苷类抗菌药物或存在抗菌药品不良反应高危因素者(如凝血功能异常、中枢神经系统损伤等);接受静脉糖皮质激素、抗心律失常药、质子泵抑制剂、降脂药、抗血小板聚集药、免疫抑制剂、抗精神病药物、化疗药物治疗者	药物治疗方案确定,用药品种数目≤10种者
特殊治疗情况	住院接受血液透析、血液过滤、血浆置换、血液灌流、体外膜肺氧合治疗者	接受静脉输液泵入给药、经胃食管给药的患者	首次接受特殊剂型药物治疗者
其他	具有其他严重情况的高危患者		

注 *:符合分级项目中任一项者即可列入相应级别。
CCR:肌酐清除率(creatinine clearance rate);ALT:丙氨酸转氨酶(alanine transaminase);AST:天冬氨酸转氨酶(aspartate transaminase);ALP:碱性磷酸酶(alkaline phosphatase);ULN:健康人群高限(upper limit of normal);CTP:Child-Turcotte-Pugh。

表 3-2-2　不同级别用药监护的内容

用药监护项目	时间/频次		
	一级监护	二级监护	三级监护
药学问诊/医嘱重整	入院当日	入院当日	入院当日
医嘱审核			
审核当日所有医嘱	每日	每日	每日

（续表）

用药监护项目	时间/频次		
	一级监护	二级监护	三级监护
查房			
了解并记录重要生命体征变化情况、主要病情变化、诊疗方案调整情况；如有可能，参与药物治疗方案的制订	≥3次/周	≥2次/周	≥1次/周
用药监护			
包括：①用药方案合理性的评估：药物正确配伍的监护和药物相互作用监护；②用药方案正确实施的监护：包括输液治疗的安全性监护和首次使用特殊剂型药物的用药指导；③用药方案疗效的评估；④药品不良反应监护；⑤患者及其家属的用药教育	病情及用药发生变化时	病情及用药发生变化时	病情及用药发生变化时
用药监护记录			
包括：①患者基本生命体征及重要化验结果；②用药监护计划制订及执行情况；③药物治疗方案调整；④药师干预内容	当日	当日	当日
出院教育			
对患者或其家属就出院带药进行指导与用药教育	出院当日	出院当日	出院当日

第三节　药学门诊

一、药物治疗管理

药物治疗管理（medication therapy management）是指具有药学专业技术的药师对患者提供治疗药物重整、评估、干预、跟踪及再评估的一个闭环式用药监护过程，期间全程为患者提供用药教育、咨询指导等一系列专业化服务，以确认每种药物是否适用于病情、是否有效并达到治疗目标；确认患者在合并症及同时服用其他药物的情况下是否安全；确认患者是否有能力或愿意按照医嘱服药。药物治疗管理是一种药物警戒的实施方法，可及早发现并有效干预潜在的药物相互作用或药品不良反应等安全性问题、用药缺失或过度用药问题、患者不依从问题等，全方位促进患者合理用药。

药物治疗管理理论20世纪90年代兴起于美国。2003年，美国政府为了提高医疗资源的利用率，减少医疗带来的经济负担，使药学服务质量增强，立法通过了《医疗保险现代化法案》。要求医疗保险的D类（慢性病患者）承保者为其受保者提供药物治疗管理服务。药房与医院药师与医疗保险公司签合同，对受保人提供药治疗管理，相应的报酬则由医疗保险公司进行支付。随后包括美国在内的11个国家的11个药学组织正式共同提出药物治疗管理概念。同时，为更好地解决药师服务费用问题，美国临床药学学会（American

College of Clinical Pharmacy，ACCP)、美国卫生系统药师协会（American Society of Health-System Pharmacists，ASHP)等组织积极争取将其纳入更多的医疗保险,以便更好地发展临床药学,促进患者合理用药。经过 20 余年的发展,药物治疗管理在美国不仅在立法层面趋于完善,其操作规范也已全面成熟,成为一种最主要的药学服务模式。近年来,这一模式被成功引进我国,成为医院药师在药学门诊中广泛应用的一种科学方法学。

二、药物治疗管理门诊

基于药物治疗管理的药学门诊是指医疗机构具有药学专业技术优势的药师对患者提供用药评估、用药调整、用药计划、用药教育、随访指导等一系列专业化服务,以促进门诊患者的合理用药、安全用药。药物治疗管理门诊适用于老年慢性病多重用药的管理,主要针对以下患者:①患有 1 种或多种慢性病,接受多系统、多专科同时治疗的患者,如慢性肾脏病、原发性高血压、糖尿病、高脂血症、冠心病、脑卒中等疾病的患者;②同时服用 5 种及 5 种以上药物的患者;③正在服用特殊药物的患者,如高警示药品、糖皮质激素、特殊剂型药物、特殊给药时间药物等;④老年人、儿童、妊娠期与哺乳期女性、肝肾功能不全者等特殊人群;⑤怀疑发生药品不良反应的患者等。

药物治疗管理的核心要素包括药物治疗评估、个人用药记录、药物治疗计划、干预和(或)转诊、记录和随访。具体实施时,药学门诊服务可按信息收集、分析评估、计划制订、计划执行、跟踪随访 5 个步骤开展。

(一) 信息收集

信息收集是进行药物治疗管理服务的首要步骤,能否及时、有效地获取进行药物治疗管理所需的全部信息,是保证后续药物治疗管理服务能否获得成功的先决条件。为保护患者隐私,建立良好的医患关系,在采集信息之前应获取患者知情同意,并签字授权,避免法律纠纷。

应综合、全面地收集患者信息,包括以下内容。①基本信息:姓名、年龄、性别、住址、医保、联系方式、身高、体重等,以及用药经历和体验(如漏服、药物理解等)、生活习惯(如饮食、运动等)、关心问题等。②疾病信息:既往史、现病史、家族史、检验和检查结果。③药物信息:既往用药史(如处方药、非处方药、中药、保健品等)、当前用药史(如处方药、非处方药、中药、保健品等)、过敏史、不良反应史等。

(二) 分析评估

用药评估旨在优化患者合理用药和改善健康结局,且需要医务人员发现药物相关问题并给予干预措施等建议。用药评估是一项标准化的工作或一种监护患者的方法,作为一项临床判断性服务,需要一个全面的流程来完成。

药物治疗评估是一个融合患者信息收集、药物疗效评估、识别并解决患者目前存在或潜在药物治疗相关问题的系统工作,是整个药物治疗管理服务的精髓要素。评估后,药师根据患者情况填写药物治疗评估表、个人用药清单、药物治疗问题表。Strand 与 Cipolle 在 1998 年共同出版的《药学监护实践方法》中按照患者的四大药物相关需求进行分类,在四大类别中分出七大药物治疗相关问题(表3-3-1)。

表3-3-1　药物治疗相关问题及原因分析

药物相关需求	药物治疗相关问题	原因分析
适应证	不必要的药物治疗	(1) 无适应证用药; (2) 重复用药; (3) 无须药物治疗; (4) 治疗可以避免的不良反应
	需要增加药物治疗	(1) 存在未治疗病情或疾病; (2) 应给予预防性药物治疗; (3) 需要合并一种药物来加强疗效
有效性	无效药物	(1) 有更加有效的药物; (2) 药物剂型不适合; (3) 疾病治疗无效
	给药剂量过低	(1) 药物剂量过低; (2) 给药间隔时间过长; (3) 药物相互作用导致药物活性降低; (4) 疗程过短
安全性	药品不良反应	(1) 产生不期望的药理作用; (2) 药物对患者不安全; (3) 药物相互作用引起不良反应; (4) 药物相关的过敏反应; (5) 患者存在用药禁忌证
	给药剂量过高	(1) 剂量过高; (2) 给药间隔时间太短; (3) 疗程过长; (4) 药物剂量调整过快; (5) 不正确给药
依从性	不依从	(1) 患者对药物信息了解不足; (2) 患者更倾向于不用药; (3) 患者忘记服药; (4) 患者无法负担药费; (5) 患者无法自行服用/管理药物; (6) 患者无法购买到药物

(三) 计划制订

在药物治疗评估结束后,药师向患者讲解当前需要解决的药物治疗相关问题,并制订药物治疗计划。药物治疗计划用于跟踪患者对行动计划的完成情况,便于患者自我管理。药物治疗计划表格分两列,左侧为行动计划,即与患者达成一致的药师建议;右侧空白,用于记录实际完成情况(一般是患者记录,复诊药师补充)。干预计划分为疾病指标监测(包括血压、血糖、血脂、体重、心率、血尿酸等)、药物治疗监测(包括药物治疗方案调整、依从性改善)、生活方式改善(如饮食、运动、心理、饮酒、睡眠等)。因干预计划须交付患者执行,故征求患者意见(尽量说服但不能强迫接受),可以每次小于 5 项(按照权重纳入最重要项目),同时所用语言应准确且便于理解。

(四) 计划执行

1. 药师干预 药师应干预患者药物用法、用量错误的情况,向患者讲解药物作用、药品不良反应处理以助于改善依从性,提出生活方式改善的建议,以及疾病指标监测方法等。

2. 转诊 若存在以下情况,可向患者建议转诊:如需实验室检查(如血糖、血脂、肝肾功能、血药浓度监测等),更改或变更药物方案(如品种、剂量、疗程等),需要药物治疗而未治疗的疾病,需要健康管理团队等。

(五) 跟踪随访

药物治疗管理服务是药师和患者之间一种长期的、持续稳定的服务关系,患者将持续获益。随访的目的在于评估干预方案的实施情况、疾病监测指标的达标情况,必要时进行干预方案的调整、跟踪药物治疗管理效果。跟踪随访可通过诊室面谈或电话随访的方式进行,同时应做好文书记录,填写随访评估表,评估药物治疗的实际结果、医师是否经药师建议后有调整处方,或患者经药师教育后而改变用药行为、比较药物治疗的实际结果是否达到预期目标、药物治疗的安全性、患者的用药依从性、是否出现新的药物治疗相关问题、是否发生药品不良反应等。

第四节　药品不良反应报告和监测

医疗机构在我国药品不良反应报告和监测工作中占据着非常重要的地位,目前90%的药品不良反应报告来自医疗机构。药品不良反应监测是指对药品不良反应的发现、报告、评价和控制的过程。医疗机构的医师、药师及护理人员均应承担起药品不良反应监测与报告的责任。医师在给患者开具处方之前,须了解所用药品的适应证、禁忌证、不良反应及不良反应的处理措施;药师应通过对重点类型药品的集中监测、对常见药品不良反应的介绍、药品不良反应相关文件的宣传,让广大医务人员了解药品不良反应监测的意义,消除对报告药品不良反应的种种疑虑,减少漏报和不报,并定期发布药品不良反应信息。护理工作者作为临床一线人员,对药品不良反应有直接、具体、准确和全面的观察,在药品不良反应发生后,护理工作者还可及早报告医师,协助医师救治患者。

医院药品不良反应报告和监测对合理用药具有积极的促进作用。

一、早期预警

药品不良反应报告和监测能够及时发现潜在的药品安全问题。一旦有新的、严重的不良反应出现,可以及时获取相关信息,并向医务人员、药品监管部门及公众发出预警;通过对大量不良反应报告的分析,可以评估药品的风险程度,确定哪些药品需要重点关注,从而采取相应的风险管理措施。

二、降低不良反应后果

当患者出现药品不良反应时,及时地报告和监测可以促使医务人员迅速采取正确的处理措施,降低对患者健康的影响;通过对不良反应的监测,可以发现某些药品在特定人群中的高风险因素,如特定的遗传背景、合并用药等,从而采取预防措施,避免严重不良事件的发生。

三、优化用药方案

药品不良反应报告可以为医师调整用药方案提供重要参考,如患者在使用某种药物后出现不良反应,医师可以根据报告中的信息,考虑调整药物剂量、更换药物品种或改变给药途径等;通过对患者个体不良反应的分析,医师可以更好地了解患者的药物耐受性和敏感性,为患者制订更加个性化的治疗方案,提高治疗效果。

四、增强医患双方的安全意识

药品不良反应报告和监测要求医务人员及时报告患者出现的不良反应,同时增强对患者进行药品不良反应宣传和教育,促进医患沟通,双方共同关注用药安全。

第五节　治疗药物监测

临床药物治疗往往存在个体差异,其负面影响主要表现为药物治疗无效和药品不良反应。治疗药物监测是一门研究个体化药物治疗机制、技术、方法和临床标准,并将研究结果转化应用于临床治疗以达到最大化合理用药的药学临床学科,其核心是个体化药物治疗。治疗药物监测是实现个体化用药的重要手段,可以为患者优化给药方案,提高药物疗效,减少不良反应,同时为患者减轻经济压力。治疗药物监测包括治疗药物基因检测和治疗药物浓度监测。

一、治疗药物基因检测

治疗药物基因检测指通过药物基因组学技术,基于大样本数据分析、鉴定、验证与应用,逐渐形成以基因组学为导向的药物选择,以临床综合效应为指标的治疗方案决策体系,实现特定患者和疾病的精准治疗,提高疾病治疗的效益。

(一) 药物基因多态性

药物基因组学(pharmacogenomics)是基于功能基因组学与分子药理学的新兴方向,在基因水平上探讨与研究药物在体内处置过程和效应个体差异的遗传特征,并以药物效应和用药安全性为目标,结合患者的遗传学差异为个体化用药提供理论依据,以求达到最佳疗效和最少不良反应。因此,药物基因组学是根据药物靶点、代谢酶和转运体基因多态性研究药物效应的个体差异与基因多态性的关系,评价药物体内过程、安全性和有效性的个体差异,为药物治疗方案的制订和调整提供依据。

药物的遗传多态性表现为药物代谢酶基因多态性、药物转运蛋白基因多态性、药物作用靶点基因多态性,这些多态性的存在导致药物治疗过程中疗效和不良反应的个体差异。

1. **药物代谢酶基因多态性** 药物在体内的吸收、分布、代谢和排泄过程,均有发生相互作用的可能,其中代谢性相互作用约占 40%。细胞色素 P450 混合功能氧化酶系统(CYP450)是人体内药物代谢的主要酶,与代谢性相互作用密切相关。药物可以作为 CYP450 的底物、抑制剂或诱导剂;若为诱导剂则可使药酶活性增强,使其本身或其他药物代谢加快,占代谢性相互作用的 23%;而 70% 的代谢性相互作用是药物为酶抑制剂使酶活性减弱,从而使其本身或其他药物代谢减慢。

根据基因表达的氨基酸同源性大小,CYP450 可分为 18 个家族和 42 个亚族,各基因还存在大量等位基因,这些正是 CYP450 导致药物代谢个体差异的遗传基础,其中以 CYP1、CYP2、CYP3 家族对药物代谢的影响最为常见(表 3-5-1)。

表 3-5-1 药物代谢酶基因多态性

代谢酶	特点	底物	抑制剂	诱导剂
CYP1A2	占 CYP450 酶总量的 13%,主要分布在肝脏的内质网和线粒体;至少 14 个单核苷酸多态性,具有主要功能的是 CYP1A2 * 1C、CYP1A2 * 1F	茶碱、咖啡因、普萘洛尔、维拉帕米、R-华法林	氟伏沙明、喹诺酮类抗生素、西咪替丁、氟西汀	利福平、苯妥英钠、苯巴比妥、卡马西平、奥美拉唑;吸烟、烤肉
CYP2C9	中国人群最常见的突变为 CYP2C9 * 3,占 8%～10%	氯沙坦、厄贝沙坦、氟伐他汀、瑞舒伐他汀、S-华法林、西洛他唑	胺碘酮、西咪替丁、氟康唑、异烟肼	卡马西平、利福平、巴比妥类、乙醇
CYP2C19	是 CYP450 酶系的重要组分,根据药物代谢能力不同,分为弱/慢代谢型、中间代谢型、正常代谢型、快代谢型、超快代谢型	抗血小板聚集药、抗癫痫药、三环类抗抑郁药、质子泵抑制剂	酮康唑、奥美拉唑、氟伏沙明、氟西汀、文拉法辛	利福平、圣约翰草、地塞米松
CYP2D6	人类唯一有活性的 CYP2D 亚族酶,代谢药物占 CYP450 代谢药物的 30%;等位基因变异产生弱代谢型、中代谢型、强代谢型、超快代谢型	抗精神病药、抗抑郁药、止吐药、抗组胺药、镇痛药、抗肿瘤药、抗心律失常药	氟伐他汀、氟伏沙明、奎尼丁、氟西汀、胺碘酮、普罗帕酮、普萘洛尔、西咪替丁	可被生理因素诱导,如妊娠期美托洛尔、可待因代谢加快
CYP3A4	代谢药物占 CYP450 代谢药物的 50%,是参与口服药物首过效应的主要酶系;CYP3A4 * 4、* 5、* 6、* 18、* 19 在中国人群中已确定	免疫抑制剂、抗抑郁药、抗精神病药、镇痛药、他汀类、抗凝药、质子泵抑制剂	大环内酯类抗菌药、咪唑类抗真菌药、蛋白酶抑制剂、西咪替丁、胺碘酮、氟西汀、氟伏沙明、利培酮、喹硫平	利福霉素类、卡马西平、苯妥英钠、苯巴比妥

2. 药物转运蛋白基因多态性　存在于细胞膜的药物转运蛋白与药物的吸收、分布和消除过程关系密切。基于底物跨膜转运的方向,转运蛋白分为外排性转运蛋白和摄取性转运蛋白(表3-5-2)。摄取性转运蛋白又可分为:有机阴离子转运多肽(organic anion transporting polypeptides,OATP)、有机阳离子转运体(organic cation transporters,OCT)、核苷酸转运体(nucleoside transporters,NT)、寡肽转运体(oligopeptide transporters,PEPT)及单羧酸转运体(monocarboxylate transporters,MCT)。

表 3-5-2　药物转运体基因多态性

药物转运蛋白	特　点	底　物
外排性转运蛋白		
ATP 结合盒转运蛋白		
P-糖蛋白	典型的 ABC 类载体,有 2 个同源区段,每个区段含 6 个 α 螺旋构成的疏水跨膜区和 1 个 ATP 结构域;特异性差	抗肿瘤药物(多柔比星、长春新碱等)、心血管药物(地高辛、奎尼丁等)、降脂药物(阿托伐他汀、洛伐他汀等)、钙拮抗药(维拉帕米、地尔硫䓬等)、免疫抑制剂(环孢素 A、他克莫司等)、HIV 蛋白酶抑制剂(那非那韦、茚地那韦等)、抗组胺药(雷尼替丁、非索非那定等)、β 肾上腺素受体拮抗剂(他林洛尔、布尼洛尔等)、抗菌药物(左氧氟沙星、红霉素)等
乳腺癌耐药蛋白 (breast cancer resistance protein,BCRP)	有 6 个跨膜螺旋和 1 个 ATP 结合位点,在人体正常组织内广泛表达	底物超 200 种,包括:多种类型的化疗药物;酪氨酸激酶抑制剂伊马替尼、尼洛替尼、拉帕替尼、索拉非尼;雄激素和雌激素类衍生物等
多药耐药相关蛋白 (multidrug resistance proteins,MRPs)	12 个亚群中 MRP1～MRP9 共 9 个亚群参与多药耐药,具有 2 个跨膜区和 2 个 ATP 结构域	MRP1:促进谷胱甘肽结合药物从细胞内排出,导致多药耐药;MRP3:甲氨蝶呤、多柔比星、吡柔比星;MRP5:可能介导重金属化疗药物耐药
摄取性转运体		
OATP	表达于屏障上皮细胞,特异性差	非索非那定、依托普利等
OCT	OCT1 主要表达于肠上皮细胞基底外侧膜和胞质、肝细胞基底外侧膜;OCT2 主要表达于肾小管细胞基底外侧膜;OCT3 表达于肠上皮细胞刷状缘和肝细胞基底外侧膜	四乙胺、普鲁卡因胺、金刚烷胺、地昔帕明、奎尼丁等

3. 药物作用靶点基因多态性　药物作用靶点的基因多态性会直接影响药物与靶点的结合亲和力和作用效果。例如,β 受体基因多态性可影响 β 受体阻滞剂的疗效;血管紧张素转换酶基因多态性与血管紧张素转换酶抑制剂的降压效果密切相关。

(二) 药物基因检测方法

药物基因组学的不断发展逐步证实了遗传差异与药物治疗个体化的相关性,基因检测使得个体化治疗成为可能。临床上，可以通过检测药物代谢酶、转运体、作用靶点的基因多态性，预测药物疗效及不良反应的发生风险，为患者优化药物治疗方案。药物基因检测技术主要包括聚合酶链反应（polymerase chain reaction，PCR）技术、基因测序技术、基因芯片技术、焦磷酸测序、高分辨率解链曲线分析、飞行时间质谱技术等（表3-5-3）。

表3-5-3 药物基因检测技术

基因检测技术	原　理	特　点
PCR		
常规 PCR	利用 DNA 聚合酶在体外对特定的 DNA 片段进行扩增。通过设计针对特定基因位点的引物，在一定的温度循环条件下，使 DNA 模板不断复制，从而实现对目标基因的扩增	操作相对简单、成本较低、灵敏度较高，可以快速检测特定基因位点的存在与否
实时荧光定量 PCR	在 PCR 体系中加入荧光标记的探针或染料，随着 PCR 的进行，实时监测荧光信号的变化，实现对目标基因的定量分析	具有灵敏度高、特异性强、定量准确等优点，可以快速确定目标基因的拷贝数，判断基因的表达水平；但探针成本高
等位基因特异性 PCR（AS-PCR）	设计针对不同等位基因的特异性引物，在 PCR 中，只有与目标等位基因完全匹配的引物才能进行有效的扩增，通过检测扩增产物的有无，可以确定个体的基因型	灵敏度高、特异性强、操作简单、成本较低，可以快速区分不同的等位基因
基因测序技术		
一代测序（桑格测序）	利用双脱氧核苷酸末端终止法进行 DNA 测序。在 PCR 中，加入一定比例的双脱氧核苷酸（ddNTP），当 ddNTP 掺入到正在合成的 DNA 链中时，由于其没有 3′-OH 基团，DNA 合成反应终止；通过电泳分离不同长度的 DNA 片段，根据荧光标记的碱基顺序读取 DNA 序列	测序结果准确、可靠，是基因测序的"金标准"，但操作相对复杂、成本较高、测序速度较慢
二代测序	采用大规模并行测序技术，同时对大量的 DNA 片段进行测序，通过将 DNA 片段随机打断成小片段，连接特定的接头序列，然后在芯片或流动池上进行桥式 PCR 扩增，最后利用边合成边测序的方法读取 DNA 序列	测序速度快、通量高、成本相对较低，可以同时检测多个基因的多个位点，甚至全基因组测序
三代测序	以单分子测序为特点，不需要进行 PCR 扩增，直接对单个 DNA 分子进行测序；主要技术包括单分子实时测序（SMRT）和纳米孔测序等	测序速度极快、读长较长、可以直接检测 DNA 修饰；但目前成本较高，准确率有待进一步提高
基因芯片技术		
微阵列芯片	将大量已知序列的寡核苷酸探针或基因片段固定在芯片表面，与标记有荧光或其他标志物的待测样本 DNA 或 RNA 进行杂交，通过检测杂交信号强度确定目标基因的表达水平或基因型	通量高、速度快，可以同时检测多个基因，但芯片设计和制作成本较高，对样本质量要求较高

(续表)

基因检测技术	原　　理	特　　点
液相芯片	将不同的探针或抗体偶联在微球上,与标记有荧光的待测样本进行反应,通过流式细胞仪检测微球上的荧光信号,确定目标基因的表达水平或基因型	灵活度高,可以根据需要定制不同的检测组合,但检测成本相对较高
其他		
原位杂交(ISH)	采用目的 DNA 探针与该靶标进行分子杂交,检测相关的靶基因异常	成本高,通量低,时间较长
焦磷酸测序	利用酶促反应产生的焦磷酸,在特定的酶催化下与荧光素结合,产生可见光信号;通过检测每个核苷酸掺入时产生的可见光信号,确定 DNA 序列	分型准确可靠,通量较高,可发现新的突变或遗传变异
高分辨率解链曲线分析	利用特定的荧光染料与双链 DNA 结合,随着温度升高,DNA 双链逐渐解链,荧光强度发生变化;通过检测不同基因型 DNA 解链过程中的解链曲线差异,确定个体的基因型	操作简便、快速、通量大、使用成本低、结果准确,可以检测未知的基因突变,但不能排除待测核酸中新出现的遗传变异
飞行时间质谱技术	基于质谱分析的基因检测方法	灵敏度高、特异性强、快速,但设备及人员要求高,成本也较高

二、治疗药物浓度监测

治疗药物浓度监测是指在临床药物治疗过程中,在观察药物疗效的同时,定时采集患者的血液、尿液、唾液等液体标本,监测药物的体内浓度,为患者制订个体化给药方案,同时为药物过量中毒的诊断和处理提供依据,提高个体化用药水平。

(一) 适用范围

1. 治疗指数低、安全范围窄的药物　这些药物的治疗浓度与毒性浓度接近,须借助浓度监测,以保证药物安全有效。例如,地高辛是一种治疗心力衰竭的常用药物,其治疗窗非常窄。地高辛的有效血药浓度范围为 $0.5\sim2.0\,ng/mL$,血药浓度过高可引起心律失常、恶心呕吐等中毒症状,血药浓度过低则可能导致治疗效果不佳。茶碱主要用于治疗支气管哮喘和慢性阻塞性肺疾病,其有效血药浓度范围为 $5\sim20\,\mu g/mL$,血药浓度过高可引起恶心呕吐、心律失常等不良反应,血药浓度过低则可能无法达到有效的治疗效果。

2. 具有非线性药代动力学特征的药物　该类药物的血药浓度与剂量之间的关系不是线性的。当药物剂量增加时,血药浓度的增加不成比例,如苯巴比妥和卡马西平。当苯巴比妥的剂量较低时,其血药浓度与剂量之间呈线性关系;但当剂量增加到一定程度时,血药浓度的增加速度会逐渐减慢,甚至出现血药浓度不再随剂量增加而增加的情况。卡马西平的血药浓度与剂量之间的关系也比较复杂,当剂量增加时,血药浓度的增加不成比例。此外,卡马西平的药代动力学参数还受患者的年龄、性别、体重、肝肾功能等因素的影响。

3. **毒性大的药物** 这类药物即使在治疗剂量下也可能出现严重的不良反应。对于这类药物,进行浓度监测可以帮助医师及时发现药物中毒迹象,采取相应的治疗措施,如甲氨蝶呤、万古霉素。甲氨蝶呤可引起骨髓抑制、肝肾功能损害、口腔溃疡等不良反应;万古霉素主要用于治疗严重的革兰氏阳性菌感染,但万古霉素的肾毒性和耳毒性较大。

4. **个体差异大的药物** 某些药物在不同个体之间的药代动力学参数存在很大差异,导致药物的疗效和不良反应也各不相同,如苯妥英钠、环孢素。抗癫痫药物苯妥英钠的个体差异非常大,苯妥英钠的血药浓度与剂量之间的关系在不同患者之间存在很大差异,而且苯妥英钠的药代动力学参数还受到患者年龄、性别、体重、肝肾功能等因素的影响。环孢素的血药浓度与疗效和不良反应密切相关,不同患者之间环孢素血药浓度差异很大。此外,环孢素的药代动力学参数也会受到患者年龄、性别、体重、肝肾功能、合并用药等因素的影响。

5. **联合用药** 在临床治疗中,常常需要联合使用多种药物。然而,不同药物之间可能会发生相互作用,影响药物的吸收、分布、代谢和排泄,从而改变药物的血药浓度和疗效。对于联合用药时可能发生相互作用的药物,进行浓度监测可以帮助医师及时发现药物相互作用的迹象,调整药物剂量和给药方案,如华法林、他克莫司。华法林是一种常用的抗凝药物,其作用机制是抑制维生素 K 依赖性凝血因子的合成。许多药物都可以与华法林发生相互作用,影响华法林的抗凝效果;抗生素、抗癫痫药物、非甾体抗炎药等都可以增强华法林的抗凝作用,导致出血风险增加;而维生素 K、泻药等则可以减弱华法林的抗凝作用,导致血栓形成的风险增加。他克莫司是一种免疫抑制剂,主要用于治疗器官移植排斥反应等疾病,其血药浓度与疗效和不良反应密切相关。他克莫司还容易与其他药物发生相互作用,如抗真菌药物、钙通道阻滞剂、大环内酯类抗生素等都可以升高他克莫司的血药浓度,增加药物中毒的风险;而利福平、苯妥英钠等则可以降低他克莫司的血药浓度,影响药物的疗效。

6. **长期使用的药物** 临床治疗中,由于长期使用一些药物可能会出现疗效降低、毒性增加等问题。如长期使用苯妥英钠、卡马西平等传统抗癫痫药物,可能会出现血药浓度不稳定、药物代谢加快等情况;如长期使用免疫抑制剂可能会导致患者免疫力下降,增加感染和肿瘤的发生风险;如长期使用抗菌药物则可能会导致细菌耐药性的产生、药品不良反应增加以及二重感染等问题;如长期使用抗肿瘤药物可能会导致药物耐药性的产生、药品不良反应增加以及对正常组织的损伤等问题。因此,为了确保药物治疗的有效性和安全性,对长期使用的某些药物进行浓度监测已是临床实践中的重要环节。

(二) 分析方法

20 世纪中叶,随着药物分析技术的发展,人们开始尝试测定患者体内的药物浓度。最初的方法主要是生物测定法,如微生物法、免疫法等,但这些方法存在灵敏度低、特异性差等问题。20世纪60年代,高压液相色谱法(high pressure chromatography, HPLC)和气相色谱法(gas chromatography, GC)等色谱技术开始应用于治疗药物监测,这些方法具有分离效率高、灵敏度高、特异性强等优点,大大提高了药物浓度监测的准确性和可靠性。20世纪70年代,免疫分析技术逐渐兴起,如放射免疫分析(radioimmunoassay, RIA)、酶联免疫吸附分析(enzyme-linked immunosorbent assay, ELISA)等,这些方法操作简单、快速,适合大批量样本的检测,在治疗药物监测中得到了广泛应用。近年来,随着分析技术的不断进步,各种新技术如液质色谱-质谱法(liquid chromatography-mass spectroscopy, LC-MS)、毛细管电泳(capillary electrophoresis, CE)等不断涌现,并与传统方法相结合,进一步提高了治疗药物监测的水平(表3-5-4)。

表3-5-4　药物浓度监测方法

方　　法	原　　理	特　　点
色谱法		
HPLC	利用高压输液系统将具有不同极性的单一溶剂或不同比例的混合溶剂、缓冲液等流动相泵入装有固定相的色谱柱,使样品在柱内进行分离,然后通过检测器检测,根据保留时间和峰面积确定药物浓度	分离效率高、分析速度快、灵敏度高、选择性好,可同时测定多种药物及其代谢产物
GC	以气体为流动相,使样品在气化室汽化后,由载气带入色谱柱进行分离,分离后的组分进入检测器进行检测	分离效率高、灵敏度高、分析速度快,适用于挥发性药物的监测
免疫分析法		
RIA	利用放射性核素标记的抗原与未标记的抗原竞争结合特异性抗体,通过测定放射性强度确定药物浓度	灵敏度高、特异性强;但存在放射性污染问题
ELISA	基于抗原-抗体特异性结合反应,通过酶催化底物显色,测定显色强度确定药物浓度	操作简单、快速、成本低,但容易受到交叉反应的影响
荧光免疫分析(FIA)	利用荧光标记的抗原或抗体与待测药物结合,通过测定荧光强度确定药物浓度	灵敏度高、选择性好;但需要特殊的仪器设备
CE	以毛细管为分离通道,以高压直流电场为驱动力,依据样品中各组分之间淌度和分配行为的差异实现分离	分离效率高、分析速度快、样品用量少。但重现性相对较差
LC-MS	将液相色谱的高效分离能力与质谱的高灵敏度、高特异性检测能力相结合,对样品进行分析	灵敏度高、特异性强、分析速度快,可同时测定多种药物及其代谢产物,且不受样品基质的干扰

(三) 流程

(1) 医师筛选确定患者,经患者同意并签署知情同意书后,医师开具医嘱。

（2）采集样本，并按照《个体化医学检测质量保证指南》中的要求保存和运输。

（3）样本检测：按照标准操作规程进行治疗药物基因检测和浓度监测。

（4）检测/监测结果由双人复核，实验室负责人审核，形成报告。

（5）结合患者具体情况，出具个体化用药建议报告，经临床药学负责人审核签字后发布。

（6）密切观察患者用药疗效和安全性，并解答用药疑难。

第六节　居家药学服务

居家药学服务是指医疗机构为患者居家药物治疗提供个体化、全程、连续的药学服务和普及健康知识，开展用药评估、用药教育，帮助患者提高用药依从性，保障药品贮存和使用安全、合理，进而改进治疗结果。居家药学服务对象主要包括签约家庭医师服务的居民及易发生药物相关问题的重点服务人群。

居家药学服务具体内容包括但并不限于以下情况：

1. 药物重整、药物治疗管理　根据患者疾病及用药情况提供药物重整和药物治疗管理服务，提出用药相关建议，并对患者进行全面的用药指导和用药教育。

2. 用药咨询　居民对自己的药物有疑问或者担忧时，提供用药咨询服务。

3. 用药教育　对于特殊患者、特殊药物，药师可提供用药教育服务。特殊患者如近期出现药物治疗重要变化（如出院刚回到家中）、意识不清或不能吞咽完整药物的患者，特殊药物包括但不限于：高风险药物（如抗凝药、胰岛素、治疗窗窄的药物）、装置复杂的药物（如吸入制剂等）。

4. 清理家庭药箱　定期或不定期检查居民家中药品的有效期、性状，对居民进行药品存放指导和过期或变质药品回收服务指导等。

第七节　药物警戒与合理用药案例及解析

案例一　药学门诊典型老年慢性病药学服务 1 例

📖 **案例概述**

患者，女性，88 岁，高血压 29 年，先后经过多种降压药物治疗。近期口服硝苯地平控释片（30 mg，每日 1 次）和替米沙坦片（80 mg，每日 1 次）控制血压，自诉平日血压控制在 130～145/65～90 mmHg。高血糖史约 11 年，当前降糖方案为瑞格列奈片＋二甲双胍肠溶片＋阿卡波糖片，自诉空腹血糖控制在 5.8～7.5 mmol/L，餐后血糖 8～12 mmol/L，睡前未测量。患者二甲双胍肠溶片连续服用至少 5 年,剂量在 1.5~1.7 g/d,阿卡波糖连续服用至少 2 年,剂量在 50~150 mg/d。近 5 年来血脂不稳定,三酰甘油和总胆固醇经常升高,具体数值不详,自行不定期服用瑞舒伐他汀钙片(剂量 5~10 mg/d)与非诺贝特胶囊(剂量 160 mg/d)控制。膝关节疼痛多年,未规律就医,自行服用双醋瑞因胶囊、洛索洛芬钠片、甲钴胺片和"五十肩"(朋友介绍的日本药物),感觉效果较好。自觉记忆功能减退,偶有头痛,故预防性使用多种抗阿尔茨海默病药物。自诉饮食清淡,但其子女诉其偏爱肉类食物。近半月来有腹泻,体重下降约 2 kg。可与接诊药师切题交谈,思路较清晰。

近一个月实验室检查结果如下。血生化:总蛋白 78 g/L,总胆红素 12.3 μmol/L,丙氨酸转氨酶(ALT)15 U/L,天冬氨酸转氨酶(AST)35 U/L,尿素氮 6.12 mmol/L,肌酐 69.9 μmol/L,胱抑素 C 1.19 mg/L,尿酸 498 μmol/L,钠 140.9 mmol/L,氯 109.5 mmol/L,钙 2.54 mmol/L;血糖指标:空腹血糖 5.48 mmol/L,糖化白蛋白 13.0%;血脂:总胆固醇 4.01 mmol/L,三酰甘油 2.42 mmol/L,低密度脂蛋白 1.83 mmol/L,高密度脂蛋白 0.9 mmol/L,脂蛋白 α 754 g/L。

该患者正在服用的药物有 25 种:硝苯地平控释片 30 mg,每日 1 次;替米沙坦片 80 mg,每日 1 次;阿司匹林(美国产)81 mg,每日 1 次;贝前列素钠片 80 μg,每日 2 次;银杏叶片(德国产)1 片,剂量不详,每日 3 次;复方丹参滴丸 10 丸,每日 3 次;瑞格列奈片 2 mg,每日 3 次;二甲双胍肠溶片 0.85 g,每日 1 次;阿卡波糖片 50 mg,每日 3 次;瑞舒伐他汀钙片 10 mg,每晚睡前 1 次;非诺贝特胶囊 160 mg,每日 1 次;辅酶 Q10 200 mg,每日 1 次;尼麦角林片 10 mg,每日 3 次;奥拉西坦胶囊 0.8 g,每日 3 次;盐酸多奈哌齐片 5 mg,每晚睡前 1 次;双醋瑞因胶囊 50 mg,每日 2 次;洛索洛芬钠片 60 mg,每日 2 次;五十肩 10 mg,每日 1 次;甲钴胺片 0.5 g,每日 3 次;阿普唑仑片 0.4 g,每晚睡前 1 次;多元维生素(善存)1 粒,每日 1 次;复合维生素(日本产)1 粒,每日 1 次;维生素 E 胶丸 1 粒,每日 1 次;乙酰半胱氨酸片 0.6 g,每日 2 次;小檗碱片 1 片,每日 3 次。

思考

案例中这位患者共服用 25 种药物,其中是否存在不必要、重复使用的药物以及药物相互作用等问题? 如何解决?

解析

通过了解该患者的病史、用药史以及检查结果,对患者用药的用法用量、剂量频次、患者对药物的理解程度、用药依从性、有无不良反应和有无服药障碍等方面进行全面评估与分析,并针对分析出的问题提出用药建议。

(1)无适应证,但正在服用某种药。患者自诉患有阿尔茨海默病,但联合转诊临床医师初步评估,表明该患者不存在认知缺损,阿尔茨海默病证据不足。因此,正在服用的奥拉西坦胶囊与盐酸多奈哌齐片没有适应证,建议停用。

(2)有适应证,但未服用任何药物。患者尿酸值高达 498 μmol/L,无痛风表现,建议通过改善生活方式并加用碳酸氢钠片加速尿酸排泄,1 个月后随访。

（3）正在经历由所服药物引起的不良反应。患者近期出现腹泻,排除胃肠道及其他病因,考虑与服用药物相关。最可能相关的药物为二甲双胍肠溶片,故建议停用并自行监测腹泻是否有好转。复方丹参滴丸中含有冰片,会加重腹泻,建议停用;阿卡波糖有胃肠道不良反应,建议更换为胃肠道不良反应较小的伏格列波糖。

（4）存在潜在的药物相互作用或配伍禁忌。患者服用瑞舒伐他汀钙片,并自行服用非诺贝特胶囊,二者联用会大大增加他汀类引发横纹肌溶解综合征的风险,建议该患者停用非诺贝特胶囊。

（5）同一适应证应用多种药理作用相近的药物。患者服用阿司匹林作为脑卒中的一级预防是适宜的,但同时服用银杏叶片和贝前列素钠片是否合适值得商榷。银杏叶片与阿司匹林合用增加了出血风险。考虑到该患者患有糖尿病,可用贝前列素钠片改善微循环,故建议停用银杏叶片而保留贝前列素钠片,并监测凝血功能。

（6）对保健品和进口药品的认识存在误。患者长期同时服用辅酶 Q10、多元维生素、复合维生素和维生素 E 胶丸,建议其保留 1 种复合维生素。

（7）其他问题。患者膝关节疼痛 5 年,长期服用双醋瑞因胶囊、洛索洛芬钠片、五十肩和甲钴胺片。双醋瑞因胶囊可用于老年退行性关节疾病且较为安全,建议继续服用;甲钴胺片长期服用可出现各种不良反应,建议停用;其他药物建议明确诊断后对症用药。此外,建议患者自我监测血压并记录,定期监测肝肾功能、尿酸水平。

结合以上建议及与转诊临床医师沟通后,临床药师为患者重新整理制订了当前用药清单,药物种类由 25 种降低至 14 种,月均药品费用由 4 380.2 元降低至 1 958 元。同时,对患者及家属进行了慢性病患者生活管理宣教。

后期药物治疗管理门诊先后通过现场、电话等形式进行了 11 次随访。结果如下:在停用二甲双胍缓释片和复方丹参滴丸后,腹泻逐渐好转,2 周随访时已痊愈;血压、血糖较为平稳,基本达标;血脂、尿酸偶有反复,但能接受药师的生活教育及药物调整建议,可恢复至正常水平。随访期间,患者未出现记忆力下降等阿尔茨海默病的表现,未出现肝肾功能异常及其他新发不适症状。

案例二　药物性共济失调 1 例

🔘 案例概述

患者,男性,45 岁,反复意识不清,肢体抽搐 40 余年,步态不稳 3～4 年,加重 40 天;曾口服多种药物,服用丙戊酸钠、苯妥英钠效果尚可,平均 1 年发作 1 次;近 3～4 年步态不稳,反复跌倒,多次行骨科手术;左侧肢体较右侧肢体不灵活。自诉 40 天前因家人责备后,情绪不佳,意识不清,摔倒在地,约数分钟后醒来,自觉双下肢无法行走。进一步收治入院。查体:眼球位置居中,眼球各向活动尚可,可见水平眼震。余颅神经检查未见异常。

头颈部位置居中,颈软。四肢肌力 5 级,腱反射阳性(＋＋),指鼻、轮替、跟膝胫动作差,无法行走。

思考

案例中这位患者是否为药物性共济失调? 如果考虑为药物性共济失调,可能是何种药物导致? 针对该患者应该采取何种措施改善症状?

解析

通过了解该患者病史、用药史以及体格检查结果,考虑患者为药物性共济失调。该患者临床具有以下特点:①肢体运动不灵活、无法行走、眼震等症状;②癫痫史,长期服用丙戊酸钠和苯妥英钠。

针对该患者情况,进行了治疗药物浓度监测。结果显示:丙戊酸钠浓度为 42.7 mg/L(参考区间 50～100 mg/L),苯妥英钠浓度为 38.20 mg/L(参考区间 10～20 mg/L),可见苯妥英钠血药浓度是参考区间上限的 1.91 倍。不同浓度的苯妥英钠可能发挥疗效或毒性效应,浓度在 10～20 mg/L 时有效,在 20～30 mg/L 时可出现眼球震颤,在 30～40 mg/L 时可出现运动失调,＞40 mg/L 时可能出现精神异常。因此,将苯妥英钠逐渐减量至停用后,该患者症状改善明显,可自主行走,且癫痫情况也较好。

… 参 考 文 献 …

［1］American Geriatrics Society Beers Criteria Update Expert P. American Geriatrics Society 2019 Updated AGS Beers Criteria (R) for potentially inappropriate medication use in older adults［J］. J Am Geriatr Soc, 2019,67(4):674 - 694.

［2］Sears K, Scobie A, Mackinnon N J. Patient-related risk factors for self-reported medication errors in hospital and community settings in 8 countries［J］. Can Pharm J (Ott), 2012,145(2):88 - 93.

［3］Nanji K C, Patel A, Shaikh S, et al. Evaluation of perioperative medication errors and adverse drug events［J］. Anesthesiology, 2016,124(1):25 - 34.

［4］国家药品监督管理局药品评价中心,中国药师协会,中国药学会医院药学专业委员会,等. 医疗机构药物警戒体系建设专家共识［J］. 中国药物应用与监测,2022,19(3):135 - 144.

［5］中国药理学会治疗药物监测研究专业委员会. 治疗药物监测工作规范专家共识(2019 版)［J］. 中国医院用药评价与分析,2019,19(008):897 - 898,902.

［6］Yu H, Steeghs N, Nijenhuis C M, et al. Practical guidelines for therapeutic drug monitoring of anticancer tyrosine kinase inhibitors: focus on the pharmacokinetic targets［J］. Clin Pharmacokinet, 2014,53(4):305 - 325.

［7］李光慧,赵贝,谢芳,等.1 例典型老年慢病药物治疗管理门诊病例的药学服务［J］. 中国临床药学杂志,2020,29(1):59 - 62.

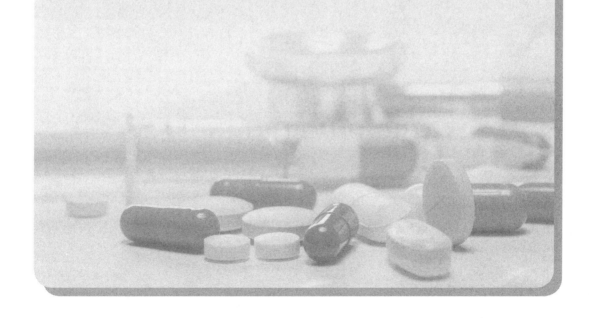

下篇

药物警戒与合理用药实践

第四章　药品不良反应

　　记忆:药品不良反应、新的药品不良反应、严重药品不良反应的概念;常用的药品不良反应的分类标准;药品不良反应报告;我国药品不良反应评价标准。

　　理解:药品不良反应和药品不良事件、药害事件的区别和联系;药品不良反应的监测方法。

　　运用:药品不良反应的判断和报告。

第一节　药品不良反应概述

一、药品不良反应及相关概念

(一) 药品不良反应

　　在我国,根据国家药品监督管理局的定义,药品不良反应(adverse drug reaction, ADR)是指合格药品在正常用法、用量下出现的与用药目的无关的有害反应;而 WHO 国际药物监测合作中心认为,药品不良反应是指正常剂量的药物用于预防、诊断、治疗疾病或调节生理机能时出现的有害的和与用药目的无关的反应。两者都排除了有意或意外的过量用药及用药不当引起的有害反应。

(二) 严重药品不良反应

　　严重药品不良反应指存在如下损害情形之一的药品不良反应:①导致死亡;②危及生命;③致癌、致畸、致出生缺陷;④导致显著的或者永久的人体伤残或者器官功能损伤;⑤导致住院或者住院时间延长;⑥导致其他重大医学事件,如不进行治疗可能出现上述所列情况的。

(三) 新的药品不良反应

　　新的药品不良反应指药品说明书中未载明的药品不良反应,或者说明书中虽有描述,但不良反应发生的性质、程度、后果或者频率与说明书描述不一致或者更严重的,按新的药品不良反应处理。

(四) 药品群体不良事件

药品群体不良事件指同一药品在使用过程中,在相对集中的时间、区域内,对一定数量人群的身体健康或者生命安全造成损害或者威胁,需要予以紧急处置的事件。同一药品是指同一生产企业生产的同一药品名称、同一剂型、同一规格的药品。

根据美国国家电子伤害监测系统-合作不良药物事件监测项目(NEISS‐CADES)估计,2017—2019 年,对近 10 万例病例样本的调查结果显示,每 1000 人每年有 6 次因药品不良反应导致到急诊科就诊,而这些就诊病例中有 39% 须住院治疗。美国所有住院治疗患者中有 3%～7% 是由于药品不良反应造成的。有 10%～20% 的住院患者发生不良反应,其中程度严重的不良反应占 10%～20%。这些统计数据不包括门诊和疗养院患者发生的药品不良反应数量。2013 年,美国因药品不良反应造成的额外医疗支出达到 301 亿美元,平均每例药品不良反应造成的医疗支出为 2262 美元。在我国,药品不良反应已成为继癌症、高血压、心脏病之后,导致居民死亡的第四大原因。2023 年,全国共报告药品不良反应 241.9 万份,其中新的和严重药品不良反应报告 83.3 万份,占同期报告总数的34.5%。2023 年,我国每百万人口平均报告药品不良反应数为 1716 份。

(五) 可疑且非预期严重不良反应

可疑且非预期严重不良反应(suspected unexpected serious adverse reaction,SUSAR)指临床表现的性质和严重程度超出了试验药物研究者手册、已上市药品的说明书或者产品特性摘要等已有资料信息的可疑并且非预期的严重不良反应。

非预期指不良事件的性质、严重程度或频率超出现有的临床试验资料信息,主要包括:①未上市药物的研究者手册、药品说明书、试验方案、知情同意书中所提及的已知的或可预计的风险;②已上市的药品说明书等信息;③所研究疾病的自然病程,受试者发生不良事件的转归等。

可疑且非预期严重不良反应的监测和报告主要体现在药品上市前的临床试验中。我国于 2020 年 7 月 1 日开始实行的新版《药物临床试验规范质量管理规范》中,首次提出应在临床试验中监测并报告可疑且非预期严重不良反应。临床试验所关注的可疑且非预期严重不良反应包括所有的试验用药物,即除试验药物之外,还包括作为对照药品的已上市药品。因为两者所造成的可疑且非预期严重不良反应均可能增加受试者的风险,甚至可能影响临床试验的实施。从某种角度来讲,广为人知的沙利度胺(反应停)所导致的"海豹儿"这个事件就是可疑且非预期严重不良反应。沙利度胺致畸原因是其左旋体易发生酶促反应,水解产生的邻苯二甲酰谷氨酸会渗入胎盘干扰胎儿叶酸生成而致畸;而右旋体不会产生这种作用。上市的沙利度胺是消旋体,包括了有致畸作用的左旋体。在临床前的动物实验中,采用的实验动物是大鼠,而大鼠没有可以水解左旋沙利度胺的酶,所以未能发现这个不良反应。在人体临床试验中,又因为沙利度胺导致畸形的时间窗口期非常短,仅在停经后 34～50 天服用该药才会导致胎儿畸形。申办方格兰泰公司在设计临床试验时，其试验方案并没有纳入在这个孕期的受试者，因此也没有观察到这个不良反应。

（六）药品不良事件

药品不良事件（adverse drug event）是指在临床药物治疗过程中所发生的所有不良临床事件，这个事件可能与药物有关，也可能与药物无关。

（七）药害事件

药害事件泛指由药品使用导致的患者生命或身体健康损害的事件，既包括非人为过失的药品不良反应，也包括人为过失即药物治疗错误导致的药物负面作用。药害事件包括以下 3 种类型：①由于药品质量缺陷（如假药、劣药等）所导致损害的事件；②由合格药品使用过错（如超剂量中毒、给药错误和不合理用药等）所导致损害的事件；③合格药品在按照说明书正常使用的情况下发生的有害事件。

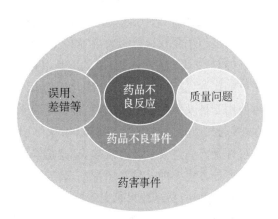

图 4-1-1　药害事件、药品不良事件、药品不良反应关系图

药品不良事件与药品不良反应的区别在于药品不良反应所描述的有害事件是和服药有因果关系的；而药品不良事件描述的则是在服药期间发生的所有的有害事件，无论该事件是否与用药有因果关系。药品不良反应、药品不良事件、药害事件三者的关系参见图 4-1-1。

二、影响药品不良反应产生的因素

药品不良反应的发生是一个复杂的过程，涉及药品本身、患者个体差异、用药环境等多方面，一般来说包括以下几个因素。

（一）药物因素

药物通过多种因素影响药品不良反应的产生，包括药物的剂型、剂量、给药途径、相互作用，以及药物的药理作用机制、理化性质、治疗指数等。这些因素综合作用，决定了药物的疗效和安全性。在临床实践中，了解和掌握这些因素对于减少药品不良反应，以及个体化用药、优化治疗方案具有重要意义。

1. 药物剂量　是影响药品不良反应的重要因素。高剂量药物会增加不良反应的风险，因为药物在体内的浓度过高可能导致毒性。例如，阿司匹林小剂量使用时具有抗血小板作用；但大剂量使用时，可能会抑制胃黏膜前列腺素的合成，削弱胃黏膜保护作用，导致胃黏膜损伤，增加胃肠道出血风险。所以临床上在确保疗效的前提下，应尽量低剂量使用药物。

2. 药物剂型和给药途径　会影响药物的吸收、分布、代谢和排泄,从而影响药物的疗效和不良反应。例如,硝酸甘油是一种用于治疗心绞痛的药物,其给药途径包括口服、舌下含服和皮肤外贴。舌下含服硝酸甘油时,药物通过口腔黏膜直接进入血液循环,起效迅速,可迅速缓解心绞痛,但因迅速扩张外周血管易导致体位性低血压,患者会出现眩晕、头昏等不良反应;而口服硝酸甘油时,由于首过效应,药物大部分在肝脏中代谢灭活,导致较少的药物进入血液循环,生物利用度低,疗效不佳;皮肤外贴则通过贴剂的持续药物释放获得维持稳定的血药浓度,避免浓度波动产生不良反应,但却可能引起皮肤刺激。因此,根据具体情况选择适当的给药途径,可以提高疗效并减少不良反应。

3. 药物相互作用　是导致药品不良反应的一个重要因素。当2种或2种以上药物同时使用时,它们在药代动力学上可能会相互影响彼此的吸收、分布、代谢和排泄,在药效上它们通过作用靶点或信号转导途径相互影响,从而导致不良反应。例如,华法林主要通过肝脏的 CYP2C9 酶系代谢,甲硝唑是一种 CYP2C9 抑制剂,与华法林同时使用时会抑制华法林的代谢,显著增加国际标准化比值(INR),增加不良反应的发生率。有研究显示,当同时使用5种及5种以上药物时,药品不良反应的发生率将成倍增加。因此,临床上多病共存、多药共用时,须特别关注药物相互作用可能带来的不良医学事件,要鉴别这些不良医学事件是疾病进展或新发疾病,还是服药种类太多后的药物相互作用产生的不良反应,以免需要处方更多的药物去治疗前药产生的不良反应,造成处方瀑布带来的更多伤害。

4. 药物的药理作用机制　决定了药物的疗效和不良反应。通常药物通过作用于特定靶点产生效应。这些靶点可能在人体多个组织器官上均有分布,如果药物作用选择性差,当作用于某组织器官上的靶点产生的是疗效,作用于其他组织器官靶点产生的可能就是不良反应。与此同时,药物在人体内的药理机制可能有很多种,其中主要的作用机制是药物的疗效机制,但不能排除其他已知或未知的作用机制可能带来的与医疗目的无关的副作用。例如,β受体阻滞剂美托洛尔和普萘洛尔,是临床治疗心律失常和高血压的药物,但支气管哮喘患者禁用。其原因为:β受体存在于心脏和支气管等平滑肌组织,心脏高表达 β_1 受体,而支气管等平滑肌表达 β_2 受体,美托洛尔和普萘洛尔为 β_1 和 β_2 受体的非选择性阻滞剂,它们作用于心脏 β_1 受体时产生的是心率和心肌收缩力增加的治疗效应,而同时作用于支气管平滑肌 β_2 受体时产生的就是支气管收缩的副作用,所以哮喘患者禁用。又例如,阿片类药物通过与中枢神经系统的 μ 受体结合发挥镇痛作用,但同时这一机制也可引起呼吸抑制、便秘和成瘾等不良反应,因此在使用阿片类药物时,需要权衡其镇痛效果与不良反应风险,合理控制剂量,并采取措施减轻不良反应。

5. 药物的理化性质　如脂溶性、水溶性、酸碱性等,会影响药物的吸收、分布、代谢和排泄,从而影响药物的不良反应。特别是药物的亲脂性,它是指药物分子溶解在脂肪、油、脂质和其他非极性溶剂的能力,不仅影响药物的吸收、分布、代谢、排泄和毒性(ADMET特性),更直接关系到药物的药代动力学、药效动力学和毒理学特性。药物的亲脂性高,它在胃肠道的溶解性差,不易被吸收,但药物吸收入血液后血浆蛋白结合率高,结合型的药物分子量增大,不能跨膜转运、代谢和排泄,暂时失去了药理活性。药物与血浆蛋白的结合为可逆性疏松结合,结合型与游离型药物之间存在动态平衡,使药物被一定程度驻留在血液中;同时,亲脂性药物与脂肪组织有特殊的亲和性,容易在脂肪组织中蓄积,两者均可增加体内药物的毒性风险。例如,苯二氮䓬类药物地西泮具有高度脂溶性,容易通过血脑屏障,迅速发挥中枢神经系统的镇静作用。然而,也由于其高度脂溶性,地西泮可在体内蓄积,容易导致镇静过度、认知功能障碍和跌倒风险。因此,通常情况下在 pH 值=7.4时,药物的亲脂性 log D 值为 1～3 或者 log P 值为 2～4 时,药物的毒性风险最低,ADMET 特性最佳。

6. 药物的治疗指数(therapeutic index)　也称治疗窗口或药物安全指数,是药物半数致死量(LD_{50})与半数有效量(ED_{50})的比值。治疗指数是一种用于评估药物安全性的指标,一定程度上体现药物的安全性。治疗指数越小,药物的安全范围越窄,不良反应风险越高。例如,地高辛是一种用于治疗心力衰竭和心律失常的常用药物,治疗指数小,治疗窗窄,治疗剂量与中毒剂量相近,稍有过量就可能导致严重的不良反应,如心律失常、恶心、呕吐和视物模糊。因此,使用地高辛时需要严格控制剂量,定期监测血药浓度,避免中毒。然而,仅仅依靠治疗指数评估药物的安全性是不够的,因为药物的安全性还受到其他因素的影响,如个体差异、药物代谢、药物与其他药物的相互作用等。此外,治疗指数只考虑了药物的急性毒性,忽略了慢性毒性和长期使用的潜在风险,某些药物可能具有较高的治疗指数,但在长期使用或高剂量下仍然可能对健康产生不良影响。因此,在使用任何药物时,需要综合考虑多个因素,包括治疗指数、个体情况、用药剂量和频率等。

(二) 人体因素

药品不良反应的发生与个体的生理和病理特征密切相关。这些特征包括遗传差异、种族、性别、年龄、体重等生理差异,以及肝肾功能损伤、炎症状态、慢性疾病或肿瘤等病理差异。个体之间的生理和病理差异会显著影响药物的吸收、分布、代谢和排泄,从而影响药物的疗效和安全性。

1. 遗传差异因素　主要通过药物代谢酶多态性、药物靶点多态性以及药物运输蛋白多态性等机制对药品不良反应产生影响。

1) 药物代谢酶多态性

(1) CYP2D6 基因多态性:CYP2D6 基因编码细胞色素 P450(CYP450) 2D6 酶,这种酶在多种药物的代谢中起着关键作用。CYP2D6 基因具有高度的多态性,不同的基因变异可以显著影响酶的活性,进而影响药物的代谢速度和药品不良反应的发生风险。CYP2D6 基因多态性导致某些人群对特定药物的敏感性或耐受性显著不同。其中CYP2D6 功能丧失型基因突变人群,CYP2D6 酶活性显著降低,甚至完全丧失,从而影响该酶底物药物的代谢,导致药物在体内蓄积,增加不良反应的风险。例如,帕罗西汀是一种选择性 5-羟色胺再摄取抑制剂(SSRI),用于治疗抑郁症和焦虑症,它是 CYP2D6 酶的底物药物,CYP2D6 酶在帕罗西汀的代谢中起主要作用,该酶丧失型个体中帕罗西汀代谢速度减慢,导致药物浓度升高,增加了不良反应的风险,如恶心、头痛、失眠和性功能障碍,对于这些患者,需要降低剂量或选择其他不依赖 CYP2D6 代谢的抗抑郁药物;而 *CYP2D6* 超快代谢型基因变异人群,CYP2D6 酶活性显著增加,使得其底物药物在体内代谢过快,这种快速代谢会导致药物在体内的有效浓度不足,从而影响疗效。此外,对于某些需要通过代谢活化的药物,超快代谢型可能会导致活性代谢物过多,从而增加毒性和不良反应的风险。

(2) *CYP2C9* 基因多态性:*CYP2C9* 基因编码的 CYP4502C9 酶在许多药物的代谢中起重要作用。*CYP2C9* 基因多态性会影响其酶的活性,从而影响底物药物的代谢速度和在体内的浓度,进而影响药物疗效,并可能诱导药品不良反应。例如,磺胺类药物格列本脲通过刺激胰岛 β 细胞释放胰岛素来降低血糖。CYP2C9 酶负责这些药物的代谢,*CYP2C9 * 2*(rs1799853)和 *CYP2C9 * 3*(rs1057910)等位基因的多态性会降低酶的活性,使底物药物在体内的清除率下降,药物浓度升高,增加低血糖风险。这些患者可能需要降低剂量或选择其他不依赖 CYP2C9 代谢的降糖药物,以减少低血糖事件的发生。

(3) *CYP2C19* 基因多态性:*CYP2C19* 基因编码的 CYP4502C19 酶在多种临床常用药物代谢中起关键作用。*CYP2C19* 基因的功能丧失型和超快代谢型变异导致个体间药物代谢差异显著,进而影响药物的疗效和不良反应的发生风险。例如,氯吡格雷是一种抗血小板药物,通过抑制血小板聚集预防血栓形成;但它是一种前体药物,需要通过 CYP2C19 肝药酶代谢成活性产物才能发挥抗血小板作用。*CYP2C19* 功能丧失型突变人群(如 *CYP2C19 * 2* 和 *CYP2C19 * 3* 等位基因变异),其酶活性降低,药物活化不足,抗血小板效果减弱,增加心血管事件的风险。这些患者可能需要使用替代抗血小板药物如替格瑞洛等,用以改善 *CYP2C19* 基因丧失型突变带来的临床治疗不足风险。又如,奥美拉唑是 CYP2C19 酶的底物药物,主要通过 CYP2C19 酶代谢,不同个体中 CYP2C19 酶的活性存在显著差异。慢代谢型体内奥美拉唑的代谢速度较慢,药物在体内蓄积,可能导致药效增强和不良反应增加,如头痛、腹泻和腹胀;而快代谢型可能由于药物代谢过快,而导致药效降低。快、慢代谢基因型带来的药物治疗问题也是药品不良反应值得关注的问题。

(4) *CYP3A4* 和 *CYP3A5* 基因多态性:CYP3A4 和 CYP3A5 是 CYP450 酶系的重要成员,在人体中负责代谢大量临床常用药物。*CYP3A4* 和 *CYP3A5* 基因多态性会影响酶表达和活性,从而显著影响底物药物的代谢速度、疗效和不良反应的发生率。例如,他克莫司是一种免疫抑制剂,广泛用于器官移植后预防排斥反应,他克莫司的血药浓度是否落在治疗窗内直接关系到移植后的抗排异疗效及安全性。CYP3A5 在他克莫司的代谢中起关键作用,*CYP3A5 * 3* 等位基因突变导致酶活性降低,使得突变携带者的药物代谢速度减慢,药物浓度升高,增加肾毒性和神经毒性等不良反应风险,这些患者通常需要根据基因型调整他克莫司的剂量以减少不良反应。又如,阿托伐他汀是一种他汀类降脂药物,通过抑制羟甲基戊二酰辅酶 A 还原酶抑制剂(HMG-CoA)降低胆固醇水平,CYP3A4 在阿托伐他汀的代谢中起主要作用,*CYP3A4 * 22* 等位基因突变导致酶活性降低,使得药物代谢减慢,药物浓度升高,增加肌病和肝毒性风险,这些患者可能需要减少阿托伐他汀的剂量或选择其他不依赖 CYP3A4 代谢的降脂药物来规避不良反应风险。

(5) 硫嘌呤甲基转移酶(*TPMT*)基因多态性：TPMT 是一种关键的代谢酶,负责代谢和清除硫嘌呤类药物,如硫唑嘌呤、6-巯基嘌呤和硫鸟嘌呤。*TPMT* 基因的多态性会影响酶的活性,导致药物代谢速度和体内浓度发生显著变化,从而影响药物的疗效和不良反应发生。*TPMT* 基因的功能丧失型等位基因会导致酶活性显著降低,药物代谢减慢,药物及其活性代谢物在体内积累,增加严重不良反应的风险。例如,6-巯基嘌呤是一种用于急性淋巴细胞白血病和其他恶性肿瘤的化疗药物,TPMT 在 6-巯基嘌呤的代谢中发挥重要作用,功能丧失型等位基因导致酶活性显著降低,使药物及其活性代谢物在体内积累,增加骨髓抑制和肝毒性风险,这些患者需要根据 *TPMT* 基因型调整药物剂量,以免发生不良反应。

(6) 二氢嘧啶脱氢酶(*DPYD*)基因多态性：DPYD 是代谢 5-氟尿嘧啶及其前体药物卡培他滨的重要酶。*DPYD* 基因多态性会显著影响酶活性,从而影响药物的代谢速度和体内浓度,进而影响药物的疗效和不良反应的发生。*DPYD* 基因的功能丧失型等位基因会导致酶活性显著降低,使得药物代谢减慢,药物及其活性代谢物在体内积累,增加严重不良反应的风险。例如,5-氟尿嘧啶是一种广泛用于治疗多种实体瘤的化疗药物,DPYD 在 5-氟尿嘧啶的代谢中起关键作用,负责将其代谢为无活性的代谢产物,携带 *DPYD* * *2A*、*DPYD* * *13* 或其他功能丧失等位基因的患者在使用 5-氟尿嘧啶时发生严重毒性反应的风险显著增加,这些患者在接受 5-氟尿嘧啶治疗前通常需要进行基因检测,并根据结果调整剂量或选择替代治疗方案,以减少不良反应的发生。

(7) 尿苷二磷酸-葡萄糖醛酸基转移酶 1A1(*UGT1A1*)基因多态性：UGT1A1 是负责药物和内源性物质葡萄糖醛酸化代谢的重要酶。*UGT1A1* 基因多态性会影响酶活性,从而影响药物的代谢速度和体内浓度,进而影响药物的疗效和不良反应的发生。*UGT1A1* 基因的功能丧失型等位基因会导致酶活性显著降低,使药物代谢减慢,药物及其活性代谢物在体内积累,增加严重不良反应的发生风险。例如,恩替卡韦是一种用于治疗慢性乙型肝炎的抗病毒药物,UGT1A1 在恩替卡韦的代谢中发挥重要作用,*UGT1A1* * *28* 等位基因突变会导致酶活性降低,药物在体内蓄积,增加药物毒性和肝功能异常的风险,这些患者可能需要根据基因型调整药物剂量,或者选择其他不依赖 UGT1A1 代谢的抗病毒药物。

(8) N-乙酰转移酶 2(*NAT2*)基因多态性：NAT2 是一种关键的药物代谢酶,负责多种药物和环境致癌物的乙酰化代谢。*NAT2* 基因多态导致个体药物代谢速度不同,通常分为慢乙酰化型(slow acetylator)和快乙酰化型(rapid acetylator),这些多态性显著影响药物的代谢和不良反应的发生。例如,异烟肼是一种抗结核药物,通过抑制结核分枝杆菌的 DNA 合成发挥作用。NAT2 负责异烟肼的乙酰化代谢,慢乙酰化型个体由于 NAT2 活性降低,异烟肼在体内代谢减慢,药物及其有毒代谢物在体内积累,增加毒性风险,特别是发生肝毒性和周围神经病的风险显著增加,这些患者可能需要更频繁地监测肝功能,或使用联合补充维生素 B_6 来预防神经毒性。

（9）葡萄糖-6-磷酸脱氢酶（*G6PD*）基因多态性：G6PD 是一种关键的代谢酶，参与细胞内的氧化还原反应，尤其在红细胞中。G6PD 缺乏是一种常见的遗传性酶缺乏症，在非洲、中东和地中海地区的男性中尤为普遍。*G6PD* 基因多态性会影响酶活性，从而影响药物引起的氧化应激反应。G6PD 缺乏的个体在暴露于某些药物时，容易发生溶血性贫血等严重不良反应。例如，伯氨喹是一种用于治疗和预防疟疾的药物，通过产生自由基杀死疟原虫，这些自由基也会使红细胞产生氧化应激。特别是在 G6PD 缺乏的个体中，由于 G6PD 活性降低，红细胞无法有效清除这些自由基，溶血性贫血的风险显著增加，这些患者在接受伯氨喹治疗前通常需要进行 *G6PD* 基因检测，以确定是否适合使用该药物，或选择其他抗疟药物。

（10）肌苷三磷酸酶（*ITPA*）基因多态性：*ITPA* 基因编码的三磷酸肌苷焦磷酸酶在嘌呤代谢中起关键作用。该酶的主要功能是将非正常的核苷酸（如肌苷三磷酸和去氧肌苷三磷酸）水解为无毒的代谢产物，防止它们影响 DNA 和 RNA 的稳定性。*ITPA* 基因的多态性会导致酶活性降低，从而影响某些药物的代谢和不良反应的发生。例如，硫嘌呤类药物硫唑嘌呤、6-巯基嘌呤和硫鸟嘌呤，广泛用于治疗白血病、炎症性肠病和器官移植后的免疫抑制。ITPA 在嘌呤代谢中起关键作用，*ITPA* 基因多态性（如 ITPA c. 94C＞A）会导致酶活性降低。这些患者在使用硫嘌呤类药物时，血药浓度显著升高，导致骨髓抑制和肝毒性风险增加。因此，在治疗过程中需要更频繁地监测血液和肝功能指标，及时发现和处理不良反应。

2）药物靶点多态性

（1）维生素 K 环氧化物还原酶复合体 1（*VKORC1*）基因多态性：*VKORC1* 基因编码一种关键酶，该酶在维生素 K 代谢和血液凝固中起重要作用。*VKORC1* 基因多态性会影响该酶的活性，从而影响底物药物特别是抗凝药物华法林的代谢和疗效。这种多态性可导致个体间的药物反应差异，增加药品不良反应的风险。例如，VKORC1-1639G＞A 多态性（rs9923231）会影响 *VKORC1* 基因的转录活性，携带 *VKORC1-1639A* 等位基因的个体，其 *VKORC1* 基因表达水平较低，导致维生素 K 环氧化物还原酶活性降低，使携带 *VKORC1-1639A* 等位基因的患者在接受华法林治疗时其平均维持剂量显著低于携带 GG 基因型的患者，更容易出现与过量抗凝相关的出血风险。因此，在临床上需要根据基因型进行剂量调整，以免发生不良反应。

（2）人类白细胞抗原-B（*HLA-B*）基因多态性：HLA-B 基因属于主要组织相容性复合体（MHC）基因家族，编码细胞表面的 HLA-B 蛋白。HLA-B 蛋白在免疫系统中发挥重要作用，通过向 T 细胞呈递抗原肽片段启动免疫反应。*HLA-B* 基因具有高度的多态性，这种多态性会影响个体对药物的免疫反应，从而导致药品不良反应。例如，阿巴卡韦是一种用于治疗 HIV 感染的核苷类逆转录酶抑制剂（NRTI）。研究发现，携带 *HLA-B*57：01* 等位基因的患者在使用抗病毒药物阿巴卡韦时，出现超敏反应的风险显著增加。阿巴卡韦与 HLA-B*57:01 蛋白结合后，形成复合物被 T 细胞识别，导致强烈的免疫反应，从而引起严重的变态反应。这种反应包括发热、皮疹、胃肠不适和呼吸困难，严重时可危及患者生命。

（3）β₂-肾上腺素能受体（*ADRB2*）基因多态性：*ADRB2* 基因编码 β₂ 肾上腺素能受体，这种受体广泛分布在气道平滑肌、血管平滑肌和脂肪组织中。β₂ 肾上腺素能受体的激活会导致气道扩张、血管扩张和脂肪分解。*ADRB2* 基因的多态性会影响受体的功能和药物反应，从而影响药物疗效和不良反应的发生。例如，长效 β₂ 受体激动剂福莫特罗和沙美特罗用于长期控制哮喘和慢性阻塞性肺疾病（chronic obstructive pulmonary disease，COPD），通过持续激活 β₂ 受体维持支气管扩张。携带 *Gln27* 等位基因的 *ADRB2* 基因多态性哮喘患者，在使用长效 β₂ 受体激动剂时，支气管扩张效果不明显，哮喘控制不佳。因此，这些患者可能需要增加药物剂量或联合使用吸入性糖皮质激素以提高治疗效果。此外，不良反应如心动过速和低钾血症在这些患者中更为常见，需要密切监测。

（4）*RYR1* 基因多态性：*RYR1* 基因编码的钙通道受体 1 型（RYR1）在骨骼肌细胞内钙离子释放过程中起关键作用。*RYR1* 基因的突变与恶性高热相关。恶性高热是一种对某些麻醉药物敏感的潜在致命的遗传性肌肉疾病。携带 *RYR1* 基因突变的个体在暴露于某些麻醉药物时，可能发生严重的不良反应，包括肌肉刚性、体温升高和代谢紊乱。这一突变导致的钙离子异常释放可以引发一系列的病理生理变化，从而导致上述临床表现。例如，异氟烷是一种常用的吸入性麻醉剂，通过激活 RYR1 受体导致钙离子从肌质网释放进入肌质，引起肌肉收缩，携带 *RYR1* 突变的患者在用药后可能出现肌肉刚性、快速体温升高、代谢性酸中毒和高钾血症。因此，术前检测 *RYR1* 基因突变可帮助识别高风险个体，避免使用触发恶性高热的麻醉药物，并准备相应的应急处理措施。丹曲林是治疗这类恶性高热的特效药，可通过抑制骨骼肌收缩信号的传导减少恶性高热引起的热量生成，减轻症状。

3）药物运输蛋白多态性

（1）ATP 结合盒转运蛋白 B1（*ABCB1*）基因多态性：ABCB1 也称 P-糖蛋白，是细胞膜上的一种外排转运蛋白，负责将多种药物和代谢物从细胞内泵出。*ABCB1* 基因多态性会影响 P-糖蛋白的表达和功能，从而影响药物的吸收、分布、代谢和排泄，进而影响药物的疗效和不良反应。例如，地高辛是一种用于治疗心力衰竭和心房颤动的强心苷，它是依赖 P-糖蛋白转运外排的，*ABCB1* 基因的多态性，如携带 *C3435T* 突变的个体，可能表现出 P-糖蛋白表达降低，导致地高辛在体内蓄积，发生心脏毒性（如心律失常风险增加）。这些患者可能需要根据基因型调整地高辛的剂量，密切监测血药浓度和心脏功能指标。

（2）*ABCC2* 基因多态性：*ABCC2* 基因编码多药耐药相关蛋白 2（MRP2），是一种重要的跨膜转运蛋白，广泛分布于肝脏、肾脏和肠道等组织中。MRP2 在药物的转运和排泄中起关键作用，尤其对于某些抗癌药物和抗生素。*ABCC2* 基因多态性会影响 MRP2 的功能，从而影响药物的吸收、分布、代谢和排泄，进而影响药物疗效和不良反应的发生。红霉素是一种大环内酯类抗生素，通过抑制细菌蛋白质合成发挥抗菌作用。MRP2 在红霉素的转运和排泄中起重要作用。*ABCC2* 基因多态性，如 c.1249G＞A 变异会影响 MRP2 的功能，携带这些基因突变的患者服用红霉素后发生胃肠道不良反应，如恶心、呕吐的风险显著增加。这些患者可能需要根据基因型调整红霉素的剂量,或选择其他不受 MRP2 影响的抗生素。

(3) *SLCO1B1* 基因多态性:*SLCO1B1* 基因编码的有机阴离子转运多肽 1B1(OATP1B1)主要表达在肝细胞膜上,负责将多种药物和内源性物质从血液转运到肝脏。*SLCO1B1* 基因多态性会显著影响 OATP1B1 的功能,从而影响药物的吸收、分布、代谢和排泄,进而影响药物疗效和不良反应的发生。例如,他汀类药物(如辛伐他汀、阿托伐他汀)通过抑制 HMG - CoA 还原酶来降低胆固醇水平。*SLCO1B1* 基因多态性(如 SLCO1B1 * 5,c. 521T>C)会导致 OATP1B1 功能降低,使他汀类药物在肝脏中的摄取减少,这些患者的血浆药物浓度显著高于非携带者,发生肌病和横纹肌溶解症的风险增加。这些患者可能需要使用更低剂量的他汀类药物或选择其他不依赖 SLCO1B1 转运的降脂药物。

(4) *SLC22A1* 基因多态性:*SLC22A1* 基因编码有机阳离子转运蛋白 1(OCT1),这种转运蛋白主要表达在肝细胞膜上,负责多种药物和内源性化合物的摄取。*SLC22A1* 基因多态性会显著影响 OCT1 的功能,从而影响药物的吸收、分布、代谢和排泄,进而影响药物疗效和不良反应的发生。二甲双胍是一种用于治疗 2 型糖尿病的药物,通过抑制肝糖输出和增加外周组织对胰岛素的敏感性来降低血糖。OCT1 在二甲双胍的肝脏摄取中起关键作用。*SLC22A1* 基因多态性(如 R61C、G401S、M420del 和 G465R)会导致 OCT1 功能降低,使二甲双胍在肝脏中的摄取减少,导致药物疗效降低,血糖控制不佳。此外,携带这些变异的患者可能更容易出现胃肠道不良反应,如腹泻和恶心。

(5) *ABCG2* 基因多态性:*ABCG2* 基因编码的乳腺癌耐药蛋白(BCRP)是一种重要的跨膜转运蛋白,广泛分布于肝脏、肠道、肾脏和血脑屏障等组织。BCRP 在多种药物的外排转运中起关键作用,影响药物的吸收、分布、代谢和排泄。*ABCG2* 基因的多态性会显著影响 BCRP 的功能,从而影响药物的疗效和不良反应的发生。例如,甲氨蝶呤是一种抗代谢药物,通过抑制二氢叶酸还原酶阻止 DNA 合成,广泛用于治疗癌症和自身免疫性疾病。ABCG2 蛋白在肝脏和肾脏中表达,负责甲氨蝶呤的外排。*ABCG2* 基因多态性(如 C421A)会影响蛋白的功能,导致甲氨蝶呤在体内积累,增加骨髓抑制和肝毒性等不良反应的风险。这些患者可能需要根据基因型调整甲氨蝶呤的剂量,并密切监测血常规和肝功能指标。

(6) *SLC15A1* 基因多态性:*SLC15A1* 基因编码的肽转运蛋白 1(PEPT1)在小肠中起关键作用,负责二肽和三肽的吸收,也能转运多种含肽结构的药物。*SLC15A1* 基因的多态性会影响 PEPT1 的功能,从而影响药物的吸收和生物利用度,进而影响药物的疗效和不良反应的发生。例如,缬沙坦是一种用于治疗高血压的血管紧张素 Ⅱ 受体拮抗剂。PEPT1 在小肠中表达,通过 *SLC15A1* 基因编码负责缬沙坦的吸收。携带 *SLC15A1* 功能丧失型等位基因的患者在使用缬沙坦治疗时,药物吸收减少,血药浓度降低,导致血压控制不佳。这些患者可能需要增加缬沙坦的剂量或联合使用其他降压药物,以达到理想的治疗效果。

2. 种族因素 主要通过遗传差异、文化和生活习惯以及环境和社会经济因素的差异等因素对药品不良反应的发生产生影响。遗传差异因素已在前文阐述,此处不再赘述。以下对文化和生活习惯以及环境和社会经济因素的差异进行讲解。

1) 不同种族间文化和生活习惯的差异

(1) 饮食习惯直接影响药物的吸收、代谢和排泄。例如,高脂肪饮食可能增加某些脂溶性药物的吸收,而高纤维饮食可能减少药物的吸收。此外,某些食物成分可以通过抑制或诱导药物代谢酶,改变药物的代谢速度,从而影响药物的有效性和毒性。例如,葡萄柚汁含有呋喃香豆素,能够抑制 CYP3A4 酶,导致某些药物(如他汀类药物)在体内浓度升高,增加不良反应风险。某些族群(如美国的部分亚裔群体)经常饮用葡萄柚汁,这可能导致药品不良反应发生率的增加。

(2) 生活方式(如吸烟、饮酒、运动等)对药物的吸收、分布、代谢和排泄有显著影响。吸烟和饮酒的影响尤其明显,因为它们能够通过影响转氨酶的活性,改变药物的代谢速度,进而影响某些药品不良反应的产生。例如,饮酒能诱导肝脏中某些酶(如乙醇脱氢酶和 CYP2E1 酶),改变药物的代谢速度。此外,饮酒可能增加对乙酰氨基酚(对氨基酚)的肝毒性风险,因为乙醇诱导的酶能够将对乙酰氨基酚代谢为有毒的代谢产物。不同种族间饮酒习惯的差异可能影响对乙酰氨基酚的不良反应发生率。

2) 不同种族间社会经济因素的差异 社会经济状况影响医疗资源的获取和健康管理的水平,不同种族患者可能因为医疗资源的不同而影响药物治疗效果和不良反应的发生。在资源有限的地区,某些抗反转录病毒药物(如齐多夫定)的管理和监控可能不够严格,增加了药品不良反应的发生风险,如骨髓抑制和肝毒性。不同种族在这些地区的卫生保健水平和药物管理实践可能导致显著差异。

3. 性别因素 主要通过药物代谢酶、药物靶点、激素水平以及生理和病理的差异和变化对药品不良反应产生影响。

(1) 药物代谢酶的差异:CYP450 酶系在药物代谢中起重要作用,不同性别间该酶的活性存在显著差异。女性通常具有较高的 CYP3A4 酶活性,而男性的 CYP1A2 酶活性较低。咪达唑仑主要通过 CYP3A4 代谢。研究表明,女性体内 CYP3A4 活性较高,咪达唑仑的清除率较快。因此,女性在使用咪达唑仑时可能需要更高的剂量来达到同样的镇静效果,但这也增加了过度镇静和呼吸抑制的风险。CYP2D6 酶的多态性在男性和女性中也有不同的分布,这会影响某些药物的代谢,如他莫昔芬是一种用于治疗乳腺癌的药物,主要通过 CYP2D6 代谢为其活性代谢物。研究发现,女性中 CYP2D6 的慢代谢者比例较高,这可能导致他莫昔芬代谢减慢、药效降低,需要调整剂量以确保治疗效果。

(2) 药物靶点的差异:性别差异在药物靶点的表达和功能上也存在显著差异,导致药物反应不同。研究发现,阿司匹林在预防心血管事件方面,男性和女性的反应存在差异,女性对阿司匹林的抗血小板作用敏感度较低,可能需要更高的剂量来达到同样的预防效果,但这也增加了胃肠道出血的风险。

(3) 激素水平的差异:性激素(如雌激素和睾酮)对药物代谢和药效有显著影响。女性在月经周期、妊娠和更年期等不同阶段,激素水平的变化会影响药物的代谢和作用。研究表明,女性在月经周期的不同阶段对苯二氮草类药物的反应不同,在月经周期的黄体期(高孕酮和雌激素水平),苯二氮草类药物的镇静作用较强,增加了药物的过度镇静和认知功能障碍的风险。

(4)生理和病理生理的差异:男性和女性在体脂比例、血浆蛋白水平、体液分布等方面存在生理差异,这些差异会影响药物在体内的分布和清除。地高辛是一种用于治疗心力衰竭的药物。女性体内的地高辛清除率通常较低,血药浓度较高,增加了药物毒性风险,如心律失常。因此,女性在使用地高辛时需要根据体重和肾功能调整剂量。

4. 年龄因素　主要通过胃肠功能的变化、体脂和体水比例的变化、肝脏功能的下降、肾功能的下降、药物靶点和反应的变化,导致药物吸收、分布、代谢、排泄以及药效动力学的改变,从而对药品不良反应产生影响。

(1)胃肠功能改变:随着年龄的增长,胃酸分泌减少,胃排空时间延长,肠壁通透性改变,这些变化都会影响药物的吸收,可能会使某些如布洛芬的吸收率降低或吸收延迟,进而增加胃肠道不良反应的风险,如胃溃疡和胃出血。因此,老年人使用非甾体抗炎药时需要谨慎,并考虑胃保护措施。

(2)体脂和体水比例的变化:随着年龄增长,体脂比例增加,瘦体重和体水比例减少,这些变化会影响药物在体内的分布。地西泮是一种脂溶性药物,老年人由于体脂比例增加,其分布容积较大,半衰期延长,药物在体内蓄积,增加了镇静和跌倒的风险。因此,老年人使用地西泮时需要减少剂量并监测不良反应。

(3)肝脏功能下降:老年人肝脏质量和血流量减少,转氨酶活性降低,这些变化会影响药物的代谢速度,导致药物蓄积。磺胺类药物口服降糖药,如格列本脲在老年人中的代谢速度减慢,药物半衰期延长,容易导致药物蓄积,增加低血糖风险。因此,老年人在使用磺胺类药物时需要特别谨慎,通常需要减少剂量并频繁监测血糖水平和肾功能,防止低血糖和其他不良反应。

(4)肾功能下降:随着年龄增长,肾小球滤过率(GFR)降低,肾血流量减少,影响药物的排泄速度。地高辛主要通过肾脏排泄,老年人由于肾小球滤过率降低,地高辛的清除率减慢,药物在体内蓄积增加了心脏毒性风险,如心律失常。因此,老年人使用地高辛时需要根据肾功能调整剂量并监测血药浓度。

(5)药物靶点和反应的变化:随着年龄的增长,药物靶点的数量和敏感度可能改变,影响药物疗效和不良反应的发生。老年人对β受体阻滞剂(如美托洛尔)的反应可能减弱,这可能是由于β受体数量减少或敏感性降低。因此,老年人使用美托洛尔时,可能需要调整剂量以避免不良反应。

5. 体重因素

(1)胃肠功能和药物吸收变化:肥胖患者可能胃排空时间更长和胃肠道 pH 值改变,这些因素都可能影响口服药物的吸收。研究表明,肥胖患者在使用阿托伐他汀时,由于胃排空时间延长,药物吸收速率降低,达不到预期的降脂效果。同时,高脂饮食还可能影响阿托伐他汀的吸收和代谢,增加肌病等不良反应的风险。因此,肥胖患者使用阿托伐他汀时需要密切监测药物疗效和不良反应。

(2)体脂和体水比例变化:体重增加通常伴随着体脂比例的上升,而去脂体重和体水比例则会随之减少,这些生理变化可能会影响药物在体内的分布。咪达唑仑是一种脂溶性药物,肥胖患者由于体脂比例较高,药物的分布容积较大,在体内的滞留时间延长,这可能需要更高的剂量来达到同样的镇静效果,但也增加了过度镇静和呼吸抑制的风险。因此,肥胖患者使用咪达唑仑时需要特别谨慎。

(3)肝脏功能改变:肥胖患者可能有脂肪肝,导致肝功能改变,影响药物代谢酶的活性,导致药物代谢减慢。肥胖患者使用苯妥英钠时,由于肝脏脂肪浸润,CYP2C9 和 CYP2C19 酶的活性可受到抑制,导致药物代谢减慢,血药浓度升高,增加毒性风险,如共济失调和中枢神经系统抑制。因此,肥胖患者使用苯妥英钠时需要密切监测血药浓度并调整剂量。

(4)肾功能改变:肥胖患者可能有较高的肾小球滤过率,这会影响通过肾脏排泄药物的清除速度。阿米卡星主要通过肾脏排泄。肥胖患者的肾小球滤过率较高,药物清除速度加快,可能需要更高的剂量来维持有效血药浓度,但这也可能增加肾毒性和耳毒性的风险。因此,肥胖患者使用阿米卡星时需要根据肾功能调整剂量并密切监测。

(5)药物靶点变化:体重增加会影响药物靶点的表达和功能,改变药物的疗效和不良反应。肥胖患者通常具有胰岛素抵抗,会影响胰岛素的作用效果。肥胖患者需要更高剂量的胰岛素来控制血糖,但也增加了低血糖的风险。因此,肥胖患者在使用胰岛素治疗时需要密切监测血糖水平,并根据血糖控制情况调整剂量。

6. 肝肾功能因素　主要通过药物代谢酶活性变化、药物排泄受阻、药物与血浆蛋白结合变化以及药物代谢产物的积累等因素影响药品不良反应的产生。

(1)药物代谢酶活性变化:肝脏是主要的药物代谢器官,肝功能不全会导致药物代谢酶活性降低,药物在体内的代谢减慢,增加药物蓄积和毒性风险。例如,华法林主要通过肝脏的 CYP2C9 酶代谢,肝功能不全的患者由于 CYP2C9 酶活性降低,导致华法林代谢减慢,血药浓度升高,增加出血风险。因此,肝病患者在使用华法林时需要严格监控 INR,并根据肝功能状态调整剂量。

(2)肾脏药物代谢功能及排泄功能变化:肾脏不仅是排泄器官,也参与一些药物的代谢。肾功能不全会影响这些酶的活性,改变药物的代谢过程。例如,胺碘酮是一种用于治疗心律失常的药物,部分代谢在肾脏进行,肾功能不全的患者中这些代谢过程受阻,可能导致药物蓄积,引起心脏毒性和肝毒性。因此,肾病患者在使用胺碘酮时需要密切监测心脏和肝功能,并调整剂量。

肾功能不全会导致药物及其代谢产物的排泄受阻,药物在体内蓄积,增加毒性风险。地高辛主要通过肾脏排泄,因此肾病患者使用地高辛时需要根据肾功能调整剂量,并密切监测血药浓度。

(3)药物与血浆蛋白结合变化:肝功能不全会导致肝脏蛋白合成能力下降,如血浆白蛋白水平降低,影响药物在血液中的结合状态,增加游离药物浓度,增强药效和毒性。苯妥英钠是一种抗癫痫药,主要与血浆白蛋白结合,肝功能不全时血浆白蛋白水平降低,导致苯妥英钠游离浓度升高,增加毒性风险,如共济失调和中枢神经系统抑制。因此,肝病患者在使用苯妥英钠时需要调整剂量,并监测血药浓度。

(4)药物代谢产物的积累:肾功能不全不仅影响原型药物的排泄,也影响药物代谢产物的排泄,导致代谢产物在体内蓄积,可能引起毒性反应。吗啡在肝脏代谢生成的代谢产物吗啡-6-葡糖苷酸(M6G)具有活性,主要通过肾脏排泄,肾功能不全患者中 M6G 蓄积增加,可能导致严重的呼吸抑制和镇痛过度。因此,肾病患者在使用吗啡时需要密切监测呼吸功能,并调整剂量。

7. 炎症状态

(1)药物代谢酶的活性变化:在炎症状态下,炎症介质如细胞因子(如 IL-6、TNF-α)会抑制药物代谢酶(如 CYP450 家族)的表达和活性,导致药物代谢减慢并在体内蓄积,增加毒性风险。氯吡格雷通过 CYP2C19 代谢为其活性代谢物,在炎症状态下 CYP2C19 的活性受抑制,导致氯吡格雷的活性代谢物减少,抗血小板效果降低,增加血栓形成的风险。同时,原型药物氯吡格雷的蓄积可能增加出血风险。

(2)炎症对药物运输蛋白表达的影响:在炎症状态下,药物运输蛋白如 P-糖蛋白(P-gp)和有机阴离子转运多肽(OATP)的表达和功能可能受到抑制,影响药物的分布和清除。地高辛是一种 P-糖蛋白底物,在炎症状态下 P-糖蛋白的表达和功能受到抑制,导致地高辛在肠道和肾脏中的外排减少,血药浓度升高,增加心脏毒性风险(如心律失常)。因此,炎症状态下使用地高辛时需要密切监测血药浓度并调整剂量。

(3)免疫系统过度活跃:在炎症状态下,免疫系统过度活跃,对药物和其代谢产物的反应增强,可能导致药物过敏反应或免疫介导的不良反应。阿莫西林在炎症状态下可能更容易引发过敏反应,如皮疹、荨麻疹和严重的过敏性休克,这是由于炎症介质增加了免疫系统对阿莫西林的敏感性,导致免疫系统过度反应。因此,炎症状态下使用阿莫西林时需要特别谨慎,密切监测过敏反应的发生。

(4)肾功能变化:在炎症状态下,肾脏血流量和肾小球滤过率可能受到影响,导致药物排泄速度改变,药物在体内蓄积。万古霉素主要通过肾脏排泄,在炎症状态下由于肾小球滤过率降低,万古霉素的清除率减慢,药物在体内蓄积,增加肾毒性和耳毒性的风险。因此,炎症状态下使用万古霉素时需要根据肾功能调整剂量,并密切监测血药浓度。

8. 慢性疾病或肿瘤等病理因素

(1)药物代谢酶的活性变化:慢性疾病和肿瘤会通过多种机制影响药物代谢酶的表达和活性,导致药物代谢速度改变,药物在体内蓄积,增加毒性风险。他克莫司是一种免疫抑制剂,主要用于预防器官移植后的排斥反应。他克莫司通过 CYP3A4 和 CYP3A5 代谢,肿瘤患者由于炎症介质的作用,可能导致 CYP3A4 和 CYP3A5 的表达减少,药物代谢减慢,导致他克莫司在体内蓄积,增加肾毒性和神经毒性风险。因此,肿瘤患者在使用他克莫司时需要密切监测血药浓度,并根据需要调整剂量。

(2)药物分布的改变:慢性疾病和肿瘤可能导致体液分布、血浆蛋白水平和组织血流量的变化,这些因素会影响药物在体内的分布。慢性肾病患者由于血浆白蛋白水平下降和水肿,氨基糖苷类抗生素如阿米卡星的分布容积增加,药物在体内的分布改变,导致药物在血浆中的游离浓度增加,增加了药物的肾毒性和耳毒性风险。因此,慢性肾病患者使用氨基糖苷类抗生素时需要根据肾功能状态调整剂量,并密切监测血药浓度和肾功能。

(3) 药物排泄的变化:慢性肾病患者的肾小球滤过率降低,药物排泄速度减慢,导致药物在体内蓄积,增加毒性风险。甲氨蝶呤主要通过肾脏排泄。慢性肾病患者由于肾小球滤过率降低,甲氨蝶呤的清除率减慢,药物在体内蓄积,增加骨髓抑制和肝毒性风险。因此,慢性肾病患者使用甲氨蝶呤时需要根据肾功能状态调整剂量,并密切监测血药浓度和肝功能。

(4) 免疫系统的变化:慢性疾病和肿瘤患者的免疫系统功能常常受损,增加感染和药物变态反应的风险。肿瘤患者由于免疫系统功能受损,使用抗生素(如阿奇霉素)时容易发生严重的感染和药物过敏反应。因此,肿瘤患者在使用阿奇霉素时需要密切监测感染和过敏反应的发生,并及时调整治疗方案。

(三) 环境因素

环境因素对药品不良反应的影响是复杂且多方面的。这些因素可以通过改变药物的代谢、吸收、分布和排泄,以及影响患者的生理状态和免疫反应,进而增加或减轻药品的不良反应。

1. 环境污染　环境污染物(如重金属、农药、空气污染物等)会影响药物的代谢酶活性,从而改变药物的代谢和排泄,增加不良反应的风险。例如,铅、汞等重金属污染可能抑制肝脏代谢酶的活性,导致药物在体内蓄积,增加不良反应的风险;某些化学污染物可以通过干扰药物代谢酶的活性(如 CYP450 酶系)改变药物的代谢途径,导致药物在体内的蓄积或生成有毒代谢产物;空气污染物(如颗粒物、二氧化硫、氮氧化物等)可以引起呼吸道炎症和氧化应激反应,改变药物的吸收和分布,增加药物的局部毒性。

2. 气候因素　气候条件(如温度、湿度、日照等)会影响药物在体内的吸收、分布、代谢和排泄,从而改变药物的药代动力学和药效动力学特性。高温环境下,药物的吸收和代谢速率可能增加,导致血药浓度升高,增加不良反应的发生风险。例如,在高温环境中使用硝酸甘油可能增加低血压和头痛的风险,而在高湿度环境中可能影响药物的稳定性和吸收,从而改变药品不良反应的发生率。此外,紫外线辐射可以引起某些药物的光降解,生成有害的光敏产物。例如,四环素类抗生素在紫外线照射下可以产生光毒性反应,导致皮肤光敏性增加。

3. 社会-心理因素　社会的风气和氛围也可以视为广义上环境的一部分,社会-心理因素(如压力、情绪状态等)会通过影响自主神经系统和内分泌系统,间接影响药物的代谢和效应。在高压力状态下,交感神经系统活性增加,可能改变药物的吸收和代谢。例如,心理压力可能通过增加胃酸分泌影响某些药物的吸收,增加胃肠道不良反应的风险。抑郁、焦虑等情绪状态可能影响药物的疗效和不良反应。例如,抑郁症患者使用某些抗抑郁药物时,可能更容易出现不良反应。

第二节　常见药品不良反应的类型和临床表现形式

一、常见药品不良反应的类型

(一) 基于药理作用分类

1977 年由英国药理学家 Michael Rawlins 和 Alasdair Breckenridge Thompson 合著的《药品不良反应教科书》(*Textbook of Adverse Drug Reactions*),将药品不良反应分为 A 类(augmented)和 B 类(bizarre)两大类。这个分类体系基于反应的可预测性和药理学机制提出。1981 年,英国药理学家 David Grahame-Smith 和 Jeffrey K. Aronson 在《牛津临床药理学和药物治疗教科书》(*Oxford Textbook of Clinical Pharmacology and Drug Therapy*)中进一步扩展了 Rawlins 和 Thompson 的分类系统,衍生出了 C 类(chronic)、D 类(delayed)、E 类(end-of-use)和 F 类(failure of therapy)等药品不良反应分类,以便更全面地描述和管理药品不良反应。

1. A 类药品不良反应(augmented reactions)　是指与药品的已知药理作用相关的不良反应。其主要特点如下。①剂量依赖性:A 类不良反应的发生和严重程度通常与药物的剂量成正比,随着药物剂量的增加,不良反应的风险和严重性也会增加。②可预测性:由于 A 类不良反应与药物已知药理作用相关,因此可以预测其发生。③较高的发生率:与其他类型的不良反应相比,A 类不良反应更为常见。④直接相关的药理作用:这类不良反应通常是药物的主要药理学效应所致。

A 类药品不良反应一般包括以下几种类型:

(1) 药物过量反应:药物在治疗剂量下能够产生预期的疗效,但当剂量过高或药物在体内积累时,药理效应会被过度放大,导致不良反应。例如,胰岛素通过促进葡萄糖的摄取和利用来降低血糖水平。正常剂量下,胰岛素可以有效控制糖尿病患者的血糖。然而,过量使用胰岛素或进食不足会导致血糖过度下降,引起低血糖反应,症状包括头晕、出汗、心悸,严重时可导致昏迷和死亡。

(2) 药物代谢产物的毒性:某些药物在体内代谢后生成有毒的中间产物,这些代谢产物在过量时无法被及时清除或解毒,导致毒性作用。例如,甲氨蝶呤是一种用于治疗癌症和自体免疫疾病的药物,通过抑制二氢叶酸还原酶干扰 DNA 合成。然而,高剂量甲氨蝶呤会导致其代谢产物在体内积累,抑制骨髓造血功能,导致白细胞、红细胞和血小板减少,增加感染和出血的风险。

(3) 药物与生理系统的相互作用:药物通过其药理作用与生理系统相互作用,可能在某些情况下引起过度的生理反应,导致不良反应。例如,噻嗪类利尿剂通过抑制肾小管对钠的再吸收来增加尿量,降低血压。然而,长期使用或高剂量使用噻嗪类利尿剂会导致过量的钾排出,引起低钾血症。低钾血症可导致肌肉无力、心律失常和其他代谢紊乱。

（4）药物的靶向过度作用：某些药物特异性地作用于特定的生物靶点,但在高剂量或长期使用时,药物对靶点的作用可能过度,从而引起不良反应。例如,磺脲类药物通过刺激胰岛β细胞释放胰岛素来降低血糖水平。正常剂量下,这些药物可以有效控制糖尿病患者的血糖。然而,过量使用或患者进食不足会导致胰岛素分泌过多,血糖过度下降,引起低血糖反应。

2. B类药品不良反应（bizarre reactions） 是指与药物的已知药理作用无关的不良反应。其主要特点如下。①与药物的已知药理作用无关：B类不良反应不直接由药物的主要药理作用引起,而是与个体的特异性反应相关。②不依赖于剂量：这些不良反应的发生与药物剂量无关,少量药物也可能引起严重反应。③不可预测性：由于涉及个体特异性因素,B类不良反应难以预测。④发生率较低：相比A类不良反应,B类不良反应较为罕见,但通常更为严重。

B类药品不良反应一般包括以下几种类型：

（1）免疫介导的变态反应：免疫系统对药物或其代谢产物产生异常反应,导致变态反应。例如,青霉素可以作为半抗原,与体内的蛋白质结合形成抗原,激发免疫系统产生特异性免疫球蛋白E(IgE)抗体。再次接触青霉素时,IgE抗体与肥大细胞和嗜碱性粒细胞上的受体结合,导致细胞脱颗粒,释放组胺等介质,引起变态反应,包括皮疹、荨麻疹,甚至过敏性休克。

（2）非免疫介导的特异质反应：个体对药物或其代谢产物产生异常敏感性,通常与遗传或特异质有关。例如,利多卡因是一种局部麻醉剂,个别患者对其产生异常敏感性,即使在常规剂量下也可能出现中枢神经系统毒性,如癫痫发作、意识模糊和昏迷。这种反应可能与个体对药物的代谢途径差异有关。

（3）特殊器官毒性：某些药物在特定个体中会对特定器官产生毒性作用,通常与个体的遗传或代谢差异有关。例如,虽然对乙酰氨基酚通常在过量时引起肝毒性,但某些个体在常规剂量下也可能因代谢差异导致N-乙酰对苯醌亚胺(NAPQI)积累,引起急性肝衰竭。这种反应可能与遗传因素导致的代谢酶活性差异有关。

（4）遗传多态性导致的反应：遗传多态性导致个体对药物的代谢或作用机制发生变化,从而引发不良反应。例如,6-巯基嘌呤用于治疗白血病,其代谢依赖于硫嘌呤甲基转移酶(TPMT)。*TPMT* 基因多态性导致部分患者酶活性低,药物在体内蓄积,引起严重的骨髓抑制。这种遗传差异导致的反应在常规剂量下也可能发生。

A类药品不良反应和B类药品不良反应的区别如表4-2-1所示。

表4-2-1 A类药品不良反应和B类药品不良反应的区别

项 目	A类药品	B类药品
反应性质	定量	定性
是否可预见	是	否

（续表）

项　　目	A类药品	B类药品
发生率	高	低
死亡率	低	高
肝脏或肾脏功能障碍	毒性增加	不影响
预防	调整剂量	避免用药
治疗	调整剂量	停药

3. C类药品不良反应（chronic reactions）　是指与药物长期使用相关的不良反应。这类不良反应的特点如下。①与长期用药相关：C类不良反应通常在药物使用一段时间后才出现，而不是立即发生。②累积效应：这类不良反应通常与药物在体内的累积效应有关，长期使用导致毒性物质积累。③慢性影响：药物可能对某些生理系统产生慢性影响，导致功能障碍或疾病。

C类药品不良反应一般包括以下几种类型：

（1）剂量和时间相关的反应：这种类型的不良反应与药物的累积剂量和使用时间有关。随着时间的推移，药物在体内的浓度逐渐增加，超出身体的代谢和排泄能力，从而引发不良反应。例如，糖皮质激素通过抑制炎症和免疫反应起效，但长期使用会抑制下丘脑-垂体-肾上腺轴，导致内源性糖皮质激素分泌减少，出现库欣综合征症状，如向心性肥胖、高血糖和骨质疏松。

（2）特定器官的慢性毒性反应：某些药物在长期使用后会对特定器官产生慢性毒性。这些反应通常与药物的化学性质和该器官的代谢特性有关。例如，多柔比星是一种抗癌药物，长期使用会在心肌细胞中累积，导致心肌细胞的慢性损伤和心肌病。这是由于多柔比星及其代谢产物对心肌细胞具有直接毒性。

（3）长期使用药物后的慢性影响：药物长期使用可能对某些生理系统产生慢性影响，导致功能障碍或疾病，这些影响通常在停药后仍可能持续存在。例如，非甾体抗炎药（NSAIDs）通过抑制环氧化酶（COX-1）减少前列腺素的合成，前列腺素在胃肠道黏膜的保护中起重要作用。长期使用 NSAIDs 会导致胃肠道黏膜屏障受损，增加胃溃疡和胃出血的风险。

4. D类药品不良反应（delayed reactions）　是指药物在使用后较长时间才出现的不良反应。这类反应的发生与药物的累积效应无关，而是与药物的长期使用或停用后的延迟效应有关。这类不良反应的主要特点如下。①与时间相关：D类不良反应通常在药物使用一段时间后才出现，而不是立即发生。②非累积效应：这类不良反应不是因为药物在体内的累积，而是因为药物的延迟效应。③不可预测性：由于反应是延迟出现的，较难预测。

D类药品不良反应一般包括以下几种类型：

（1）迟发性反应：药物在使用一段时间后才出现不良反应，通常是由于药物对身体某些系统或器官的长期影响，反应出现的时间可能较长，甚至在停药后才会发生。例如，长期使用抗精神病药物（如氟哌啶醇）会导致中枢神经系统中的多巴胺受体超敏化，在停药后或长期使用中可能出现迟发性运动障碍，表现为不自主的面部和肢体运动。

（2）长期用药后的延迟效应：药物可能在长期使用后引起体内代谢或生理功能的慢性改变，停药后这些改变可能会继续存在或延迟表现出来。通常与药物的慢性毒性或长期影响有关。例如，长期使用某些抗抑郁药（如 SSRI）可能在停药数日内出现"停药综合征"，包括头晕、失眠、焦虑、易怒等；而长期使用抗精神病药物（如苯并异噁唑类药物）可能导致"戒断反应"，包括恶心、呕吐、震颤、失眠等。

（3）停药后的延迟反应：某些药物停用后的不良反应会延迟出现，这些反应可能与药物在体内的长期代谢或药物对体内某些系统的长期影响有关。例如，长期使用糖皮质激素会抑制下丘脑-垂体-肾上腺轴，停药后，肾上腺可能需要较长时间才能恢复正常功能，期间可能出现肾上腺功能不全的症状。

5. E 类不良反应（end-of-use reactions） 是指在药物突然停用或减量后出现的不良反应。这类反应通常与药物的依赖性或戒断症状有关。这类不良反应的主要特点如下。①停药相关：E 类不良反应在药物停用或减量后出现。②依赖性和戒断症状：这些不良反应通常与药物的生理或心理依赖性有关，停药后身体出现适应性反应。③反应出现时间的不确定性：反应可能在停药后的短期内出现，也可能持续较长时间。④反应的可预期性：停药反应在长期使用药物后较为常见，通常可以预测。

E 类药品不良反应一般包括以下类型：

（1）戒断反应：是指药物突然停用或减量后，因身体对药物产生了生理依赖而出现的反应。通常表现为一系列身体不适症状，严重时可能危及生命。例如，长期使用阿片类药物（如吗啡）会导致身体对药物产生依赖性。突然停药或减量会引起戒断症状，包括焦虑、出汗、心悸、恶心、呕吐、腹泻和肌肉疼痛。这是因为身体在没有阿片类药物的情况下，无法立即恢复正常的生理状态。

（2）反跳现象：是指药物突然停用后，病情反弹，症状比停药前更为严重。反跳现象通常与药物长期抑制某些生理功能有关。例如，长期使用 β 受体阻滞剂会抑制交感神经系统的活动，降低心率和血压。突然停药会导致交感神经系统过度活跃，引起反跳性高血压和心动过速。这是由于身体在突然失去药物调节后，交感神经系统的活性急剧增加。

（3）停药综合征：是指药物停用后，因身体对药物的生理适应性改变而出现的一系列症状。这些症状可能与药物的主要作用机制无关。选择性 5-羟色胺再摄取抑制剂（SSRI）类抗抑郁药通过增加脑内 5-羟色胺的浓度来治疗抑郁症。突然停药会导致 5-羟色胺浓度急剧下降，引起头痛、眩晕、恶心、睡眠障碍和情绪波动等停药综合征症状。

6. F 类药品不良反应（failure of therapy reactions） 是指药物治疗失败或效果不如预期，导致病情未能得到有效控制，甚至恶化。这类不良反应通常涉及药物的生物利用度、药物相互作用、患者的个体差异等因素。这类不良反应的主要特点如下。①治疗效果未达预期:药物未能发挥其预期的治疗作用。②可能导致病情恶化:不但未能改善病情,反而可能使病情加重。③与药物剂量无关:通常不是因为药物剂量不足,而是由于其他因素导致的治疗失败。

F类药品不良反应一般包括以下类型:

(1)药物代谢或排泄异常:由于个体差异或疾病状态,药物的代谢或排泄发生异常,导致药物浓度不足以发挥疗效。例如,他汀类药物主要通过肝脏代谢,肝功能不全患者由于肝脏代谢能力下降,药物在体内积累,反而增加了药物的副作用,而无法有效降低胆固醇水平。

(2)耐药性:是指病原体或癌细胞对药物产生耐药性,使药物失效。例如,结核病菌通过基因突变获得对异烟肼的耐药性,导致这种一线抗结核药物的疗效显著降低,需要使用更复杂的药物组合治疗。

(3)药物相互作用:与其他药物的相互作用影响药物的吸收、分布、代谢或排泄,降低疗效。例如,某些抗癫痫药物(如苯巴比妥)通过诱导肝脏酶系统加速口服避孕药的代谢,降低其血药浓度,导致避孕失败。

(4)生物利用度低:药物的吸收不良或在体内分布不均,导致有效浓度不足。例如,某些患者由于胃肠道疾病或其他原因导致口服铁剂吸收不良,无法有效提高血红蛋白水平,需要采用静脉注射铁剂。

(二)基于发生时间分类

根据其发生时间可以将药品不良反应分为急性反应、亚急性反应和潜伏性反应三个级别。

1. 急性反应(acute reaction) 这类药品不良反应发生在给药后1 h内,通常是急性变态反应或药物的直接药理效应。例如,青霉素与体内蛋白质结合形成抗原,激发免疫系统产生IgE抗体,再次接触青霉素时IgE与肥大细胞结合,引发脱颗粒反应,释放组胺等介质,导致严重的过敏性休克,通常在注射后几分钟内出现。

2. 亚急性反应(subacute reaction) 这类药品不良反应发生在给药后1~24 h内,是由于药物代谢产物的积累或免疫反应引起的。例如,氟喹诺酮类抗生素(如左氧氟沙星)可能引发免疫介导的变态反应,导致血管性水肿或皮疹,通常在给药后数小时至1天内出现。

3. 潜伏性反应(latent reaction) 这类药品不良反应发生在药物长期使用后的数月或数年内,甚至在停药后才出现。这类反应通常与药物的慢性毒性或对生理系统的长期影响有关。例如,顺铂是一种用于治疗多种癌症的化疗药物,其使用可能导致DNA损伤和基因突变,增加继发性癌症的风险。这种反应通常在停药多年后才出现,是由于药物对DNA的损伤和长期遗传效应所致。

(三)基于轻重程度分类

按照轻重程度可以将药品不良反应分为轻度、中度和重度3个级别。

1. **轻度反应(mild reaction)**　指对患者造成较小影响,不影响正常生活和基本功能,且不需要特别干预的不良反应。其特点是短暂、症状较轻微、患者能够忍受。例如,抗组胺药(如苯海拉明)通过阻断组胺 H_1 受体缓解过敏症状,但也会抑制唾液腺分泌,导致口干。口干是轻度不良反应,通常不需要特殊处理,只需增加水分摄入即可缓解。

2. **中度反应(moderate reaction)**　指对患者日常生活产生一定程度的影响,需要医疗干预或调整治疗方案的不良反应。其特点是症状相对较明显,需要医师介入进行该药物的减量/撤药或特殊处理。例如,NSAIDs(如布洛芬)通过抑制环氧化酶减少前列腺素的合成,可能导致胃黏膜损伤,引起胃部不适、胃痛或胃灼热。中度不良反应通常需要停药或改用对胃部刺激较小的药物。

3. **重度反应(severe reaction)**　指对患者的生命和健康产生明显威胁,需要紧急医疗干预。其特点是严重、危及生命、需要立即撤药并做紧急医疗处理以保护患者。例如,氨苄西林是一种广谱抗生素,在少数患者中可能引起严重的皮肤反应,如史蒂文斯-约翰逊综合征或中毒性表皮坏死松解症。这些反应通常表现为广泛的皮肤和黏膜病变,伴有发热和全身不适,需要立即停药并进行紧急治疗。

二、药品不良反应的临床表现形式

(一) 副作用

药物副作用(side effect)是指在正常治疗剂量下,除了期望的治疗效果外,药物引起的其他不期望的不良反应或不预期的效应。这些副作用可能是轻微的,也可能对患者的健康产生重要影响。

药物副作用的产生通常是由于药物在发挥其主要治疗作用时,也会作用于其他非目标部位或产生额外的药理效应。这些非目标效应常常是药物副作用的根源。

例如,阿托品作为一种抗胆碱药物,在治疗平滑肌痉挛引起的疼痛时,通过阻断副交感神经系统中的 M 胆碱受体来减少平滑肌收缩。然而,阿托品不仅作用于平滑肌,还会作用于全身的其他 M 胆碱受体。阿托品阻断唾液腺的 M 胆碱受体,导致唾液分泌减少,从而引起患者出现口干症状。同时,阿托品阻断眼睛虹膜的 M 胆碱受体,导致瞳孔扩张,调节视力的能力减弱,使患者可能出现视物模糊。这些症状就是阿托品的副作用,其产生的原因在于阿托品不仅作用于目标平滑肌,还对非目标组织如唾液腺和眼睛中的 M 胆碱受体产生了阻断作用。

(二) 毒性反应

药物毒性反应(toxic reaction)是指由于患者对药物的敏感性增加,在治疗时出现过强的药理作用所造成的功能或器质性损伤。毒性反应通常是药品不良反应的一种严重形式,可能对患者的健康产生严重威胁。

药物毒性反应的产生机制可以包括多种途径,如个体遗传差异导致的药物代谢异常、药物在体内蓄积、药物的特定毒性作用等。某些药物在正常治疗剂量下通过特定途径代谢生成毒性代谢物,这些代谢物可以导致细胞和组织的损伤。

例如,特非那定是一种抗组胺药物,主要用于治疗过敏性疾病,如过敏性鼻炎和荨麻疹。它通过竞争性阻断 H_1 受体,减少组胺引起的过敏症状。特非那定在体内通过细胞色素 CYP3A4 代谢为非索非那丁。如果患者因各种原因导致 CYP3A4 酶活性降低,特非那定就会在体内蓄积。特非那定通过阻滞延迟整流钾通道(hERG 通道),抑制钾离子的外流,导致心室肌细胞去极化延迟。这种效应会延长心电图上的 Q-T 间期,增加心室复极时间,可能引起一种名为"扭转型室性心动过速"的严重心律失常,其结果甚至可能致命。

(三) 后遗效应

药物的后遗效应(after effect)是指停药后血浆药物浓度已降至最低有效浓度以下,仍残存的药理效应。后遗效应时间的长短因药物不同而异,通常会导致患者在停止用药后仍然经历药物的不良反应。

后遗效应产生的原因包括:①药物及其代谢产物长时间存在,许多药物及其代谢产物具有较长的半衰期,这意味着它们在体内停留的时间较长,即使停药后也需要较长时间才能完全被清除。②药物引起的生理和代谢改变,某些药物可能引起持久的生理或代谢改变,停药后这些改变需要较长时间才能恢复。③药物引起的组织和细胞损伤,一些药物在使用过程中可能导致组织或细胞损伤,这些损伤在停药后需要较长时间才能愈合。④药物与受体的持续结合,某些药物可能与体内的受体或其他分子持续结合,导致其作用时间延长。

例如,某些患者在长期使用地西泮治疗焦虑症后,停药时出现严重的戒断症状,如焦虑、失眠、心动过速和震颤。这些患者由于长期服用地西泮,导致 γ-氨基丁酸数量的减少或受体对 γ-氨基丁酸的敏感性降低。这是身体为了应对长期存在的地西泮而做出的生理调整。当地西泮被突然停药时,由于 γ-氨基丁酸受体已经发生了适应性改变,γ-氨基丁酸的抑制作用减弱,从而导致神经系统的过度兴奋,表现为焦虑、失眠等戒断症状。此外,长期使用地西泮会改变大脑中的神经回路,特别是那些与应激和情绪调节相关的回路。停药后,这些回路的功能变化可能导致严重的戒断症状和复发风险。因此,需逐渐减药并提供专业支持是安全停药的必要步骤。

(四) 首剂效应

首剂效应(first-dose response)是指患者在首次使用药物时所经历的生理或药理效应的反应。这种反应通常在患者初次接受药物治疗时出现,而在后续的用药中可能逐渐减弱或消失。

首剂效应的产生机制包括以下 4 个方面。①急性药理反应:在首次服用某些药物时,机体尚未建立耐受性或适应性反应。药物在体内迅速作用于其靶点,产生急性的药理反应。这种初次强烈的药理效应往往是首剂效应的主要原因。②药物快速分布和作用:某些药物在首次服用时,迅速分布到体内各个组织和器官,导致初次暴露下药物浓度在靶组织中迅速升高,从而产生强烈的生理反应。③初次暴露对特定受体的强烈刺激:药物在首次暴露时,对特定受体的激活或阻断作用可能特别强烈,导致显著的生理反应。④机体的初次适应反应:机体在首次接触某种药物时,可能会启动一系列适应反应,如神经内分泌系统的调节、代谢途径的调节等。这些初次适应反应在首次药物暴露时表现尤为显著,随着机体逐渐适应药物的作用,后续服药时这种反应会减弱。

例如,普萘洛尔是一种非选择性β受体阻滞剂,主要用于治疗高血压、心绞痛和心律失常等。它通过阻断心脏和血管中的 β_1 和 β_2 受体,减少心率和心肌收缩力,从而降低血压和心脏负荷。然而,首次服用普萘洛尔时,患者可能会出现显著的低血压和心动过缓,这就是首剂效应。首次服用普萘洛尔时,药物迅速作用于β受体,强烈阻断心脏和血管中的 β_1 和 β_2 受体,导致心输出量和外周血管阻力突然下降,从而引起显著的低血压和心动过缓。机体在首次接触普萘洛尔时,可能会启动一系列适应反应,如交感神经系统的调节等,随着机体逐渐适应药物的作用,后续服药时这种反应会减弱。

(五) 继发反应

继发反应(secondary reaction)是指药物在发挥其主要治疗作用的过程中,通过间接机制引起的其他不良反应。与直接的药理作用不同,继发反应通常是药物作用于某一靶点后,导致一系列连锁反应,最终引起远离原作用靶点的生理或病理变化。

继发反应的产生机制包括以下 4 个方面。①药物初始作用引发的代偿性生理反应:某些药物通过改变体内某些系统的功能来治疗疾病,但这些改变可能引发机体的代偿性反应,导致其他问题。②药物干扰正常生理调节机制:一些药物通过干扰体内正常的生理调节机制来发挥作用,但这种干扰可能引发新的健康问题。③药物引发的代谢产物作用:某些药物在体内代谢过程中生成的代谢产物可能具有生理活性,导致新的症状或疾病。④抗菌药物对微生物群落的影响:广谱抗菌药物在杀死致病菌的同时,也可能破坏体内正常微生物群落的平衡,导致继发性感染或其他问题。

例如,氨苄西林或氟喹诺酮类药物等广谱抗菌药被广泛用于治疗各种细菌感染,通过杀灭致病菌来发挥作用。然而,这些药物也会破坏肠道内正常的细菌群落,特别是对有益共生菌的抑制作用。在正常情况下,肠道内的共生菌可以抑制艰难梭菌的过度生长。当正常菌群被抗生素破坏后,艰难梭菌失去了竞争对手,迅速繁殖。过度生长的艰难梭菌产生毒素,引起肠道黏膜炎症和损伤,导致腹泻、腹痛,甚至假膜性小肠炎。

(六) 变态反应

变态反应(allergic reaction)是指机体受到药物刺激后,产生异常免疫反应引起的生理功能障碍或组织损伤。变态反应主要由 IgE 介导,属于 I 型超敏反应,这种反应的发生与药物剂量无关或关系甚少,治疗量或极少量都可发生。

变态反应发生的机制:当机体再次接触某个过敏原后,过敏原与肥大细胞或嗜碱性粒细胞表面多个 IgE 抗体结合,引起 IgE 受体的交联,激活肥大细胞或嗜碱性粒细胞,这些细胞脱颗粒,释放多种炎症介质,如组胺、前列腺素、白三烯和细胞因子。在几分钟内,释放的组胺引起血管扩张、血管通透性增加、平滑肌收缩和腺体分泌增加。这些反应导致典型的过敏症状，如皮疹、瘙痒、鼻塞、流涕、支气管痉挛和哮喘。在数小时内，释放的白三烯和细胞因子吸引和激活嗜酸性粒细胞和其他炎症细胞到达过敏部位，导致持续性炎症反应，可导致组织损伤和慢性炎症，如慢性哮喘和过敏性鼻炎。

例如，某些患者在接受胰岛素治疗时，可能会引发变态反应，表现为红斑、肿胀等局部皮肤反应或荨麻疹、呼吸困难等全身反应。造成这些患者过敏的原因是，胰岛素作为外源性蛋白质，可能被识别为外来抗原，诱发 IgE 介导的超敏反应，导致局部或全身的变态反应。

（七）特异质反应

特异质反应（idiosyncratic reaction）是指在特定个体中发生的异常药物反应，这种反应在大多数人群中并不常见。特异质反应通常与个体的遗传因素、代谢差异、免疫反应以及环境因素等有关，具有不可预测性。

特异质反应的产生机制包括以下 3 个方面。①遗传因素：个体的遗传变异可能导致某些药物代谢酶的功能异常，从而影响药物的代谢途径。②代谢途径的独特性：某些个体可能具有独特的代谢途径，使得药物或其代谢产物在体内积累，导致毒性反应。③免疫反应：特异质反应有时与免疫系统的异常反应有关。药物或其代谢产物可能与体内蛋白质结合，形成新抗原，激发免疫系统产生异常反应。

例如，作为一种广谱抗生素，氯霉素主要用于治疗严重的细菌感染。然而，氯霉素在少数个体中会引起严重的特异质反应——再生障碍性贫血，表现为全血细胞减少、疲劳、感染风险增加和出血倾向。这种特异质反应与氯霉素的遗传易感性和代谢途径的独特性有关，需要立即停药并进行长期支持治疗，甚至骨髓移植。

（八）药物依赖性

药物依赖性（drug dependence）是一种慢性、复发性的大脑疾病，表现为个体无法控制地使用某种药物，尽管其使用会带来负面的身体、心理或社会后果。这种依赖性不仅包括生理上的戒断症状，还包括心理上的强迫性渴求。药物依赖性可以导致严重的健康问题、家庭和社会问题，需要综合的医疗和社会干预来管理和治疗。

药物依赖性包括生理依赖性和心理依赖性。生理依赖性产生的主要机制包括神经递质系统的适应性变化、受体调节和神经回路的改变。心理依赖性产生的主要机制包括奖赏系统的变化、条件反射和行为习惯的形成。

例如，某些患者在长期使用曲唑酮治疗抑郁症或失眠后，停药时出现严重的戒断症状，如恶心、头痛、情绪低落和易怒。这些患者由于长期使用曲唑酮，导致大脑中的神经递质系统发生适应性改变，特别是 5-羟色胺受体的敏感性改变和神经回路的调整。停药后，5-羟色胺的调节作用减弱，导致抑郁症状加重和情绪不稳定。此外，长期使用曲唑酮还可能影响与情绪和睡眠调节相关的神经回路，停药后这些回路的失调可能导致戒断症状和复发的风险。因此，逐渐减药并结合心理治疗和专业支持，对于安全停药至关重要。

（九）致癌作用

致癌作用（carcinogenesis）是指有些药品长期服用以后，能引起机体某些器官、组织、细胞的过度增殖，形成良性或恶性肿瘤。

致癌作用的产生机制包括以下 4 个方面：①基因突变。致癌物质可以直接或间接引起 DNA 损伤，导致基因突变。这些突变可以影响原癌基因、抑癌基因和 DNA 修复基因等关键基因的功能。②细胞信号转导异常：致癌物质可以通过影响细胞信号转导途径（如 RAS/MAPK 途径、PI3K/AKT 途径），引起细胞的异常增殖和分化。③基因表达调控失控：致癌物质可以通过改变基因表达的调控，导致细胞的异常行为。④细胞周期调控紊乱：致癌物质可以通过干扰细胞周期调控，使细胞失去正常的生长控制。

例如，环磷酰胺作为一种广泛用于化疗的烷化剂，能够有效治疗多种癌症。然而，它也是一种致癌的药物。长期接受环磷酰胺治疗的癌症患者，其膀胱癌和其他二次癌症的发病率显著增加。研究表明，环磷酰胺的代谢产物与膀胱上皮细胞中的 DNA 结合，导致基因突变和染色体重排，最终引发膀胱癌和其他癌症。

（十）致畸作用

致畸作用（teratogenesis）是指某些药物、化学物质、感染或其他因素在胚胎发育期间引起胎儿结构或功能异常的作用。

致畸作用的产生机制包括以下 4 个方面。①基因突变与染色体异常：致畸物质可以引起胎儿细胞中的 DNA 损伤或基因突变，导致染色体重排、缺失或增加。这些基因突变和染色体异常可能影响关键发育基因的表达，导致器官发育异常或功能障碍。②细胞增殖与分化的干扰：致畸物质可以影响胚胎细胞的增殖和分化过程。细胞增殖是胚胎发育的重要过程，而细胞分化决定了特定细胞类型的形成。致畸物质通过干扰这些过程，可能导致器官发育不全或异常。③程序性细胞死亡（凋亡）的诱导：程序性细胞死亡（凋亡）是胚胎发育过程中重要的生理过程，用于去除不需要或异常的细胞。然而，某些致畸物质可能异常激活凋亡通路，导致细胞过度死亡，影响器官发育。④血管生成的抑制：血管生成是胚胎和胎儿发育过程中至关重要的过程，用于提供营养和氧气。致畸物质可以通过抑制血管生成，减少胎儿组织的血液供应，导致组织缺氧和发育异常。

例如，异维 A 酸在 20 世纪 80 年代被广泛用于治疗严重痤疮，但其高度致畸性导致大量胎儿畸形病例。使用异维 A 酸的孕妇所生的婴儿出现了严重的先天性缺陷，包括颅面畸形、心脏缺陷、神经管缺陷和四肢畸形等。这是因为异维 A 酸通过调节基因表达，影响细胞分裂和分化，特别是在胚胎发育的早期阶段，这种干扰可能导致器官系统的发育异常。另外，异维 A 酸还可以通过激活特定的凋亡信号通路，诱导胚胎细胞凋亡，特别是在神经管和心血管系统的发育过程中，导致这些系统的发育不全或畸形。这一事件促使医学界对异维 A 酸的使用进行严格监管，并要求育龄女性在使用异维 A 酸期间采取有效的避孕措施。

（十一）致突变作用

绝大多数药品一般不会引起基因突变，致突变作用（mutagenesis）是指某些特殊药品在特殊情况下可能会对机体 DNA 产生一定的影响，包括导致基因突变。

致畸作用的产生机制包括以下 4 个方面。①化学结构引起的直接 DNA 损伤：某些药物具有化学活性结构，能够直接与 DNA 碱基发生反应，形成共价加合物，导致 DNA 链断裂或碱基对改变。②代谢产物引起的间接 DNA 损伤：一些药物在体内代谢后生成有活性的致突变代谢产物，这些代谢产物能够与 DNA 反应，导致 DNA 损伤。③DNA 复制错误：某些药物能够干扰 DNA 复制过程，引起复制错误。这些错误如果在 DNA 修复过程中没有被正确纠正，则会导致突变的发生。④干扰 DNA 修复机制：某些药物能够抑制 DNA 修复酶的功能，导致 DNA 损伤无法被有效修复，从而增加突变的风险。

例如，长期使用苯妥英钠的患者可能会增加某些类型癌症的风险，如淋巴瘤和白血病。苯妥英钠的致突变作用主要通过其代谢产物对 DNA 的损伤来实现。苯妥英钠在肝脏中代谢产生环氧化物，这些代谢产物具有较强的反应性，可以与 DNA 分子直接反应，导致碱基损伤和 DNA 链断裂。此外，苯妥英钠还可以通过产生活性氧（reactive oxygen species，ROS），间接引发 DNA 损伤，导致突变。

第三节　药品不良反应报告、监测、评价、干预及合理规避

一、药品不良反应报告

在"反应停"事件之后，许多国家建立了药品不良反应监测系统，以便及早发现和预防可能与药品相关的疾病和死亡。系统能否及时准确地收集到药品不良反应，取决于医护人员主动呈报可疑不良药品反应的积极性，尤其是针对新药。一些案例表明，部分警觉性强且善于观察的医师通过报告可疑的药品不良反应，有助于预防药品不良反应和药品致死事件的发生，从而促使危险药品被撤出市场或限制使用。同样，有许多实例表明，不良反应报告对于改进药品说明书信息具有重要意义，特别是新出现的药品不良反应、禁忌证、剂量等。例如，已在多个国家上市多年的环磷酰胺，通过药品不良反应识别及报告，在2001 年 1 月使其标签新增了一些新的不良反应：史蒂文斯-约翰逊综合征和中毒性表皮坏死松解症。因此，药品不良反应报告是药品不良反应监测系统的基础，具有十分重要的意义。WHO 的药品不良反应识别和报告程序如下。

（一）药品不良反应识别

由于药品不良反应可能通过与其他疾病相同的生理和病理途径起作用，因此很难甚至不可能将它们与疾病区分开来。WHO 建议以下分步方法可有助于评估可能的药品相关不良反应。①确保患者接受的药品为医师开具，并按建议剂量使用。②确认疑似药品

不良反应发生在服用药品之后而非之前,并仔细讨论患者的观察结果。③确定药品治疗开始到事件发生的时间间隔。④在停止用药或减少剂量后评估疑似药品不良反应并监测患者情况;如有必要,重新开始治疗并监测任何不良事件复发。⑤分析除了药品外其他可能单独导致反应的原因。⑥使用最新文献资料及个人经验了解药品及其不良反应,并确认以往是否有该反应的结论性报告。国家药品不良反应监测中心和药品信息中心是获取药品不良反应信息的重要资源,亦可咨询制造商资源。⑦如发现任何可疑药品不良反应事件,应向医院指定的药品不良反应报告人报告或直接向国家药品不良反应中心报告。

(二) 药品不良反应报告范围

不良反应的报告范围包括:①对于新药品,应报告所有疑似反应,包括轻微反应(在许多国家,药品在获得上市许可后 5 年内仍被视为新药品);②对于已上市或广为人知的药品,应报告所有严重或意想不到(不寻常)的疑似药品不良反应;③报告观察到某种反应发生频率增加的情况;④报告所有与药品-药品、药品-食物或药品-食品补充剂(包括草药和补充剂)相互作用相关的疑似不良反应;⑤报告在特殊领域中出现的药品不良反应,如药品滥用和孕期或哺乳期用药等;⑥报告与药品撤回相关的疑似不良反应;⑦报告因过量或用药错误而引起的不良反应;⑧报告出现缺乏疗效或怀疑存在药品缺陷的情况。

(三) 病例报告表

不良反应的病例报告表(case report form,CRF)应从国家药品监管机构获取。一些国家已将 CRF 纳入其国家处方集,如英国国家处方集、南非和津巴布韦处方集等。不同国家的病例报告表各有特点,但至少都包含以下 4 个部分,并且需要填写完整。

1. 患者信息 患者识别号、事件发生时的年龄或出生日期、性别、体重。

2. 不良事件或产品问题 事件或问题的描述;事件发生的日期、报告日期;相关检查/实验室数据,其他相关患者信息/病史(如有);归因于不良事件的结果。

3. 怀疑的药品 药品名称(通用名和商品名)、剂量、频率和给药途径;治疗开始日期;用药目的;停止用药或减少剂量后事件缓解;批号及有效期;重新引入治疗后再次出现该药品不良反应;合并使用其他医疗产品及治疗日期。

4. 报告人 姓名、地址和电话号码;专业和职业。

(四) 我国的药品不良反应报告制度

我国目前采取的是强制性报告措施。不同于自发性呈报,我国药品不良反应报告及监测管理办法明确规定:国家实行药品不良反应报告制度。药品生产企业(包括进口药品的境外制药厂商)、药品经营企业、医疗机构应当按照规定报告所发现的药品不良反应。由国家药品不良反应监测中心及省(自治区、直辖市)药品不良反应监测中心组成药品不良反应监测报告系统。该系统实行逐级、定期报告制度,对新的或严重的药品不良反应需用有效方式快速报告,必要时可以越级报告。可以通过国家药品不良反应监测信息网络进行线上报告;不具备在线报告条件的,也可通过纸质报表报所在地药品不良反应监测机构,由所在地药品不良反应监测机构代为在线报告。这种系统化的监测和报告流程有助于及时发现和处理药品不良反应问题。

二、药品不良反应监测

说明书中的药品不良反应信息是从药品上市前的临床试验中获得，但存在局限性。因为临床试验通常持续时间较短，不能识别长期使用可能产生的药品不良反应；其次，临床试验人群可能存在排除标准，试验中的药品不良反应发生率可能不能代表一般人群中的真实发生率，特别是儿童和老年人往往被排除在临床研究之外，但这些人群往往面临更大的药品不良反应风险；再次，临床研究因为样本量小，缺乏罕见药品不良反应的样本基数；此外，随着新药进入市场，临床上与其他药品相互作用的可能性增加，由此可能产生药品相互作用引发的新的药品不良反应。临床上可见有些药品上市使用中由于较为严重的药品不良反应而撤市，如特非那定、西沙必利、苯丙醇胺、罗非昔布、西伐他汀、加替沙星、西沙必利、西布曲明、替加塞罗德等。有统计资料显示，我国因药品不良反应直接或间接导致死亡的人数占全部住院患者死亡病例的 7.7%。因此，对上市药品安全性的持续监测，特别是药品不良反应的监测具有重要的现实意义，既是保障患者生命健康的必不可少的医疗工作，也是广大医务工作者特别是药学工作者的职责。

(一) 概念

药品不良反应上报及监测是指药品不良反应的发现、报告、评价和控制的过程，是控制药品风险的核心，包括发现、报告、评价、控制 4 个环节，这 4 个环节是有机的整体，而监测的最终目的就是对发现的不良反应及时评价判断、进行有效控制，把药品不良反应的危害降低到最低限度。它的目标是提升患者使用药品的安全水平，改善与药品使用相关的公共卫生和安全问题，并及时发现、书面传达与药品使用有关的问题。此外，还帮助评估药品的效益、风险、有效性和防止潜在危害，鼓励安全、合理且更经济、有效地使用药品，并促进对于药物警戒及其相关知识进行理解、教育以及与公众进行有效沟通。

(二) 方法

药品上市后安全性监测是评价用药安全、保障公众健康的重要手段。传统监测方法是基于自发呈报系统(spontaneous reporting system)的被动监测(passive surveillance)，可以在一定程度上发现药品不良反应，是目前全球各国普遍采用的一类监测模式。随着信息时代的到来，覆盖大样本人群的电子医疗数据库不断被开发利用，多种数据挖掘方法也被引入到药品上市后的安全性监测中，形成了主动监测(active surveillance)模式。该模式能够主动收集并快速发现药品不良反应信号，弥补了被动监测的缺陷。另外，根据国际人用药品注册技术协调会(ICH)指导原则《E2E:药物警戒计划》，目前被普遍接受的药品不良反应监测方法还包括比较性观察研究、描述性研究等。

1. 被动监测 一种依靠医疗专业人员(以及某些国家的消费者)主动向自发报告系统递交某些患者可能出现药品不良反应的疑似信息，主要通过自发呈报系统体现。

(1) 自发呈报系统：自发呈报是医务人员将在临床实践过程中发现的可疑药品不良反

应报告给药品生产、经营企业、不良反应监测专业机构、药品监督管理部门。自发呈报系统是由卫生专业人员和制药厂商自愿向国家监管机构提交药品不良事件报告系统。它有助于监测药品上市后的安全性，及时发现并评估药品不良反应，为药品的安全使用提供科学依据。任何药物警戒活动的成功或失败取决于对疑似药品不良反应的报告。迄今为止，卫生专业人员自发报告一直是药品不良反应监测的主要方法。无论在何处使用药品，都应做好观察和报告意外及不希望发生的医疗事件准备工作。在少数国家中，国家报告制度提供了一些机会让患者进行个体化报道，对于正在实施特定疾病控制规划尤其具有价值。WHO 国际药品监测合作中心的成员国大多采用这种方法。该系统监测的范围广泛，包括上市后的所有药品，参与人员多，不受时间、空间的限制，是药品不良反应的主要信息源，可以及早发现潜在的不良反应信号，从而形成假说，使药品不良反应得到早期警告。该系统是目前公认的药品上市后不良反应监测的最简单、最常用也最经济的方式，可以发现罕见药品不良反应。例如，1997 年，德国拜耳公司独立开发并上市了一款名为拜斯亭的他汀类药物，其良好的降脂效果受到人们的欢迎。随后，美国 FDA 收到 31 例因拜斯亭引起横纹肌溶解导致死亡的报告，发现其中 12 例患者联合使用了吉非贝齐。据美国 FDA 的资料记录，拜斯亭引起致死性横纹肌溶解反应显著多于已经上市的其他同类产品，且多发生在拜斯亭大剂量使用及其与吉非贝齐等其他降脂药物的联合使用中。2001 年 8 月 8 日，拜耳公司宣布主动从全球市场（除日本外）撤出该药。该事件是通过自发呈报检测不良反应信号的典型案例。

自发呈报系统最大的缺陷是漏报，不能准确计算出某种药品不良反应的发生率。此外，由于报告本身的随意性，报告信息不够完善，会导致信息偏倚，从而影响因果关系的确定，存在归因过度或低归因的风险。尽管如此，通过加强宣传教育、完善数据库建设和采用科学的分析方法，可以进一步提高自发呈报系统的有效性和可靠性。

自发呈报系统作为国际药物警戒核心数据生成系统，随着技术的发展，针对自发呈报数据库的定量信号检测方法逐渐成熟，能够高效、科学地检测出药品不良反应信号，提高药物警戒工作的效率和准确性。目前，许多国家已建立药品不良反应自发呈报数据库，如美国的 FDA 不良事件报告系统（FAERS）、日本药品和器械管理局（PMDA）/日本厚生劳动省（MHLW）数据库等，以加强药物警戒工作。

（2）病例系列报告：用来确定某种不良反应在临床试验大样本的人群中是否出现。在一定条件下，对不良反应的发生率进行定量评估，提供某类暴露的疾病描述或是某类疾病的暴露调查。系列病例报告可以提供药品和某类不良事件之间关联的证据，但是与验证药品暴露和结果之间的关联性相比，通常它们在提出假设方面更有用。

已知某些不良事件经常与药品治疗相关联，如变态反应、再生障碍性贫血、中毒性表皮坏死松解症和史蒂文斯-约翰逊综合征。当这些事件被自发报告时，对这些报告应当更重视细致且迅速的随访。2012 年，欧洲药品管理局更新治疗多发性硬化症的药物芬戈莫德的限制性措施，禁止妇女在怀孕期间使用该药品。原因是基于由病例报告引发的风险评估显示，在怀孕期间接触过芬戈莫德的婴儿出生缺陷的风险是一般人群中观察到的风险(2%～3%)的 2 倍。

（3）强化报告：在特定情况下，卫生专业人员使用一些方法鼓励和推动新药报告或限期报告。目前已经有数种方法来鼓励和促使特定场所（如住院部）的医护从业人员在产品新上市或在限定时间段进行报告。这些方法包括不良事件的在线报告和在预设的方法基础上系统性地激励不良事件报告。尽管已经证明这些方法能改善报告量，它们也有被动监测的局限性，特别是选择性报告和资料不完整。在新药上市后的早期阶段，公司可能积极地向医护人员提供安全性资料，鼓励在发现一个不良事件时提交自发报告。在上市后早期阶段激励不良事件报告，可促使公司告知医护人员新的治疗方法，并尽早提供在一般人群应用的安全性资料，如日本的上市后早期阶段警戒（early post-marketing phase vigilance，EPPV）。这应当被视为自发事件报告的一种形式，从激励报告得到的数据不能用于计算准确的发生率，但是可以估算报告率。

2. **主动监测**　WHO 将主动监测定义为持续、有组织的药品不良反应病例信息收集过程。主动监测的基础是非干预性的观察队列。与自发报告不同，主动监测仅关注在特定时间范围内选定药品的使用情况。主动监测具备对真实世界临床数据进行主动监测的能力而不干扰真实世界，既不涉及纳入标准也不涉及整个收集期间的排除标准。这种方法消除了选择偏见，并能够根据事件监视来识别可能未被怀疑事件信号作为研究药品的不良反应。主动监测方案还可用于估计某些药品不良反应风险并量化发病率。然而，该方法也存在局限性，如未知医师报告对不良比例产生影响、只能报道事件发生率而非真实事件率等问题。以下是几种代表性主动监测方法。

（1）处方事件监测（prescription event monitoring）：指收集新上市药品的若干个处方，然后要求处方医师填写问卷回答有关患者的一系列问题，包括任何新的诊断、任何原因的就医或住院、一种并发症意外加重或改善、任何可疑的药品反应或任何需要记入病历的主诉。处方事件监测最初是在"反应停"事件后，由英国统计学家首先提出来并在英国正式开始实施的。相比传统的自发呈报系统，处方事件监测能够更早地检测到潜在的安全问题，并且由于是主动监测，处方事件监测可以获得详细的临床信息，有助于更准确地评估不良事件；该呈报方法不干预医师对患者选用某种药品的决定，不要求报告医师评价每例事件与药品的相关性，它的资料来自日常临床用药的患者，而不是经过筛选的人群，因而具有真实用药的代表性。处方事件监测通常覆盖大量患者，增加了检测罕见药品不良反应的可能性；同时由于其系统性和连续性，可以研究潜伏期较长的药品不良反应。英国运用处方事件监测开展儿童上市后药物警戒，探索儿童与成人使用拉莫三嗪发生不良事件的差异，对拉莫三嗪处方事件的观察性队列研究的数据进行年龄分层，汇总统计药品不良反应、停止治疗的原因、死亡及随访信息等，并比较两个时段中儿童、成人不良事件发生密度是否有差异，同时还比较了儿童与成人两个年龄组中的不良事件发生率。结果发现，儿童中皮疹和史蒂文斯-约翰逊综合征更普遍，而成人中精神紊乱更常见；儿童中因疗效缺乏而停止治疗的比例更高（儿童占 45%，成人占 38%）；无归因于拉莫三嗪的死亡病例。本研究显示，信号挖掘方法能够用于检测儿童及成人使用新药发生不良事件情况的定量和定性差异。

处方事件监测的开展需要大量的资源和人力来实施,需要完善的医疗保健体制及医疗从业人员高度的职业使命感和充足的经费。因此,处方事件监测在发展中国家难以开展,目前世界上只有少数几个国家开展了该项工作。处方事件监测是自发呈报系统的有益补充。据推测,采用这种方法可以发现发生率为1/1 000~1/3 000的药品不良反应。在今后相当长的一段时间内,处方事件监测仍然是对新药上市后安全性监测的有效方法之一。

（2）医院集中监测(intensive hospital monitoring):是指在一定的时间范围内,根据特定的研究目的或管理需求,对医院内发生的特定事件或情况进行详细记录和监测的过程。这一过程通常涉及多个方面,包括患者使用情况、药品不良反应、医院感染等,旨在通过系统性的数据收集和分析,为医院管理、临床决策和科研提供有力支持。这种监测既可以针对患有某种疾病的患者,也可以针对某种药品来进行。

医院集中监测的优点是资料详尽,数据准确可靠,能够计算出药品不良反应的相对发生率,并探讨其危险因素。医院集中监测需要医院管理层的支持和推动,同时需要建立专门的监测团队和机制。监测团队应由具有相关专业知识和技能的医护人员组成,负责监测计划的制订、实施和数据分析等工作。此外,还需要建立完善的监测制度和流程,确保监测工作的规范性和有效性。

我国在药品不良反应监测初期阶段曾进行多次集中监测,但规模偏小,资料难以共享。但因医院集中监测较自发呈报具备明显优点,一些学者建议每隔10年左右进行一次大规模的医院集中监测,对药品不良反应的发生概况及药品利用进行全面的药品流行病学研究。

（3）登记:是将患者按疾病或暴露的药物进行列表登记,按疾病还是按药物进行列表登记取决于要研究的患者数据的类型,登记时可以用标准的调查表以前瞻性的方式收集一套资料。疾病登记,如血液异常、严重的皮肤反应或先天性畸形,有助于收集与某一临床病症关联的药物暴露情况以及其他可能相关的因素,疾病登记也可以用作病例-对照研究的基础。例如,将登记表中患有某种特定疾病的一组患者作为病例组,登记表中不患有该疾病但具有可比性的一组个体作为对照组,比较两组暴露的差异。药物暴露登记,针对的是暴露于所研究药物的人群,如暴露于生物制剂的风湿性关节炎患者,以决定药物是否对这个患者组有特别的影响。有些暴露登记注重在特殊人群(如妊娠妇女)中的药物暴露。对患者进行长期随访并将他们包含在一个队列研究中,用标准的调查表收集不良事件数据。单一队列研究可以测量发生率,但是没有对照组就不能提供关联性的证明。然而,队列研究有助于信号放大,特别是对罕见的结局。当检查一种用于特殊病症的孤儿药的安全性时,这类登记非常有价值。

3. 比较观察研究　传统的流行病学方法是不良事件评价方法中的基础组成部分,其中观察研究设计有助于确认来自自发呈报或病例系列的信号。这些设计的主要类型有横断面研究、病例对照研究和队列研究。

（1）横断面研究:无论患者的暴露或疾病状态,在单一时间点或时间段收集患者人群的数据就构成横断面研究。这类研究主要用于收集数据进行调查或生态分析。横断面研究的主要缺点是不能直接说明暴露和结局之间的时间关系。这些研究最好用于调查一个疾病在一个时间点的流行，或在可以取得连续时间点数据时，调查疾病随时间的变化趋势。这些研究也可以用于调查生态学分析中暴露和结局之间的天然关联（crude association）。横断面研究最好用于暴露并不随时间改变的情形。

（2）病例-对照研究：在这类研究中，先确定将患病或发生关注事件的患者作为病例组，然后从产生病例的源人群中选择没有所关注疾病或事件的患者为对照组，且对照组中暴露的流行程度能代表其在源人群中的流行程度。然后通过估算两组中患病的相对风险比率比来比较两组的暴露差异。研究的患者人群可以从现有数据库确定，也可以是按研究目的的专门去收集的患者数据。如果寻求特殊人群的安全性资料，病例和对照可以根据所关注的人群分层。对于罕见不良事件，现有的大型人口数据库是有用且有效的方式，可在相对短的时间内提供必要的药物暴露和医疗结果数据。当目标是研究一种药物（或几种药物）与某特定的罕见不良事件之间是否有关联，以及鉴别不良事件的危险因素时，病例-对照研究特别有效。例如，加拿大卫生部采用系统综述和荟萃分析方法研究了氢氯噻嗪和非黑色素瘤皮肤癌之间的关联性，并采用标准方法（GRADE）评估证据的确定性，从而得出结论：长期使用氢氯噻嗪存在患非黑色素瘤皮肤癌的潜在风险。

（3）队列研究：在该类研究中，全程随访可能罹患疾病或发生事件的风险人群，并观察疾病或事件随时间变化的发生情况。通过对每个患者的随访获知在研究期间的药物暴露情况，因为在随访期间的群体暴露已知，所以可以计算不良事件的发生率。在许多涉及药物暴露的队列研究中，根据用药情况选择特别关注的对照队列，并进行长期随访。当既需要知道不良事件的相对风险，又需要知道不良事件的发生率时，可采用队列研究。例如，一项阿司匹林在脑梗死二级预防中的风险与获益研究：2012年4月—2014年4月，某医院急性脑梗死患者901例（暴露组439例、非暴露组462例），通过随访6个月脑梗死复发、症状性颅内出血及上消化道出血事件，发现长期服用阿司匹林能降低4.7%的脑梗死复发率，但总症状性出血事件明显增加7.7%，尤其是上消化道出血事件增加4.7%。

队列研究的优点是全面地描述疾病的自然史、病程和暴露结果，可计算暴露组与非暴露组的药品不良反应发生率，可测量已知暴露因素的相对危险度和归因危险度；缺点是观察对象数量巨大、随访时间长、费用高、暴露因素不易控制，存在混杂因素、失访等。

4. 描述性研究　该类研究虽然不是为了发现或验证与药物暴露关联的不良事件，却也是药物警戒的重要组分。这些研究主要用于获得结果事件的背景发生率和（或）确定药物在特殊人群中使用的普遍性。

（1）疾病的自然史：流行病学学科最初侧重于疾病的自然史，包括患病患者的特征、疾病在所选择人群中的分布，以及估算可能结局的发病率和流行情况。某些检验不良事件特殊方面的研究，如研究背景发病率或要研究的不良事件的风险因素，可用于帮助更好地诠释自发性报告。例如，可以利用疾病登记进行一项流行病学研究，了解在特殊亚组，如有并发疾病的患者中可能发生某种事件的频率。在一项对美国180万名孕妇的研究中发现，近 5% 的孕妇在妊娠前 3 个月曾使用昂丹司琼。该研究报告指出，昂丹司琼的使用与每 1 万名新生儿中增加 3 例唇裂有关，警示在怀孕的前 12 周使用昂丹司琼会增加胎儿的少量唇腭裂风险。

（2）药物应用研究（drug utilisation study）：该类研究描述一个药物如何营销、处方和用于人群，以及这些因素如何影响结局，包括临床、社会性和经济性结局。这些研究提供关于特殊人群的数据，如老年人、儿童，或肝肾功能不全的患者，经常用年龄、性别、伴随用药以及其他特征分层。药物应用研究可用于确定一个产品是否被用于这些人群。这些研究的分母数据可以用于确定药品不良反应发生率。药物应用研究已经被用于描述监管活动和媒体关注对药物使用的影响，以及逐步开展估算药物成本的经济负担。药物应用研究也用于研究所推荐临床指南和实际临床实践之间的关系。这些研究通过检查患者是否在使用递增剂量方案或是否有不恰当的重复处方证据，帮助确定一个药物是否有可能滥用。这些研究的主要局限包括缺少临床结局数据或用药指征的资料。

三、药品不良反应评价

药品不良反应评价是一个系统且复杂的过程，旨在评估药品在正常用法、用量下出现的与用药目的无关或意外的有害反应是不是药品引起的。药品不良反应的因果关系评估是一种用于估计药品暴露与不良反应发生之间关系强度的方法。对药品不良反应的因果关系评估可由卫生保健提供者、学者、制药行业和监管机构在不同的环境中进行，包括临床试验。卫生保健提供者在处理患者的药品不良反应时非正式地评估因果关系，以决定未来的治疗，由监管机构评估药品不良反应报告，其中因果关系评估可以帮助发现信号并作出有关药品的风险-获益决定。

（一）药品与药品不良反应之间因果关系评价方法

最初的药品不良反应因果判定为总体判断法，后来发展为标准判断法，即综合分析推理法，也称树型分析法。该方法主要是一种凭临床经验做判断的方法，主观性强。标准化评价（standardized assessment）是针对药品与不良反应之间的因果关系设置相应的问题，根据不同答案计以不同分值，再根据所得总分向概率范畴的定量估计转换，评出药品不良反应与药品的相关程度，分为"肯定""很可能""可能""可疑"及"无关"5 个等级。目前，用于评价药品不良反应因果关系的方法有 20 余种，但国际上尚无统一、公认的评价方法。目前较为常用的判定方法有 Karch-Lasagna 评定方法、WHO 乌普萨拉监测中心（UMC）提出的因果关系判断方法（WHO－UMC 法）、计分推算法（即法国 Naranjo 的 APS 评分法归因系统）、贝叶斯法等。其中 Karch-Lasagna 评定方法被各种评价方法引为基本准则。

1. Karch-Lasagna 评定法　是一种常用的药品不良反应因果关系评估方法，由 Karch 和 Lasagna 在 1977 年提出，并被广泛引用为各种不良反应因果关系评价方法的基本准则。Karch-Lasagna 评定方法基于以下原则进行药品不良反应因果关系的评估。①时间关系：开始用药时间与可疑药品不良反应出现有无合理的先后关系；②类型：可疑药品不良反应是否符合该药品已知的药品不良反应类型;③其他因素解释:可疑药品不良反应能否用合并用药作用、临床状况或其他疗法的影响来解释;④停药或减量效应:停药或减量后,可疑药品不良反应是否消失或减轻;⑤再激发试验:再次接触同样的药品后,同样的反应是否重新出现。

该方法将因果关系的确实程度分为 5 个级别。①肯定:用药以来的时间顺序是合理的,该反应与已知的药品不良反应相符合(有类似文献报道),停药后反应停止,重新用药反应再现(又称为激发试验)。②很可能:时间顺序合理,该反应与已知的药品不良反应相符合,停药后反应停止,反应无法用患者疾病来合理解释,出现的反应不是原发疾病加重演变的结果。③可能:时间顺序合理,与已知药品不良反应符合,但原患疾病或其他治疗也可造成这样的结果。④条件:时间顺序合理,与已知药品不良反应仅有一定的相符性,但不能合理地以原患疾病来解释。⑤可疑:不符合上述各项标准。

Karch-Lasagna 评定方法提供了一套标准化的评估标准和分级体系,有助于减少评估过程中的主观性和不一致性,并充分考虑了时间关系、不良反应类型、其他因素解释等多个方面,使得评估结果更加全面和准确。Karch-Lasagna 评定方法自提出以来,被广泛应用于药品不良反应的因果关系评估中。它不仅为临床医师和研究人员提供了一个有效的评估工具,还促进了药品不良反应监测和评估体系的建立和完善。同时,该方法也对后续的不良反应因果关系评价方法产生了深远影响,许多国家的不良反应监测中心都在此基础上发展出了自己的评估方法。

2. WHO‐UMC 评定法　WHO 国际药品合作中心又称乌普萨拉监测中心,是全球性的药品安全性组织。其推荐的 WHO‐UMC 评定法是目前全球最普遍应用的相关性判定方法(表 4‐3‐1)。该方法将相关性分成 6 级,包括肯定(certain)、很可能(probable/likely)、可能(possible)、不可能(unlikely)、待评价(conditional/unclassified)、无法评估/无法分类(unassessible/unclassifiable)。UMC 评定法重视临床事件与可疑药品使用的时间序列关系,并且考量了临床与药理学方面的信息,对"不可能相关"的病例进行了定义。WHO‐UMC 系统是在广泛咨询国际药品监测项目国家中心的基础上开发的,旨在成为评估个案报告的实用且高效的工具。该系统是一种综合评估,不仅综合了病例的临床-药理学特征,还兼顾观察记录的文档质量。由于药物警戒特别关注未知和意想不到的药品不良反应的检测,因此该系统中的其他标准,如先前的知识和统计学上的偶然性,所起的作用相对次要。人们认识到,定义的语义至关重要,个人在运用该系统时可能会基于专业背景和经验产生不同的判断。虽然还有其他算法,要么非常复杂,要么过于具体,适用性不强。该方法为我们在面对复杂多样的药品反应时提供了指导性意见。

表 4‐3‐1　WHO‐UMC 评定法

评 价 标 准	因果关系等级
临床事件发生在与药品使用相对合理的时间内,并且不能用合并症或其他药品的作用来解释;对于去激发试验的反应是合理的;事件有明确的药理学或生物学性质(客观的特异的疾病或可识别的药理学现象);必要时给予再激发试验	肯定有关

（续表）

评 价 标 准	因果关系等级
临床事件发生在与药品使用相对合理的时间内,并且不能归因于合并症或其他药品的作用;对于去激发试验的反应是合理的;尚不需要再激发试验的信息	很可能有关
临床事件发生在与药品使用相对合理的时间内,但可以用合并症或其他药品的作用来解释;可以缺少去激发试验的信息	可能有关
临床事件发生在与药品使用无因果联系的时间内,其他药品或者合并症的作用能够进行解释	无关
实验室检查异常等临床事件,安全性数据需要进一步补充和评价	待评价
安全信息不足或存在矛盾尚无法评价	无法评价

3. 计分推算法(Naranjo 法)　该方法属于标准化法的代表性方法。20 世纪 80 年代,加拿大的 Naranjo 等首次提出诺氏(Naranjo's)评估量表,随后经过不断改进和完善,诺氏评估量表被广泛应用。诺氏评估量表设定关于时间顺序、去激发、再激发、有无类似反应记载、与其他因素是否相关、客观证据等与药品不良反应相关的医学问题及其对应的评分标准,根据总评分的结果分为"肯定""很可能""可能""可疑"4 个等级,用来描述药品不良反应因果关系的程度。通过对引起药品不良反应的因素进行评分,从而来评估药品不良反应与药品的相关程度。根据诺氏评估量表的评估结果,可将因果关系划分为 4 个等级:确定(definite)、很可能(probable)、可能(possible)、可疑(doubtful)。其中"肯定"(总分≥9 分)、"很可能"(总分 5～8 分)、"可能"(总分 1～4 分)、"可疑"(总分≤0 分)。记分方法如表 4-3-2 所示。

表 4-3-2 计 分 推 算 法

项　目	是	否	不知道	计分
该反应以前是否已有报告	+1	0	0	
药品不良反应是否在使用所疑药品后出现	+2	−1	0	
当所疑药品停用后,使用特异的对抗剂后药品不良反应是否改善	+1	0	0	
再次服用所疑药品,药品不良反应是否再出现	+2	−1	0	
是否有其他原因(药品之外)引起这种反应	−1	+2	0	
给予安慰剂这种反应是否能再出现	−1	+1	0	
是否测定过血液(或其他体液)中的药品浓度是已知的中毒浓度	+1	0	0	
当增大药品剂量,反应是否加重;当减少药品剂量,反应是否减轻	+1	0	0	
患者曾用过相同或类似的药品,是否也有相似的反应	+1	0	0	
该药品不良反应是否有客观检查,予以确认	+1	0	0	

4. 贝叶斯法　可疑药品不良反应的因果评价是复杂的鉴别诊断过程,导致临床不

良事件的原因有药品因素,也有非药品因素。为了正确识别造成特定不良事件的真正原因,需要用科学、可靠的方法排除许多不确定因素的干扰。药品不良反应既然是概率事件,就应符合概率法则,这也正是贝叶斯法在此领域应用的基础。贝叶斯法以贝叶斯定理为基础,根据特定药品不良反应的病例资料,用统计学的概率语言表述可疑药品不良反应因果评价的目标,这个目标就是计算药品引起特定不良事件的后验比(posterior odds),即支持药品是不良事件原因的后验比。在可疑药品不良反应因果评价中,贝叶斯法是评价药品与可疑不良反应相关性的有效方法,特别适用于评价严重的药品不良反应个案病例,帮助临床医师鉴别致病的原因。但该方法实施过程较为复杂,目前临床应用并不广泛。

5. 中国不良反应评定法 在 Karch-Lasagna 评定法的基础上,1994 年卫生部国家药品不良反应监测中心制定了五分类评定法。该方法考虑了药品不良反应发生的时序性、一致性、发生强度、特异性方面的因素。五分类评定法分级为"肯定有关""很可能有关""可能有关""可疑""无关"。其中"肯定有关""很可能有关""可能有关"作为相关的不良事件(表 4-3-3)。

表 4-3-3 中国不良反应评定法

项　　目	因果关系等级				
	肯定有关	很可能有关	可能有关	可疑	无关
反应在用药后,是否符合合理时间顺序	是	是	是	是	是
是否符合已知的药品不良反应类型	是	是	是	否	情况不明
非药品原因是否可以解释	否	否	难以判定	难以判定	情况不明
减量或停药后药品不良反应是否转归	是	是	难以判定	难以判定	情况不明
重复用药后药品不良反应是否再现	是	情况不明	情况不明	情况不明	否

参照 WHO-UMC 评定法,中国监管机构于 2005 年颁布、2012 年修订了权威的判定方法依据,即《药品不良反应报告和监测工作手册》。该工作手册的关联性评价与 WHO-UMC 相同,分为"肯定""很可能""可能""可能无关""待评价""无法评价"6 个等级。

相关性判定方法遵循 5 条原则:①用药与不良反应事件的出现有无合理的时间关系;②反应是否符合该药已知的不良反应类型;③停药或减量后,反应是否消失或减轻;④再次使用可疑药品是否再次出现同样反应事件;⑤反应事件是否可用并用药的作用、患者病情的进展、其他治疗的影响来解释。其中原则①体现了时序性,必须满足;原则②通过已知反应体现一致性;原则③和④通过去激发和再激发体现了生物梯度;原则⑤通过排除其他原因体现了特异性。根据以上 5 条原则,相关性分级判定参见表 4-3-4。

表4-3-4 中国药品不良反应报告和监测中心药品不良反应评价表

等级	时间顺序	已知反应	去激发	再激发	其他原因
肯定	＋	＋	＋	＋	－
很可能	＋	＋	＋	？	－
可能	＋	±	±？	？	±？
可能无关	－	±	±？	？	±？
待评价	需要补充材料才能评价				
无法评价	评价的必需资料无法获得				

注 "＋"表示肯定;"－"表示否定;"±"表示难以肯定或否定;"？"表示不明。

以上这些因果关系算法均在某种程度上依赖于临床判断,并且可能存在严重的分歧。医师倾向于高估因果关系的可能性。评价的实施并不简单,在不同评价方法之间的一致性较差。使用的标准既不敏感也不特异,预测价值较差。一些评价方法被构建为流程图,如果过程早期的一个标准未被满足(如由于缺乏信息),那么系统在实施未完全的情况下就会产生无法确定的情况。尽管"再激发"是重要的因果关系工具,但往往不可取或不可能实现。国际上对于临床试验期间的药品不良反应因果关系评价方法尚无统一标准,在实际工作中存在诸多问题与挑战。

四、药品不良反应干预及合理规避

(一) 药品不良反应干预

一旦发生药品不良反应,必须及时采取措施进行干预,以期将机体的损害降到最低。尤其当出现药源性疾病时,必须迅速采取有效措施,积极治疗。同时,及时评估药品相关性,并启动上报程序。

1. 停用可疑药品 患者在治疗过程中,若怀疑出现的病症是由于药品所引起而又不能确定为何种药品时,在治疗允许的情况下,最可靠的方法是首先停用可疑药品甚至停用全部药品,这样处理不仅可及时终止致病药品对机体的继续损害,而且有助于药品不良反应的识别。若治疗不允许中断,对于 A 型药品不良反应往往可通过减量或者换用一种选择性更高的同类药品;对于 B 型药品不良反应则必须更换药品。

2. 采取有效救治措施 多数药品不良反应在停药或换药后常可逐渐消失并恢复正常。但对较严重的药品不良反应或药源性疾病则须采取进一步的治疗措施。对严重的药品不良反应可通过适当的药品或洗胃减少药品的吸收及加速药品的排泄、使用有效解救药品减缓症状、针对过敏性休克进行抢救治疗等;对药源性疾病则应按疾病诊疗指南规范治疗。

在对患者进行处理救治后,对于任何可疑的药品不良反应,医师都应该尽早启动不良反应上报程序,尤其是严重药品不良反应,需要在 24 h 内上报有关部门。通过报告系统,积累类似的病例报告之后才能尽早鉴别和研究非预期的药品不良反应,提高药品使用的安全性。所有医护人员均应上报药品不良反应。

(二) 药品不良反应合理规避

药品不良反应是在合理的适应证及正确的用法、用量下发生的,其中 A 型药品不良反应是药理作用增强或药理作用选择性差引起的,所以在人群中尚具可预测性,但对于单个个体而言仍具不可预测性。虽然 A 型药品不良反应大多相对危害小,但发生率高,合理规避具有临床意义和价值。例如,早期的非甾体类解热镇痛药为非选择性的环氧化酶抑制剂,其在抑制环氧化酶-2 受体产生解热镇痛的同时,无选择性地抑制了胃肠道环氧化酶-1 而产生胃肠道不适的副作用,长期使用有发生消化道溃疡出血的风险;而新一代非甾体类解热镇痛药为选择性环氧化酶-2 抑制剂,有效规避了药品选择性差引起的胃肠道药品不良反应。因此,临床上要评估此类药品的患者使用风险,对原有胃肠道疾病的患者或同时服用其他有胃肠道药品不良反应的药品时,应避免使用非选择性环氧化酶抑制剂,选择使用选择性环氧化酶-2 抑制剂,以此规避可能的胃肠道药品不良反应风险。

而 B 型药品不良反应与药品的药理作用无关,其发生具有不可预测性,相对 A 型药品不良反应而言发生率低但病死率高,防范这一类的药品不良反应对患者生命健康意义重大。例如,青霉素类抗生素可能会引发危害患者生命健康的Ⅰ型变态反应,对于某一患者而言是否会发生过敏不可预测,因此须进行皮试。皮试就是一种合理规避药品不良反应的策略。

药品不良反应是可以采取相关措施进行合理规避或尽量减小其风险的。流行病学研究发现,30%~50%的药品不良反应(至少是潜在的)是可以预防的。使用药品之前,要对患者进行充分评估,选择合理的治疗方案并监测,是减少药品不良反应发生率、减少患者伤害风险的重要途径。合理、有效规避药品不良反应需要具备如下药学知识和理论,在此基础上合理规避。

1. 熟知药品不良反应的特性和发生机制 药品是把双刃剑,临床医师在关注药品疗效的同时应该同样重视药品的安全风险,临床医师除了熟悉药品的治疗特性外,还应掌握药品可能潜在的不良反应及发生机制和临床场景。在正式确定治疗方案和选定药品前,应详细了解患者的病史、药品过敏史和用药史,对某药有过敏史的患者应终身禁用该药;对可能发生严重变态反应的药品,可通过皮肤试验等方法来筛查有用药禁忌的患者;对于剂量相关的 A 型药品不良反应,从小剂量开始逐渐增加剂量;对治疗窗窄、安全风险高的药品应开展治疗药品监测,按血药浓度进行个体化剂量调整,规避血药浓度高造成的药品不良反应;对受基因多态性影响而容易产生效应差异的药品,应开展治疗药品基因检测,按基因型精准用药,规避遗传差异带来的药品不良反应;对速发型药品不良反应,应在用药后密切关注或留院观察,对可能的迟发型药品不良反应或长期用药患者,应充分告知,并定期监测肝肾功能、电解质、酸碱平衡等,以期第一时间发现问题并及时干预,避免产生更严重的不良后果。

2. 掌握药品相互作用的发生环节和机制　临床上联合用药普遍存在,特别是老龄化时代背景下的多病共存、多药共用,让药品相互作用成为医疗安全隐患焦点问题。掌握药品相互作用的发生环节和机制,对临床药品相互作用的排查尤为重要。药品相互作用包括体外的配伍相互作用以及体内的药代动力学和药效动力学相互作用,特别是药品代谢酶和转运酶之间的相互影响带来的药品浓度的增高、互为竞争效应受体带来的疗效增强,这些都可能成为潜在的药品不良反应风险。因此,临床上要尽量避免不必要的联合用药。如必须联合用药,则选择目前认为没有相互作用的联合用药种类;对无法规避相互作用的联合用药,则可通过治疗药品监测进行个体化剂量调整,以兼顾疗效的最大化以及不良反应的最小化。例如,肾移植患者需要使用免疫抑制剂(如环孢素)抗排斥反应,但这类患者在住院治疗过程中很容易出现侵袭性真菌感染,通常会需要应用伏立康唑进行抗感染治疗。伏立康唑是肝药酶 CYP3A4 的强效抑制剂,而环孢素是 CYP3A4 的底物,伏立康唑能够抑制环孢素经过 CYP3A4 的代谢从而导致环孢素的血药浓度升高。研究表明,在病情稳定的肾移植患者中,伏立康唑可使环孢素的血药峰浓度(C_{max})和药时曲线下面积(AUC)至少分别增高 13% 和 70%。如按照常规剂量使用这两种药品,许多患者会出现因环孢素过量而导致药品不良反应,甚至是毒性反应。但通过严密监测环孢素的血药浓度,并不断调整环孢素的剂量,使得患者环孢素血药浓度始终在治疗范围内,则可以避免这一药品不良反应的发生,同时发挥该药品的疗效。

3. 了解特殊生理病理下的体内药品处置　包括老年人、儿童、妊娠期和哺乳期女性及肝肾功能不全者在内的特殊人群,由于其自身的生理、病理变化往往会影响药品的吸收、分布、代谢和排泄,从而导致不同的药效或增加药品不良反应的风险。尤其是老年患者,必须特别注意确定药品剂量。即使没有肾脏疾病,肾功能也会随年龄增长而自然下降,可能导致药品清除率降低;同时,随着年龄增长,身体脂肪相对于骨骼肌的比例逐渐增加,可能导致药品分布容积增加,老年人的药品储库增大及药品清除率降低,使药品半衰期延长,也使血药浓度升高。例如,地西泮在老年患者体内的分布容积增加,而锂盐的清除率则降低。与年轻患者相比,老年患者在使用相同剂量的上述药品后,血药浓度会更高;同样地,从药效动力学角度可见,年龄增加可能导致患者对某些药品(包括苯二氮䓬类和阿片类药品)作用的敏感度增加,这些都有可能导致药品不良反应发生。同时,老年人通常存在多种慢性病,需多种药物治疗,故特别容易发生药物间的相互作用。使用多种药品时,药物间相互作用所致不良事件的风险大大增加。例如,华法林与包括 NSAIDs、选择性 5-羟色胺再摄取抑制剂、奥美拉唑、胺碘酮及氟尿嘧啶等在内的一些药品合用时出血风险增加。

儿童患者用药也是一个需要特别关注的领域。由于儿童的身体发育和生理功能与成人有所不同,可以影响药品的吸收、分布、代谢和排泄过程。同种药品对儿童的不良反应通常与成人相同,但由于药代动力学的不同或是药物对生长发育的影响,儿童的危险度远高于成人。例如,当年龄小于 3 个月的婴儿肠内给药时,胃排空和肠蠕动变慢会增加药品达到治疗浓度的时间,易导致因盲目加大剂量而引起药品在体内蓄积,最终导致不良影响。儿童药品不良反应分布随年龄变化,其原因是体液量及血浆蛋白结合能力随年龄而变化。年幼儿童体内水分高,水溶性药品的用药剂量也较高(按每千克体重)。反之,随着年龄增长,体内水分比例下降,水溶性药品的剂量应减少,以避免药品的毒性作用。因此,儿童用药剂量并不是简单根据成人每千克剂量进行等比例换算,而是有儿童特定的剂量换算依据,通常根据体重、年龄或体表面积来计算。剂量的计算要精准,避免过量或不足。

特殊人群在常规用药情况下更容易发生药品不良反应。针对特殊人群用药,需更加注重不良反应的预防,根据患者的特殊生理、病理状态选择合适的药品,避免应用不良反应风险较高的药品,尽量减少合并用药以避免相互作用,密切关注患者的病情变化。

4. 做好药品不良反应的患者教育 对患者进行药品不良反应的教育,旨在提高患者对药品安全性的认识,增强其对不良反应的识别和应对能力,提高患者的防范意识,及时报告异常反应。医师、药师在向患者介绍药品疗效的同时,还应详细地解释相关的药品不良反应和用药注意事项的信息,告诫可能出现药品不良反应早期征兆时的应对方法,从而增强患者对药品不良反应和药源性疾病的防范意识,提高用药的依从性。

主要教育方法包括:

(1) 基础知识教育:向患者解释药品不良反应的基本概念,包括其定义、分类(如常见反应、严重反应、罕见反应等)以及可能的原因;强调药品不良反应监测和报告的重要性,让患者明白及时上报药品不良反应对于保障公众用药安全的意义。

(2) 识别方法教育:指导患者在使用药品过程中仔细观察自身症状的变化,特别是新出现的不适感或症状加重的情况;鼓励患者详细阅读药品说明书,特别是"不良反应"部分,了解该药品可能引起的不良反应类型及表现。

(3) 应对措施教育:告知患者一旦发现可能与药品相关的不良反应,应立即停药并尽快就医;对于轻微反应,也应在医师指导下考虑是否继续用药。就医时,患者应详细向医师描述不良反应的症状、发生时间以及正在使用的药品情况,以便医师准确判断并采取措施,在医师指导下考虑更换其他药品或采取其他替代治疗措施。

(4) 预防策略:强调合理用药的重要性,避免滥用药品、随意增减剂量或擅自联合用药;提醒患者注意自身个体差异,对某些药品可能更为敏感或更易发生不良反应;对于长期使用某些特殊药品的患者,建议定期监测相关指标(如肝肾功能、血常规等),以及时发现并处理潜在的药品不良反应。

(5) 宣传与教育材料:制作易于理解、图文并茂的药品不良反应宣传册,发放给患者及其家属;利用医院网站、社交媒体等渠道发布药品不良反应相关知识,提供在线咨询和答疑服务;定期举办药品不良反应专题讲座或培训,邀请专家进行讲解和答疑。

(6) 互动与反馈:鼓励患者主动上报药品不良反应信息,并建立有效的反馈机制,让患者感受到自己的参与对于改进药品安全的重要性;对于上报药品不良反应的患者进行持续跟进和关怀,了解其恢复情况并提供必要的帮助和支持。

通过以上患者教育的实施,可以有效提高患者对药品不良反应的认识和应对能力,促进药品的合理使用和安全监管。同时,也有助于构建和谐的医患关系,增强患者对医疗服务的信任度和满意度。

第四节　药品不良反应数据库

一、自发呈报系统数据库

药品不良反应数据库是收集、存储和分析药品不良反应信息的专门系统。这些信息由医师、药品制造商、药品监管机构以及患者等多方面提供。这些数据库通常由医药监管机构、医药数据公司、医疗机构和科研机构等建立和维护,它包含了药品的性质、名称、使用方法、药品不良反应等详细信息,在监测和评估药品的安全性、发现和确认新的药品不良反应、支持药品监管决策、提供医学信息和警示等方面都起到至关重要的作用,有助于确保药品的安全性和有效性,减少患者发生药品不良反应的风险。开放的药物警戒数据库的建立,使得药品不良反应的真实情况得到更系统的展示,为药品安全风险管理提供更加有力的依据。基于不良反应/不良事件的自发呈报系统是药物警戒数据库的重要构成部分。目前,除 WHO 外,美国、日本、欧洲等已建立较为成熟的自发呈报系统药物警戒数据库,通过收集来自真实世界的不良反应/不良事件数据评估药品的安全性,以降低与不良反应/不良事件相关疾病的发生率和死亡率,保障公众用药安全。

(一) 药品不良反应数据库的主要功能

1. **收集报告**　接收来自医师、药师、患者、制药公司和其他医疗专业人员的药品不良反应报告。

2. **数据整理与存储**　对收到的报告进行编码、分类和存储,便于分析。

3. **数据分析**　使用统计学和流行病学方法分析数据,识别药品与不良反应之间的关联。

4. **信号检测**　识别可能的新发或未知的药品不良反应模式,这些可能是安全信号,需要进一步调查。

5. **信息共享**　向监管机构、制药公司、医疗专业人员和公众提供分析结果,促进药品安全。

(二) 代表性自发呈报系统数据库

目前世界各地存在多个不良反应数据库,比较知名的如 WHO 个案安全性病例报告数据库、美国 FDA 药品不良反应数据库、欧洲药品不良反应数据库、日本药物警戒数据库、英国国家药品不良反应数据库、澳大利亚药品不良反应数据库、加拿大药品不良反应数据库等。

1. **WHO 个案安全性病例报告数据库**　又称 VigiBase 数据库。该数据库始建于 1968 年,当时的数据是由 WHO 国际药物监测计划成员国报告的,最初只有 10 个国家参与。截至 2022 年 3 月已发展到 155 个正式成员国和等待正式成员资格审批的 21 个准成员国。各成员国至少每季度向乌拉圭监测中心 VigiBase 提交一次药品不良反应报告，所报告的个例安全报告（individual case safety reports，ICSR）主要由卫生专业人员、患者和制药公司向其所在国家的药品监管机构上报，经审查和分析后确定并批量发送给 VigiBase。我国在 1998 年成为 WHO 国际药物监测计划的正式成员国，每季度批量向 VigiBase 递交化学药品新的和严重药品不良反应报告，报告数量在成员国中位居第三。乌拉圭监测中心在监测到可疑的药品不良反应信号后，会对该信号进行不良反应与药品之间的关联性评价。如果二者之间的关联性得到确认，乌拉圭监测中心将通过药物警戒数据库系统 VigiLyze 将该不良反应信号传达给 WHO 国际药物监测计划成员国。随后，各国的药品监管机构可能会根据该信号进行调查并采取进一步措施。如果不良反应信号与特定药品的因果关系得到确定，该信号还会发送给相关的制药公司。此外，乌拉圭监测中心还会在《世界卫生组织药品通讯》或《控制、信号和系统》（*Signals*）上发表可疑不良反应信号的相关信息。VigiBase 数据库也被乌拉圭监测中心以外的学者广泛使用。

2. 美国 FDA 不良事件报告系统　又称美国 FAERS 数据库。该数据库中包含自 1968 年以来上报的不良反应/不良事件报告。FAERS 数据库不仅接收美国的不良反应/不良事件报告，同时也接收全球其他国家的不良反应/不良事件报告。这些数据主要来源于 2 个不同的上报系统。一是安全信息和不良事件报告程序在线自愿报告系统，数据主要为卫生专业人员和患者自愿报告的个例安全报告；二是由制药企业和药品分销商等以数据库到数据库的传输和安全报告门户 2 种电子方式提交个例安全报告。美国 FDA 将分析 FAERS 数据库得到的个例安全报告信息用于发布药品安全通讯、复合风险警报、药品警报和声明、用药指南、*Signals* 期刊以及修改药品说明书等，以确保用药安全，减少药品不良反应的发生。例如，研究人员从 FAERS 数据库中收集了关于阿伐替尼的药品不良事件报告，通过数据挖掘与分析，发现了多种未被药品说明书收载的药品不良事件信号，为阿伐替尼的临床安全应用提供了参考。美国 FDA 药品评价与研究中心（Center for Drug Evaluation and Research，CDER）安全性评价员和医学专家组成的团队对 FAERS 数据库中的药品安全性信息进行筛选，检测安全性信号，进而开展科学的临床评估，必要时会提出进一步的监管建议。用户可以从 FAERS 数据库中提取制订时间范围的原始数据，这些数据不是横向积累的，而是按季度进行时间上的纵向排列。对能够熟悉使用 ORACLE、Microsoft Office Access 等应用程序创建关系数据库或使用 ASCII 文件和 SAS 分析工具的人群，可以在数据库官网直接搜索下载并进行数据分析。没有相应数据库创建知识的用户可以通过向美国 FDA 发送请求从而获得 FAERS 中的产品摘要报告，或通过提交一份列出案件报告编号的请求申请个别案件报告。目前，FAERS 数据库的数据已被全球广泛利用。

3. 欧洲药品不良反应数据库　又称 EudraVigilance 数据库。该数据库是欧洲药品管理局（EMA）的安全性监测数据库，最早从 2001 年 12 月开始运营，原则上只对接收欧洲经济区成员国的不良反应/不良事件报告进行电子转换和处理，但目前也接收欧洲经济区以外欧盟授权国家的不良反应/不良事件报告,如加拿大和印度。EudraVigilance 数据库的数据主要由临床试验申办方、上市许可持有人和欧盟各国国家主管部门上报。需要报告的不良反应/不良事件有以下两类:①介入临床试验;②自发报告和非干预性临床试验。EudraVigilance 不直接接受个人的不良反应/不良事件报告。自 2017 年 11 月起,欧盟立法要求上市许可持有人和欧洲经济区成员国的药品监督部门必须向 EudraVigilance 数据库提交所有源自欧洲经济区的不良反应/不良事件病例,包括非严重病例。EMA 和欧盟成员国的药品监管机构定期审查和分析 EudraVigilance 数据来检测安全性信号,定期发布安全性更新报告。药物警戒风险评估委员会(Pharmacovigilance Risk Assessment Committee,PRAC)评估在 EudraVigilance 中所检测到的安全信号并为进一步的监管行动提出建议。EMA 每年发布药品重点摘要和关于 EudraVigilance 的年度报告,公众可由此获取欧洲经济区不良反应/不良事件报告信息和安全用药指导。监管机构、学术界及医疗专业人员和营销授权持有者、患者等数据相关人员可以访问 EudraVigilance 数据库,其他人员访问相应数据库,应通过注册程序提名授权,同时为获得信号验证所需的案例说明,需在其他药物警戒性评估程序的背景下提交一份保密性承诺。据报道,2012 年 9 月—2018 年 6 月,药物警戒风险评估委员会从 EudraVigilance 的 1460 万份个例安全报告中筛选出 26 848 个可能的风险信号,最终 453 个信号被证实,一半以上的药品被建议修改药品说明书。EudraVigilance 的数据也被广泛应用于临床。

4. 日本药物警戒数据库 又称 JADER 数据库,由日本药品和器械管理局管理。数据库中包含自 2004 年 4 月以来上报的不良反应/不良事件报告和 2004 年以前存档的不良反应/不良事件报告文件。JADER 数据库仅收集来自日本本土的个例安全报告。数据主要来源于消费者、医务人员和制药企业。消费者可自愿上报,但医务人员以预防公共健康危害事件的发生或传播为目标的前提下,需承担报告不良反应的法定义务。不同报告主体均可通过在线填报、电子邮件和纸质报告邮寄等方式进行报告。日本药品和器械管理局通过 JADER 数据库接收到个例安全报告后,其审查部门会对报告进行评估,进一步调查和筛选安全性信号,与上市许可持有人交换信息,组织专家委员会对重点案例进行讨论等,以便向厚生劳动省提出监管建议,进而采取相应措施。此外,日本药品和器械管理局还会分析 JADER 数据库中的个例安全报告数据,与厚生劳动省一起发布紧急安全性情报,以及单独发布严重药品不良反应和疾病手册。普通公众可通过日本药品和器械管理局网站上的严重副作用和疾病手册、日本药品和器械管理局年度报告(每年 4 月至次年 3 月)以及每年分别提供的处方药和非处方药的药品不良反应报告来了解 JADER 数据库中药品不良反应汇总的安全数据。此外,还可登录 JADER 数据库进行特定药品不良反应信息检索;科研机构可利用 JADER 数据库下载研究所需要的数据集。自 JADER 数据库开放以来,日本已有许多利用该数据库资料的研究发表,JADER 数据库在日本已被广泛应用。

5. 中国药物警戒数据库 和全球大多数国家一样,我国已经建立了基于自发呈报系统的药物警戒数据库,国家药品不良反应监测中心基于该数据库以通知公告、警戒快讯、药品不良反应年报等方式公开相关药物警戒数据信息。但目前对该数据库数据使用权限尚未规定,公众、研究人员等无法公开获取,与 FAERS 和 JADER 等药物警戒数据库的开放度相比仍有较大差距。另外,与 FAERS、JADER 等药物警戒数据库提供面向三类人群(制药企业、医疗卫生专业人员和患者)的不良反应/不良事件上报途径不同,我国药物警戒系统尚缺乏患者主动上报途径,可能会造成一部分不良反应/不良事件数据流失。需要进一步完善药物警戒相关法律法规,增加药品不良反应数据上报途径,开放数据库获取权限,提升药品不良反应报告质量,使我国药物警戒数据库在安全、合理用药方面发挥更大作用,更好地保护公众健康。

值得注意的是,尽管药品不良反应数据库在保障用药安全、促进合理用药和支持药品监管决策等方面发挥着重要作用,但也存在一定的局限性。例如,数据库中的信息可能不完整或存在偏差,因此在使用时需要注意结合其他信息来源进行综合判断。同时,也需要注意药品不良反应数据库仅能提供信息供查询参考,不能代替专业医师的诊断和治疗。患者在获取药品不良反应信息时应该遵循医师的建议并在医师的指导下进行治疗以确保安全有效。

二、用于信号检测的数据集

除了自发呈报系统数据库,其他可以提供患者暴露于医药产品的信息以及医学结局信息的数据源也可以考虑被用于信号检测。

(一)队列事件监测数据库

队列事件监测(cohort-event monitoring,CEM)是一种重点监测新上市后药物的非干预性方法。该方法基于处方事件监测,始于 20 世纪 70 年代,并已被 WHO 用于监测公共卫生项目中使用的药物安全性。

21 世纪初期,在疟疾流行国家引入含青蒿素等抗疟药物用于治疗无并发症疟疾时,凸显了在授权后阶段需要进行更多完整的安全性研究,尤其是在大规模使用时,其安全性尚未得到充分评估。为此,新西兰改进药物监测方案提出了一种修改后的处方事件监测方法,并在新型抗疟疾药物上市后的安全监测中提出,随后被 WHO 开发为队列事件监测,这是一种用于公共卫生项目中使用的药物的密集型上市后监测方法。尽管最初是为监测青蒿素基复方疗法而开发的,但该方法已适用于 HIV/AIDS 治疗项目,并正在考虑用于结核病控制项目。CEM 主要用于上市后早期监测一种新化学药物的安全性,但也适用于监测具有新适应证的较老药物,旨在捕获在常规临床实践中开始使用特定药物后,在特定患者群体中发生的所有不良事件。

通过记录所有临床事件,无论其是否与药品不良反应有关,CEM 有潜力发现以前未被识别和未被怀疑的药品不良反应。队列数据为计算发生率提供了分母,因为在开始治疗时会收集背景健康信息,因此也可能识别某些药品不良反应的风险因素。研究表明,CEM 有助于在国家中心及其监测站点建立有效的药品安全监测能力,同时医疗卫生专业人员普遍表现出参与实施 CEM 方法的积极意愿。通过对医疗卫生专业人员进行宣传和教育,并将患者监测融入其常规医疗活动,将有助于提升对 CEM 作为药物安全监测补充工具的认知。此外,减少与 CEM 相关的工作负担,尤其是在数据管理方面,应被视为进一步完善该方法的重要优先事项。

(二) 大型链接管理数据库

大型链接管理数据库(large-scale linked management databases)是指整合多个来源的数据,通过链接技术将不同数据库中的信息连接起来,以实现更全面的数据分析和管理。在公共卫生领域,这种数据库被广泛应用于药物安全监测、疾病监测、健康服务研究等多个方面。通过链接电子健康记录、处方数据库和保险索赔数据,研究人员可以跟踪特定药物的使用模式、不良反应发生率及其与患者健康状况的相关性。在美国,这些医保数据库由用户资料管理的医疗组织,或者政府支持的医疗保险和救助体系予以管理。

该数据库患者人群较大,暴露时间相对较长,可以计算事件背景和暴露发生率;但其获取的医疗信息不完全,缺少未投保人群的数据。数据主要用于观察研究,在数据挖掘方面经验较少,并且难以实时获取数据,无法对目标事件开展前瞻性监测。

(三) 电子病历数据库

电子病历(electronic medical record)数据库是一种用于存储和管理电子医疗记录的数据库系统。它是现代医疗信息化的重要组成部分,旨在替代传统的纸质病历,提供更高效、安全和可靠的医疗记录管理方式。如电子医疗/医疗记录数据库,具有更为完整和时间纵向的患者信息,包括各种协变量(如体重指数)以及风险因素(如吸烟、酗酒等);其数据主要用于观察研究,在数据挖掘方面经验较少,难以实时获取数据。

仅基于自发报告这种被动监测模式已经不能满足药品不良反应风险管理的需求,而以流行病学调查为主的主动监测又因高昂的经费和时间投入,实际开展亦不多见。以电子病历、医保数据库(claim database)为代表的电子医疗数据,真实记录了病例的症状、体征、实验室检查、诊断和处方、费用等信息,能较好地反映临床实践,也为及时、高效地开展药品安全主动监测提供了新的思路。

第五节 药品不良反应警戒案例及解析

案例 4-5-1 药物致重型多形性红斑

🔵 案例概述

患者,女性,66 岁,既往有高血压病史 10 余年,长期服用马来酸氨氯地平片、美托洛尔缓释片等;糖尿病病史 3 年,近 2 年服用二甲双胍片、格列齐特片、依帕司他片治疗,否认心脏病及其他慢性疾病病史,否认药物、食物过敏史。因"大面积脑梗死"入住我院重症监护室,给予依达拉奉 30 mg,静脉滴注,每日 1 次;泮托拉唑钠粉针 40 mg,静脉滴注,每日 1 次;银杏叶注射剂 20 mg,静脉滴注,每日 1 次。住院期间出现肺部感染并发呼吸衰竭,予气管插管、气管切开、有创呼吸机机械通气,先后予依替米星、莫西沙星、比阿培南等抗感染治疗。好转后转入普通病房,诊断为"肺部感染、气切术后、脑梗死、高血压很高危组、2型糖尿病、心律失常、房颤、受压区压疮"。

转入普通病房后因肺部感染加重,给予头孢哌酮钠舒巴坦钠(辉瑞制药有限公司,批号:X69443)3.0 g 溶于 0.9%氯化钠注射液(浙江天瑞药业有限公司,批号:718090201)100 mL,静脉滴注,每 8 小时 1 次,抗感染治疗,滴速 50～80 滴/分。肺部感染有所好转。10 天后患者面部及下肢突发红色皮疹,并逐渐蔓延至全身,少许融合成片,见水疱,面部水疱较为明显,体温 38.1℃,有咳嗽、咳痰,无畏寒、寒战等。皮肤科会诊考虑为药物性皮炎。立即停用头孢哌酮钠舒巴坦钠,予依巴斯汀片 10 mg,口服,每晚 1 次;复方多黏菌素乳膏、炉甘石洗剂外用,并地塞米松注射液 10 mg 静脉滴注,但患者无好转。4 天后患者全身皮肤散在红斑较前进一步加重,四肢及躯干皮肤见皮肤水疱,并有口腔及会阴部黏膜破溃,转入重症监护室。经皮肤科会诊,诊断为"重型多形性红斑"。

❓ 思考

案例中这名患者出现的重型多形性红斑是否为药品不良反应?如何判定为何种药物所致?

📖 解析

患者在治疗过程中突发大面积红色皮疹并伴有黏膜破溃。皮肤科会诊诊断为多形性红斑。研究显示,多形性红斑最常见的发病原因为感染,尤其是单纯疱疹病毒所引起,其次才是药物。但感染所致的多形性红斑通常症状相对较轻,且呈现自限性,通常在数周自行消退。但该患者为重型多形性红斑,且不断加重,不能排除药物可能性。当时在用药物为二甲双胍、依帕司他、复方氨基酸胶囊、美托洛尔、莫沙必利及头孢哌酮钠舒巴坦钠。所用药物中,头孢哌酮钠舒巴坦钠为抗菌药物,是引起类似反应的高危药品之一。头孢哌酮钠舒巴坦钠说明书指出,接受该药治疗的患者中明确报告有严重的偶发性致死性皮肤不良反应,如中毒性表皮坏死松解症、史蒂文斯-约翰逊综合征和剥脱性皮炎。文献报道,β内酰胺类引起的重症药疹多为迟发性变态反应,病程多为 4～28 天。患者发生皮疹前 10 天开始使用头孢哌酮钠舒巴坦钠,时间上较为吻合。其余药物均为慢性疾病长期用药,用药数年未见类似反应发生,引起多形性红斑的可能性较小。各类药物间无明显相互作用或联合用药导致多形性红斑的报道。综上所述,考虑该患者所用药物中头孢哌酮钠舒巴坦钠引起多形红斑性药疹的可能性最大。

采用诺氏评估量表评估该患者重型多形性红斑与头孢哌酮钠舒巴坦钠的关联性,结果参见表 4 - 5 - 1,评分为 3 分,判断为可能。

表 4-5-1 诺氏评估量表

相 关 问 题	是	否	不知道	计分
该反应以前是否已有报告	+1	0	0	1
本药品不良反应是否在使用所疑药物后出现	+2	−1	0	2
当所疑药物停用后,使用特异的对抗剂之后不良反应是否改善	+1	0	0	1
再次服用所疑药物,药品不良反应是否再出现	+2	−1	0	0
是否有其他原因(药物之外)引起这种反应	−1	+2	0	−1
给予安慰剂后这种反应是否能再出现	−1	+1	0	0
是否测定过血(或其他体液)的药物浓度是已知的中毒浓度	+1	0	0	0
当增大药物剂量,反应是否加重;当减少药物剂量,反应是否减轻	+1	0	0	0
如患者以前用过相同或类似的药物,是否也有相似的反应	+1	0	0	0
该不良反应是否有客观检查,予以确认	+1	0	0	0

注 总分≥9分为"肯定";5~6分为"很可能";1~4分为"可能";≤0分为"可疑"。

案例 4-5-2 抗菌药物所致药物热

案例概述

患者,男性,26岁,体重74 kg。诊断"急性阑尾炎"于急诊行阑尾切除术。术中发现阑尾穿孔,患者手术顺利。进一步术后恢复,以"阑尾切除术后"收治入院。患者有青霉素及普鲁卡因过敏史。入院后体温39℃,白细胞计数 $17.7×10^9$/L,中性粒细胞占比88.3%,C反应蛋白>90 mg/L,胸片检查显示正常,腹部伤口外观良好,腹腔引流出淡血性液体。予注射用盐酸头孢替安2.0 g加入250 mL 0.9%氯化钠注射剂,静脉滴注,每日2次;奥硝唑氯化钠注射剂100 mL,静脉滴注,每日1次。术后2天,患者诉静脉滴注头孢替安时有胸闷不适、恶心,无呕吐,解黄色稀便多次,心率125次/分。考虑患者上述症状及体征为使用头孢替安出现的不良反应,改予注射用头孢吡肟2.0 g加入250 mL 0.9%氯化钠注射剂,静脉滴注,每日2次。1天后(术后3天)体温下降至38.4℃,腹部伤口愈合好,但心率较快,腹腔引流出血性液体。继续给予腹腔引流、抗感染治疗。

术后第5天,体温降至37.2℃左右。血常规检查:白细胞计数 $14.7×10^9$/L,中性粒细胞占比75%。术后第9天,体温降至37℃。患者诉右下腹伤口周围稍有疼痛不适,腹软。右下腹B超检查:右下腹微量肠间积液。血常规检查:白细胞计数 $15.34×10^9$/L,中性粒细胞占比78%。因血常规指标偏高,继续予注射用头孢吡肟抗感染治疗。术后第11天,体温37.4℃,白细胞计数 $16.4×10^9$/L,中性粒细胞占比82%。查体:全腹软,右下腹有轻压痛,无反跳痛,伤口周围未见明显红肿。腹部B超检查:右下腹肠间见少量积液。此时,患者使用头孢吡肟抗感染治疗已9天,血常规指标仍居高不下,考虑患者阑尾穿孔病史,不排除肠球菌感染可能。头孢吡肟不能覆盖,考虑因患者有青霉素过敏史,故给予万古霉素抗感染治疗。术后第 12 天,即万古霉素使用第 2 天,患者诉右膝关节下方疼痛。体温 37.6℃,全腹软,右膝下方局部红肿,皮温略高,有触痛,白细胞计数 $15.64×10^9/L$,中性粒细胞占比 80%。予双氯芬酸钠双释放肠溶胶囊对症治疗。术后第 13 天,即万古霉素使用第 3 天,患者右膝关节局部红肿,皮温略高,有触痛,抗 O、类风湿因子、红细胞沉降率检查结果均显示正常。术后第 14 天,患者体温高达 39.2℃,无腹痛,右膝下方局部红肿,皮温略高,有触痛。

思考

案例中这名患者后期出现发热是否为感染性发热? 如果考虑为药物热,可能为何种药物导致? 针对该患者应该采取何种措施规避不良反应?

解析

患者为急性阑尾炎急症入院,根据症状、体征及实验室检查等考虑初始发热为感染性发热。胃肠外科感染常见的致病菌,需考虑需氧菌与厌氧菌的混合感染;需氧菌中以大肠埃希菌、克雷白杆菌等肠杆菌科细菌为主,其他还有肠球菌和假单胞菌;厌氧菌中以脆弱类杆菌为主。该患者抗感染治疗选择头孢替安联合奥硝唑能够覆盖常见病原菌,基本符合推荐用药。用头孢替安后第 2 天,患者出现胸闷不适,有恶心,并出现腹泻,高度怀疑患者使用头孢替安后出现的不良反应。停用头孢替安后上述症状逐渐消失,也印证了该不良反应的诱因为头孢替安。为加强抗感染,医师换用了头孢吡肟。用药后患者体温逐步下降至 37℃左右,腹部体征也有明显好转。但白细胞计数始终维持在 $10×10^9/L$ 以上,未降至正常。故导致医师考虑感染未控制,进一步改用万古霉素。万古霉素用药后,非但白细胞计数未降,且患者再次发热,同时伴有右膝下方红肿热痛。故该患者再次发热与万古霉素的应用在时间上较为吻合,且患者此时临床症状是在不断好转中,不符合感染相关体征,且仅有发热,白细胞计数较之前变化不大,不应考虑为感染引起的发热。另外,万古霉素也是容易发生"药物热"的代表药物之一。综合以上情况,临床药师考虑发热及白细胞计数升高的原因,可能并非感染而是变态反应,建议医师停用目前所有抗生素,继续观察病情。若发生高热,即进行血培养明确致病菌,而后根据药敏结果用药。医师采纳建议,当日停用所有抗菌药物,并查第一次血培养。停药后第 1 天体温 38℃,患者现无腹痛加重等不适,予吲哚美辛栓降温等对症处理。停药后第 2 天,患者的右膝关节肿痛有明显好转,体温 37.4℃。停药后第 3 天,患者无右膝关节肿痛不适,体温 37℃,血常规检查示白细胞计数 $5.47×10^9/L$,中性粒细胞占比 58%。万古霉素停药 4 天后,患者已无腹部不适,无发热,血培养阴性。数日后患者痊愈出院。

根据国家不良反应监测中心《2005 年版因果关系评定表》,万古霉素与患者体温再次升高有合理的时间顺序关系,万古霉素是"药物热"的高危因素之一,停药后症状迅速好转并痊愈。综合以上三项考虑,该患者后期发热可能为万古霉素导致的药物热。对于本例患者的抗感染初始治疗基本有效,体现在患者体温不断下降及腹部症状改善。但抗感染过程中患者的血常规指标一直偏高,医师认为感染未控制,抗感染治疗力度不够,从而不断更换抗生素,最终导致患者出现药物热。临床上类似不良反应并不鲜见,如何对此类不良反应进行合理规避值得深入探讨。

首先,使用药物前,要对患者充分评估,选择合理的治疗方案并监测,对于本例患者的抗感染初始治疗基本有效,体现在患者体温不断下降及腹部症状改善。但抗感染过程中患者的血常规指标一直偏高,导致医师不断更换抗生素,最终产生药物热。也就是说,患者在应用头孢替安后感染已基本得到控制,但因为一个指标的异常导致医师换用万古霉素加强抗感染治疗,而这里万古霉素的应用并没有指征,应视为药物治疗错误。该患者因万古霉素所导致的不良反应是完全可以避免的。

其次,药物的规范使用是规避不良反应的前提。已知万古霉素是临床上最容易引发药物热的品种之一,而药物热这一不良反应的产生与药物使用的浓度、滴速及合并用药等均有相关性。故而在使用万古霉素前,一定要规范剂量、溶媒、滴速甚至是合并用药,对于该患者可以尽可能增大溶媒并减慢滴速,从而尽可能避免因万古霉素可能导致的变态反应。同时,及时做好应用抗过敏药的准备,以较快地抑制组胺和一系列反应。

再次,在用药时须详细了解患者的病史、药物过敏史和用药史。从该患者病史不难发现,该患者曾有青霉素及普鲁卡因等药物过敏史,在应用头孢替安时患者也曾出现恶心、腹泻等不良反应,由此推测患者对于药物的反应相对敏感,尤其须警惕该患者对其他药物可能出现不良反应,故而在选择药物品种时要考虑变态反应发生率较低的品种。

综合以上三点,可以尽量规避该患者因使用万古霉素而导致的不良反应。

案例 4-5-3　药物所致粒细胞缺乏

▣ **案例概述**

患者,女性,48 岁。因"右侧颈静脉孔区良性肿瘤"行右侧颈静脉孔病损切除术,术后出现声音嘶哑、频发呛咳等。进一步收治入院,给予康复治疗。同时给予尼莫地平片 30 mg 每日 2 次,口服;甲钴胺片 0.5 mg,每日 3 次,口服;甘油果糖注射液 250 mL,静脉滴注,每日 1 次;依达拉奉注射液 30 mg,静脉滴注,每日 2 次。患者晨起黄痰,查血常规指标示白细胞计数 $7.68×10^9$/L,但胸部 CT 示双肺炎症,考虑肺部感染。给予头孢西丁 2.0 g,每日 2 次,静脉滴注;阿奇霉素 0.5 g,每日 1 次,静脉滴注,并口服羧甲司坦口服液。3 天后痰培养结果显示:产气肠杆菌(一、二代头孢菌素,头孢西丁,氨苄西林均耐药,余敏感)。根据药敏结果抗感染治疗方案改为头孢曲松 2.0 g,每日 1 次,静脉滴注。用药后第 1 天下午,体温 37.8 ℃,稍感双下肢无力。复查血常规指标:白细胞计数 $2.97×10^9$/L,粒细胞绝对值 $5.34×10^9$/L,降钙素原、C 反应蛋白等感染指标正常。患者自觉咳嗽好转,考虑白细胞计数偏低与营养不良有关,加强营养支持。1 周后随访血常规指标:白细胞计数下降至 $1.39 \times 10^9/L$,中性粒细胞绝对值 $0.49 \times 10^9/L$,已达粒细胞缺乏标准。患者其他感染指标均在正常范围,且相关肺部症状有明显好转。粒细胞缺乏原因不明,考虑药物可能性大,但目前所用药物众多,不能明确,故停用所有药物,观察血常规指标的变化。同时请血液科会诊,会诊意见为根据病史及目前情况,暂不考虑为血液系统疾病,药物可能性大。考虑该患者目前存在较严重的感染风险,给予重组人粒细胞刺激因子注射液以升高白细胞水平,但患者予以拒绝。

头孢曲松停药 2 天后复查血常规指标:白细胞计数上升至 $1.95 \times 10^9/L$,粒细胞绝对值上升至 $0.68 \times 10^9/L$;3 天后白细胞计数 $3.08 \times 10^9/L$,粒细胞绝对值 $1.53 \times 10^9/L$;4 天后白细胞计数 $3.32 \times 10^9/L$,粒细胞绝对值 $1.63 \times 10^9/L$;1 周后白细胞计数 $4.0 \times 10^9/L$,粒细胞绝对值 $2.38 \times 10^9/L$,血常规指标恢复正常,予出院。

❓ 思考

案例中这名患者出现粒细胞缺乏是否为头孢曲松诱导所致? 此类不良反应如何干预或规避?

🗒 解析

通过了解该患者病史、入院后用药史以及检查结果,考虑患者粒细胞减少系头孢曲松诱导可能性大,该判断出于以下几点原因:①头孢曲松影响白细胞的报道虽然极少,但第三代头孢类药物确实有类似不良反应报告,在患者所用药物中,头孢曲松可能性最大;②患者白细胞计数的变化曲线与药物使用和停用时间吻合:入院时白细胞计数正常,使用抗生素后下降,停药后出现回升趋势;③血液科会诊暂不考虑原发性血液系统疾病可能。

此不良反应为 B 类,不可预期。尽管如此,在用药前,需要详细询问患者是否有过药物过敏史,特别是对同类或相似药物的过敏情况,了解患者的疾病史,特别是与药物代谢、排泄相关的疾病等,充分评估并权衡利弊后方可选择最为合适的治疗药物。该患者因细菌感染无可避免需要使用抗菌药物,临床上所使用的抗菌药物均有一定的降低白细胞的作用,抗感染的同时有可能会导致白细胞计数降低。因此,在治疗的同时需注意此类不良反应,做好充分应对的准备。在出现不良反应后,应迅速作出相关性判断并合理处置。但该患者出现白细胞计数减少初期并没有得到相应的重视,而是简单归结为营养不良,同时也并未进行相关处理,继续用药后导致白细胞和粒细胞进一步下降,甚至达到粒细胞缺乏标准。虽然此时迅速进行了相关性评估,并停用了疑似药物头孢曲松,但给患者带来一定程度的损伤,并造成了一定的感染风险。如果在发现白细胞计数稍偏低时即作出处置,可减少对患者的影响。

⋯参 考 文 献⋯

[1] Budnitz D S, Shehab N, Lovegrove M C, et al. US emergency department visits attributed to

medication harms, 2017 - 2019[J]. JAMA, 2021,326(13):1299 - 1309.

［2］ Edwards I R, Aronson J K. Adverse drug reactions: definitions, diagnosis, and management [J]. Lancet, 2000,356(9237):1255 - 1259.

［3］ Kongkaew C, Noyce P R, Ashcroft D M. Hospital admissions associated with adverse drug reactions: a systematic review of prospective observational studies [J]. Ann Pharmacother, 2008,42(7): 1017 - 1025.

［4］ Shepherd G M. Adverse drug reactions: Medicine's flawed understanding of basic science[J]. Trends Pharmacol Sci, 2019,40(8),498 - 504.

［5］ 王大猷.临床试验过程中研究者应有判断和报告个例 SUSAR 的责任[J].中国医药导刊,2023, 25(7):693 - 699.

［6］ Vestergaard P, Rejnmark L, Mosekilde L. Fracture risk associated with different types of oral corticosteroids and effect of termination of corticosteroids on the risk of fractures [J]. Calcif Tissue Int, 2005,77(3):167 - 174.

［7］ Ferner R E, McGettigan P. Adverse drug reactions [J]. BMJ, 2018,363:k4051.

［8］ Rawlins M D, Thompson J W. Pathogenesis of adverse drug reactions [M]//Textbook of adverse drug reactions. Oxford: Oxford University Press, 1991.

［9］ Pirmohamed M, James S, Meakin S, et al. Adverse drug reactions as cause of admission to hospital: Prospective analysis of 18,820 patients [J]. BMJ, 2004,329(7456):15 - 19.

［10］ Edwards I R, Aronson J K. Adverse drug reactions: definitions, diagnosis, and management [J]. Lancet, 2000,356(9237):1255 - 1259.

［11］ 杨威,译.药物警戒信号检测实践[M].天津:天津出版传媒集团,2010.

［12］ 魏戌,谢雁鸣.国内外不良反应因果判断原则及评价方法解读[J].中国中药杂志,2012(18): 2744 - 2747.

［13］ 魏水易,蒯丽萍,顾文华.贝叶斯法与可疑药品不良反应因果评价[J].药品不良反应杂志, 2002,4(2):102 - 106.

［14］ Coleman J J, Pontefract S K. Adverse drug reactions [J]. clin med, 2016,16(5):481 - 485.

［15］ 王青宇,陈壮.四大国际药物警戒数据库概述及其应用[J].药品不良反应杂志,2023,25(8): 497 - 503.

［16］ 李宗阳,敬赟鑫,李彩霞,等.国外典型药物警戒数据库研究及经验借鉴[J].中国药物评价, 2021,38(4):265 - 273.

［17］ 张晓丹,赵永红,王斌.头孢哌酮钠/舒巴坦钠致重型多形红斑性药疹 1 例[J].中国药师,2020, 23(4):706 - 708.

第五章 药物相互作用

记忆:药物相互作用的概念、分类、原理与影响因素;熟悉临床常见注射剂的pH值范围等理化特点。

理解:配伍禁忌、药代动力学相互作用、药效动力学相互作用引起常见不良反应的原因。

运用:具备识别药物间相互作用的能力;预防典型的药物相互作用可能引起的不良事件,并给出建议。

第一节 药物相互作用概述

一、药物相互作用的概念

广义的药物相互作用(drug interaction)指能使药物发生药代动力学或药效动力学改变的所有因素与该药物之间的交互作用,这些因素可包括其他药物、食物、饮品、补充剂、基因型或环境因素等。药物相互作用可改变药物的疗效和安全性,可分为体外相互作用(即配伍禁忌)及体内相互作用。

狭义的药物相互作用是指2种或2种以上药物同时或一定时间内先后应用时,在机体因素(药物代谢酶、药物转运蛋白、药物结合蛋白、药物基因多态性、生理病理不同等)的影响下,因为彼此之间的交互作用而发生的药动学或药效学的变化,临床表现为药效增强和(或)毒副作用加重,也可表现为药效减弱和(或)毒副作用减轻。临床治疗过程中提及的药物相互作用一般为狭义的药物-药物相互作用(drug-drug interaction)。

二、药物相互作用在临床上的应用

药物相互作用在临床用药过程中发生概率较高。为达到治疗目的,临床上常采用2

种或 2 种以上药物联合使用以增加药物的疗效、减轻药物的毒副作用、延缓机体或病原体耐药性的产生等；同时，随着全球范围内人口老龄化加剧和慢性疾病患者增加，多病共存、多药共用现象普遍，临床上通常将同一名患者同时使用 5 种及 5 种以上的不适当用药称为多重用药。流行病学数据表明，美国约 2/3 的高龄老年人（≥75 岁）患有多种慢性疾病；我国 42% 的老年人同时患有 2 种以上疾病，以高血压病、糖尿病、冠心病、脑卒中、慢性呼吸系统疾病等组合最为常见，且患病率逐年增长。多病共存往往需要多重用药治疗。多重用药治疗可增加药物相互作用的机会、增加用药错误的概率，由此引起药物疗效发生变化和（或）不良反应，甚至导致严重后果，称为不良药物相互作用（adverse drug interaction）。通常不良药物相互作用是可以避免或预防的，忽视明确的不良药物相互作用而导致的药源性损害是一种医疗差错。

三、药物相互作用的结果

药物-药物的相互作用结果包括期望的（desirable）、无关的（inconsequential）、有害的（adverse）。

（一）期望的结果

期望的结果是指通过药物间相互作用所实现的有益效应，通常是通过联合用药来增强治疗效果或降低不良反应发生率。这些相互作用是有意设计的，使患者能够从组合疗法中获得更大的临床获益。例如，五酯胶囊与他克莫司合用。五酯胶囊含有五味子提取物，其主要成分五味子素具有抑制 CYP3A4 酶的作用，这种抑制作用会减少 CYP3A4 介导的药物代谢；而他克莫司主要通过 CYP3A4 酶代谢，五酯胶囊抑制 CYP3A4 后，他克莫司在体内的代谢速度减慢，血药浓度升高。联合用药时临床可根据血药浓度监测的结果调整他克莫司的剂量。该药物相互作用可以有效减少他克莫司的用量，从而降低器官移植术后高昂的抗排异药物治疗费用；治疗新型冠状病毒感染的抗病毒药物奈玛特韦/利托那韦也是利用了药物间的相互作用。其中奈玛特韦为主要的抗病毒成分，通过抑制新型冠状病毒蛋白酶，阻止病毒复制；利托那韦是一种强效的 CYP3A4 酶抑制剂，可提高奈玛特韦的血浆浓度，利用两种药物的协同作用，增强了抗病毒的效果。

（二）无关的结果

无关的结果是指 2 种或 2 种以上药物的交互作用对患者的临床结果没有显著影响，这种相互作用不会导致药物疗效的明显变化，也不会引发显著的不良反应，通常不会对治疗决策产生重大影响。

（三）有害的结果

有害的结果是目前临床上最值得关注的药物相互作用，会对患者的健康产生负面影响，需通过监测和管理来降低风险。例如，异烟肼与利福平合用可引起中毒性肝炎发生率升高。异烟肼在肝脏中乙酰化为多种无活性代谢产物，其中包括有毒的肼类化合物（如乙酰肼），这些有毒代谢产物可以引起肝细胞的损伤、坏死及炎症反应。利福平为强效肝酶诱导剂,这种酶诱导作用增加了异烟肼的代谢速率,致使产生更多的有毒代谢产物,联合使用时显著增加了患者发生中毒性肝炎的风险。但目前异烟肼、利福平与其他抗结核药物(如吡嗪酰胺、乙胺丁醇)的联合疗法仍是标准的抗结核治疗方案,这种联合用药在临床上是必要的,因其可通过多种药物的协同作用有效杀灭结核分枝杆菌,减少耐药性的发生,其获益大于风险。在临床治疗过程中,须密切监测患者的肝功能,对于高风险患者(如有肝病史或酗酒史者)应调整药物剂量或选择其他替代药物。当"有害的"药物相互作用导致严重不良后果,风险大于获益时,应禁止或避免合用。例如,索他洛尔与钙通道阻滞药(如维拉帕米、地尔硫草)合用。索他洛尔作为一种非选择性的 β 受体阻滞剂,可延缓心率,减缓房室结的传导速度,抑制钾离子外流,延长心脏动作电位时程,延长心房和心室肌的有效不应期,降低心肌细胞重新兴奋的能力,从而减少心律失常的发生。然而,由于延长了动作电位时程和有效不应期,索他洛尔可能导致 Q‐T 间期延长、心动过缓、房室传导阻滞等一系列不良反应。而钙通道阻滞药通过抑制钙离子内流,亦可延长房室结的有效不应期,减慢传导速度,进一步增强索他洛尔在心脏传导系统和心肌上的抑制作用,特别是在减慢心率和减少心肌收缩力方面,加重房室传导阻滞,抑制心室功能。因此,应避免合用。

第二节　常见药物相互作用

药物相互作用包括药物在体外的相互作用和在体内的相互作用,体内相互作用根据作用机制又分为药代动力学相互作用及药效动力学相互作用。

一、药物的体外相互作用

药物的体外相互作用也称配伍禁忌(contraindicated combination),是指 2 种或 2 种以上药物同时混合使用或先后序贯给药时,因药物的理化性质不相容等原因,在尚未给患者输注或输注过程中在体外发生的物理或化学反应。通常发生在 1 个或多个注射用药物添加到基础输液中或在注射用容器中混合时,也可发生在多组输液序贯给药过程中前后组的药物在输液管中混合时,或发生于药物和输液器材之间。

药物之间在体外发生的物理反应有吸附作用、结晶析出、油水分离、盐析反应等;化学反应有酸碱反应、氧化还原反应、离子交换反应、水解或聚合反应、络合反应等。药物体外相互作用的反应结果可产生沉淀、产气、结晶析出、液体分层、颜色改变等可见变化,也可能无任何肉眼可见变化。这些反应往往会改变药物原有的物理性质,如药物粒径、酸碱度、溶解度、渗透压等,也可能改变原有的化学特性,如药物含量降低的同时产生了新的化学物质。所有这些均可导致药物浓度降低、用药剂量减少而影响治疗效果,而新产生的不明杂质更是会带来危害患者生命和健康的毒性反应或严重不良反应风险。所以临床开具医嘱和处方前,须充分了解药物及其辅料的基本理化性质,熟悉常见的药物间相互作用及其反应原理,从而尽量规避这些风险。

(一) 吸附作用

吸附作用是指药物被吸着在固体或液体物质表面上的作用,药物间的吸附作用可能是物理吸附也可能是化学吸附。

静脉输液治疗过程中最常见的吸附作用发生在药物与输液器之间。临床目前常用的一次性输液器材质有所不同,主要有聚氯乙烯(PVC)、聚烯烃热塑弹性体(TPE)、超低密度聚乙烯(PE)和聚丙烯(PP)等。其中聚氯乙烯输液器应用较广,但是该材质对一些醇溶性、脂溶性药物有较强的吸附作用,而超低密度聚乙烯和聚丙烯材质则基本无吸附作用。多项针对不同药物的实验研究表明,输液器材对溶液中药物的吸附率与输液时间成正比,最高吸附率甚至能达到80%以上。因此,很多容易被聚氯乙烯材质吸附的药物在说明书中对输液器材质提出明确要求。如丁苯酞氯化钠注射液在说明书中写明:输注本品时仅允许使用超低密度聚乙烯输液器。对于容易被聚氯乙烯材质吸附的药物,尤其是有实验证实吸附率高的药物,如5-氟尿嘧啶注射液、紫杉醇注射液、氯硝西泮注射液、硝酸甘油注射液、尿激酶注射液等,临床使用过程中需特别注意输液器的选择。

此外,某些制剂本身也具有一定的吸附作用,如各类脂肪乳注射、纳米碳混悬注射液等,因其容易吸附其他活性药物成分,一般不与其他药物配伍,须单独应用。

发生吸附作用的结果会造成静脉治疗药物的浓度降低,难以达到预期疗效。

(二) 结晶析出

药物体外相互作用产生的结晶析出是指固体药物从药物溶剂中析出的过程。物理反应和化学反应都可能会造成药物的结晶析出现象。物理反应造成药物结晶析出:如常见的甘露醇注射液在低温环境下容易析出甘露醇结晶,这是因为作为高渗治疗作用的甘露醇注射液为常温下(25℃)的过饱和溶液,在低温环境下其溶解度下降即析出,一旦出现结晶必须适当加热至结晶重新溶解后方可使用。化学反应造成药物结晶析出:如盐酸胺碘酮注射液用生理盐水稀释则会产生暗棕色结晶,这是因为胺碘酮是苯环二碘取代物结构,性质不稳定,其pH值为2.5~4.0,在碱性及中性溶液中易水解而生成含碘的暗棕色结晶,且浓度越低越容易发生,而偏酸性的溶液环境可在一定程度上抑制这一水解过程。所以其药品说明书中明确指出:500 mL中少于2安瓿注射液的浓度不宜使用;仅用等渗葡萄糖注射液配制,不要向输液中加入任何其他制剂。

输液中常见的另外一种结晶析出是因稀释或配伍过程中改变了原有溶剂的性质,使得药物成分溶解度降低而析出,如地西泮注射液。地西泮在水中几乎不溶,为了将其制成澄明液体,在注射液中加入了丙二醇、乙醇、苯甲醇等,因此其注射液是一种非水溶媒,与其他输液配伍时大量水溶液的稀释使得注射剂溶媒的极性改变,导致药物析出产生结晶、浑浊或沉淀等现象。其他如尼莫地平注射液含乙醇和聚乙二醇,氢化可的松注射液含50%乙醇等,其溶媒均不是单纯的水,在配伍过程中须注意是否会因不当配伍而导致药物析出。

如药物析出的结晶粒径≥50 μm,有可能通过肉眼检视发现;如结晶粒径<50 μm,则很难被肉眼检视及时发现,需要通过实验室检查才能发现。2020 版《中国药典》对输液微粒的限度做了明确规定,标示装量≥100 mL 的静脉用注射液除另有规定外,每 1 mL 中含直径≥10 μm 的微粒数不得超过 25 粒,含直径≥25 μm 的微粒数不得超过 3 粒。结晶析出结果会造成静脉输液中的不溶性微粒超标,引起血管栓塞、肉芽肿、静脉炎、过敏、热源样反应等,是输液治疗过程中发生不良反应的重要诱因。

如输液中发现有结晶析出,除了甘露醇这类可通过适当加温使结晶融化后继续使用外,其余情况下输液不应继续使用。

(三) 油水分离

脂溶性药物因其在水溶液中溶解度差,在药物制备过程中需要加入乳化剂或助溶剂。如在使用过程中配伍不当,则易破乳而出现油水分离。油水分离常发生于脂溶性药物与水溶性溶媒或药物加药混合时,也可在混合后的药液输注过程中出现,破乳后水油两相的比重不同而出现浑浊、油滴漂浮、挂壁,甚至整体输液分层的现象。

临床使用的脂溶性药物主要有各类脂肪乳注射液,是一类用大豆油加水溶性甘油经注射用卵磷脂乳化制成的一种水包油的灭菌乳状液体。其次,是以精制植物油和卵磷脂为主要载药载体的新型制剂,如各种脂质体注射液及脂微球等。另外,还有些药物自身就是脂溶性药物,如脂溶性维生素注射液、注射用达托霉素等。这些药物均是极细小油滴分散于水溶液的形式,油滴分散度高,总表面积大,是一种热力学不稳定的乳状分散体系,需要在制剂过程中加入乳化剂保持稳定。这些药物临床使用时会因为加入溶媒稀释、加入大量电解质、pH 值变化、外部环境温度、光线照射、输注时间长等各种因素影响,破坏油水相的平衡,使脂肪颗粒相互靠近发生聚集或絮凝、合并,产生破乳甚至和水相分层等不可逆的改变。例如,多烯磷脂酰胆碱注射液,因其含有大量的不饱和脂肪酸基,所以使用过程中严禁用含电解质溶液,如氯化钠注射液、林格注射液等稀释,只能使用不含电解质的葡萄糖注射液稀释,且不能与任何含电解质药物(如氯化钾注射液等)混合同瓶输注,否则容易絮凝而使溶液浑浊。

输液发生油水分离后会对患者造成严重伤害,脂肪乳聚集絮凝而形成的大颗粒可伴随着输液过程进入肺部,造成肺部肉芽肿;进入血管可以引起血管肉芽肿、静脉炎及血栓等;伴随血液循环可进入身体其他器官,如肝、肾等造成损害。因此,如输液瓶(袋)内的液体发生液面漂浮油滴或水油分层等,切不可继续使用。

(四) 酸碱反应

药物在体外的酸碱反应是酸性药物和碱性药物中 H^+ 和 OH^- 离子结合生成水的中和反应。酸碱反应是药物体外相互作用中最经常发生的一类反应。酸碱性是药物的重要属性,pH 值是影响输液中药物稳定性的重要因素,生物碱类、酯类、酰胺类、磺胺类等结构的药物极易在输液 pH 值发生变化时析出或水解。注射剂的 pH 值应与其稀释溶媒的 pH 值相近,差距越大,越容易发生酸碱反应。表 5 - 2 - 1 列出了常用溶媒的 pH 值范围。

表 5-2-1 常用溶媒药物的 pH 值

名　　称	pH 值范围
5%葡萄糖注射液	3.2~6.5
葡萄糖氯化钠注射液	3.5~5.5
0.9%氯化钠注射液	4.5~7.0
复方氯化钠注射液	4.5~7.0
乳酸钠林格注射液	6.0~7.5
复方乳酸钠葡萄糖注射液	3.6~6.5
灭菌注射用水	5.0~7.0
5%碳酸氢钠注射液	7.5~8.5

　　人体血液的正常 pH 值为 7.35~7.45,pH 值超出此范围的药物或输液经静脉给药后会不同程度地损伤静脉内膜。在注射剂生产过程中通常会加入盐酸、氢氧化钠、磷酸二氢钠等,将 pH 值调节在 4.0~9.0 范围,降低静脉输液过程中对血管的刺激。但也有些药物会超出此范围,表 5-2-2 中列出的常用注射剂 pH 值为 2.5~12.5。对于超出常规 pH 值范围的药物,如 pH 值<4 或 pH 值>9.0,因其更易于发生酸碱反应,需要谨慎选择合适的溶媒并尽量避免与其他药物同瓶输注。

表 5-2-2 部分注射剂的 pH 值

注射剂名称(稀释浓度)	pH 值范围
盐酸胺碘酮注射液	2.5~4.0
盐酸罂粟碱注射液	2.5~4.0
注射用盐酸万古霉素(1 mL∶5 万 IU)	2.5~4.5
氯解磷定注射液	2.5~4.5
盐酸肾上腺素注射液	2.5~5.0
盐酸多巴酚丁胺注射液	2.5~5.0
盐酸纳洛酮注射液	3.0~4.0
氨甲苯酸注射液	3.5~4.5
硫酸庆大霉素注射液	3.5~6.0
硫酸阿米卡星注射液	4.0~7.0
注射用盐酸表柔比星(1 mL∶2 mg)	4.5~6.0
维生素 K_1 注射液	5.0~5.6

（续表）

注射剂名称（稀释浓度）	pH 值范围
注射用顺铂（1 mL∶1 mg）	5.0～7.0
肝素注射液	5.5～8.5
注射用乳糖酸红霉素（1 mL∶85 mg）	6.0～7.5
门冬氨酸钾镁注射液	6.2～7.8
注射用头孢拉定（1 mL∶100 mg）	8.0～9.6
注射用氨苄西林钠（1 mL∶100 mg）	8.0～10.0
氟尿嘧啶注射液	8.4～9.2
呋塞米注射液	8.5～9.5
肌苷注射液	8.5～9.5
氨茶碱注射液	约 9.6
苯巴比妥钠注射液	8.5～10.0
注射用泮托拉唑钠（1 mL∶4.0 mg）	9.5～11.0
磺胺嘧啶钠注射液	9.5～11.0
注射用苯妥英钠（1 mL∶35 mg）	9.5～11.5
注射用阿昔洛韦（1 mL∶12.5 mg）	10.5～11.5
注射用更昔洛韦（1 mL∶12.5 mg）	10.5～11.5
注射用奥美拉唑（1 mL∶4.0 mg）	10.1～11.1
注射用兰索拉唑（1 mL∶3 mg）	10.5～12.5

　　pH 值偏低的肾上腺素类、万古霉素类等注射剂，以及制成盐酸盐的各类生物碱类注射剂，多选择偏酸性的葡萄糖或偏中性的氯化钠注射液为溶媒，若与 pH 值高的药物或具有大缓冲容量的弱碱性溶液配伍，可能发生酸碱反应而产生沉淀或变色等现象，如万古霉素与强碱性的兰索拉唑等质子泵抑制剂类药物混合会产生墨绿色沉淀，甚至两组输液前后给药时在输液管中混合也会发生反应。

　　质子泵抑制剂类药物因其结构中本就含有吡啶、苯并咪唑等碱性基团，在生产过程中又加入了氢氧化钠以保证其稳定性，因此 pH 值普遍偏高，如注射用泮托拉唑的 pH 值为 9.5～11.0，注射用兰索拉唑的 pH 值为 10.5～12.5，临床使用时只能选择氯化钠注射液稀释而禁用偏酸性的葡萄糖类作为溶媒。同时，这类药物不能过度稀释，否则输液的 pH 值降低且输注时间延长会导致药物不稳定而产生颜色变化；也不能配伍其他药物同瓶输注，且在给药前后建议以 0.9% 的氯化钠注射液充分冲管，因其溶液的强碱性环境与绝大多数药物都不相容。

　　呋塞米注射液（pH 值 8.5～9.5）和磺胺嘧啶钠注射液（pH 值 9.5～11.0）等则是有机弱酸溶解于强碱溶液以保持其稳定性的强碱弱酸盐制剂，这些碱性药物在遇到 pH 值较低的酸性药物或溶媒时易发生酸碱反应而析出沉淀,如呋塞米注射液用葡萄糖注射液稀释可生成呋塞米沉淀,磺胺嘧啶钠注射液用葡萄糖注射液稀释可析出磺胺嘧啶结晶。因此,这类强碱弱酸盐结构的药物仅可使用生理盐水、复方氯化钠注射液等中性溶液稀释,禁止与偏酸性的溶媒或药物配伍。

药物间发生酸碱反应后可出现各种肉眼可见的反应结果,如变色、产气、沉淀、结晶、浑浊等,也可能不出现肉眼可见的变化而有新的不明杂质生成。变色、沉淀等变化如发生在输注过程中,不仅可能会给患者造成严重身体伤害,引起栓塞、静脉炎、肉芽肿、过敏、热原样反应等各种严重不良反应,还会给患者造成极大的心理压力,引起恐慌焦虑,给医患关系带来负面影响。因此,在临床用药中,医师、护士、药师都需要对酸碱性比较特殊的注射类药物的稀释和配置加强审核和关注。

(五) 氧化还原反应

氧化还原反应是化学反应前后元素的氧化数有变化的一类反应,实质是电子的得失或共用电子对的偏移。氧化还原反应是化学反应中的三大基本反应之一,很多药物结构中有还原性基团,如多酚类、烯醇类、不饱和脂肪酸等,容易与空气中的氧发生自氧化或因药物配伍不当而被氧化。因此,氧化还原反应也是药物体外相互作用中常见的一类反应。

多酚类由于有较强的供电子能力、容易失去电子而被氧化,且氧化产物主要是有色的醌类化合物,从而导致药物溶液颜色改变。这一过程受到氧气、pH 值、金属离子、光照、温度等的影响,因此合理配伍可延缓或避免这类输液变色。例如,去甲肾上腺素注射液,因其分子中的儿茶酚结构性质不稳定,极易被氧化生成红色的去甲肾上腺素红,碱性或中性条件下氧化加速,而在 pH 值<4 的溶液中相对稳定。因此,去甲肾上腺素注射液宜选用偏酸性的葡萄糖注射液作为溶媒。临床常用的很多药物,如肾上腺素类、多巴胺类、吗啡、水杨酸等都含有多元酚类结构。很多中药注射液也含有多酚类成分,如丹参多酚酸盐。

烯醇类结构也极易被氧化,典型代表药物是维生素 C,极易氧化生成有色的酸性代谢物而发黄、变色,其注射液制备过程中必须加入抗氧剂,临床使用过程中还需注意不可与维生素 K_1 等醌类结构的药物混合使用。

此外,磺胺类药物、吡唑酮类药物(如氨基比林)、噻嗪结构药物(如盐酸异丙嗪)等,均极易氧化变色;含不饱和键的药物(如各类脂肪乳注射液、维生素 A 等)也极易氧化变质。因此,这类在药物储存、配制、使用过程中,都需注意避免配伍不当或光照等。

氧化还原反应比较常见的结果是颜色变化,且相比较结晶析出、酸碱反应等,氧化还原反应速度略慢,常常在输液配置过程中不能及时被发现而在储存或输注过程中出现。此外,氧化还原反应后生成的各类新化合物,也会变成输液过程中的杂质,是输液安全的一大隐患。

(六) 离子交换反应

离子交换反应是指药物结构中的阳离子或阴离子与溶液中同性离子进行交换的过程。含二价阳离子的化合物发生离子交换反应常常会生成不溶性沉淀,如碳酸钙、磷酸钙等,对用药安全造成极大威胁,是输液处方过程中需要加强关注的一类反应。

药物结构中容易发生离子交换反应而形成沉淀的阳离子主要是钙离子、镁离子。这些二价阳离子既可与磷酸盐、碳酸盐生成沉淀,也可与有机酸中的枸橼酸、琥珀酸、草酸等形成有机酸盐沉淀。除了常见的10%氯化钙注射液、葡萄糖酸钙注射液、肝素钙注射液等含有钙离子,25%硫酸镁注射液含有镁离子外,这些二价阳离子还可能存在于林格溶液、乳酸钠林格溶液、复方电解质溶液、复方氯化钠溶液等溶媒中,需要格外注意这类溶媒既不可用于稀释地塞米松磷酸钠、硫酸庆大霉素等注射剂,也不可用于辅料中含有碳酸根离子的注射剂,如注射用头孢他啶。

药物结构中容易发生离子交换反应而形成沉淀的阴离子有很多,如磷酸根离子、碳酸根离子、硫酸根离子、草酸根离子等,其中磷酸根离子存在于地塞米松磷酸钠注射液、克林霉素磷酸酯注射液、三磷腺苷注射液、二磷酸果糖注射液等药物中;碳酸根离子常常以碳酸钠的形式存在于部分药物的辅料中,如注射用头孢他啶的辅料中有碳酸钠。因此,与氯化钙、葡萄糖酸钙均不能配伍,否则会生成沉淀。

药物之间离子交换反应的最常见表现是沉淀,而沉淀不仅会造成输液浑浊,还会导致输液中的不溶性微粒严重超标,引起血管栓塞、肉芽肿、静脉炎、过敏、热源样反应等,是安全用药的巨大威胁。尤其是这类反应发生于全合一肠外营养液中时,因脂肪乳可掩盖输液中离子反应形成的白色沉淀而难以被及时发现,容易造成严重后果。因此,在输液处方中需要加强审核。

(七) 水解反应

水解反应是化合物与水的复分解反应,使化合物分解为两部分,一部分与水的 H^+ 结合,而另一部分与水的 OH^- 结合,得到2种或2种以上新化合物。药物中容易发生水解反应的结构主要是酰胺和内酰胺结构,如氯霉素、青霉素和头孢菌素;酯类结构,如普鲁卡因、穿心莲内酯;亚胺类结构,如地西泮。这些药物分子结构中不稳定的化学键在水分子的作用下断裂,水解成其他物质。水解反应的发生除了与药物自身的结构特点有关,还容易受到药物浓度以及外部环境影响,尤其是环境温度、溶液 pH 值等。

临床输液治疗中最常发生的水解反应是青霉素 β-内酰胺环的水解反应。青霉素钾盐或钠盐极易溶于水,在酸性或碱性条件下 β-内酰胺环均可发生裂解生成青霉酸、青霉醛和青霉胺等致敏杂质,不仅使变态反应发生率增加,同时也使水解的药物失去生物活性,效价降低。青霉素类药物溶液稳定的 pH 值为 6.0~6.5,此类药物不能和氨基糖苷类抗生素等碱性药物混合使用,同时也不宜使用 pH 值偏低的葡萄糖注射液作为溶媒。此外,中药注射液中的一些有效部位内酯类成分(如穿心莲内酯),以及中药注射液生产过程中未能去除的杂质中含有的酚类化合物、鞣质类结构及少量蛋白质类,在溶媒不合理时也容易发生水解反应而生成不明杂质。因此,在溶媒选择时需要严格遵循说明书的建议。

水解反应虽然不会形成沉淀、变色等明显结果,但是水解后药物含量下降、效价降低会造成疗效降低,水解生成的不明杂质也容易导致输液不良反应。

（八）络合反应

络合反应是指金属离子和配体之间形成配位键而产生的反应。络合反应在药物的稳定性中扮演着双刃剑的作用。

一些金属离子类的药物,因其水溶液稳定性差,需要借助络合反应形成稳定的络合物以确保其贮存、运输及使用过程中的稳定性。例如,蔗糖铁注射液,是由蔗糖和新鲜生成的氢氧化铁胶体经过络合形成的平均相对分子量为 43 000 的大分子复合物。这种大分子一方面结构稳定,保证在生理条件下不会释放出铁离子,另一方面多核氢氧化铁核心表面被大量非共价结合的蔗糖分子所包围的结构与生理状态下的铁蛋白结构相似,可以避免药物从肾脏被快速消除。

而另有一些大分子药物在配伍过程中,须避免接触金属离子,以免形成络合物后失去活性。例如,很多药物在辅料中加入了乙二胺四乙酸(ethylene diamine tetraacetie acid,EDTA)作为稳定剂,EDTA 与 Cu^{2+}、Mn^{2+}、Zn^{2+} 等金属离子易生成络合物,这类药物在输液过程中应避免与含有 Cu^{2+}、Mn^{2+}、Zn^{2+} 等金属离子的微量元素注射液同瓶,也应避免与低精蛋白锌胰岛素混合,以免 EDTA 与这些含金属离子的药物发生络合反应而影响药液成分和稳定性。

（九）光解反应

药物分子受光线的辐射作用、分子活化而产生分解的反应称为光解反应。光的能量与波长成反比,日光中的紫外线更易激发化学反应,加速药物的分解。因此,输液过程中应避免日光直射。

硝普钠是最典型的对光敏感的药物,其结构对热稳定,可经热压灭菌,但对光极为敏感。经光线照射后,硝普钠分解为水合铁氰化钾和氧化氮,并可进一步分解产生有毒的氰酸及普鲁士蓝等。因此,输注溶液应新鲜配制并注意避光。新鲜配制的溶液为淡棕色,如变为暗棕色、橙色或蓝色,则提示可能有光解反应发生。因其产物有毒,一旦变色则应立即弃去不再使用。室内光线条件下,硝普钠半衰期仅为 4 h,且光照 10 min 即开始分解。因此,输注过程中必须严格避光,使用专用的避光输液瓶。此外,药物结构中含酚羟基或双键的药物,一般会对光线敏感,如氯丙嗪、异丙嗪、核黄素、氢化可的松、泼尼松、维生素 A、辅酶 Q、硝苯地平等。

对光敏感的药物一般采用棕色玻璃瓶包装或容器内衬垫黑纸避光贮存,且输注过程中应使用遮光输液瓶或在输液袋上套遮光袋以避免光照。

注射剂发生光解反应会生成新的杂质甚至有毒物质,可导致输液变色等质量问题。因此,对光敏感的药物在临床给药过程中应严格避光保存或避光输注。

二、药代动力学的相互作用

药代动力学的相互作用是指先后或同时使用的药物致使本身或联用的其他药物在体内的"ADME"过程,即吸收(absorption)、分布(distribution)、代谢(metabolism)、排泄

(excretion)过程发生改变,从而影响药物的血浆浓度,进而造成药效和(或)不良反应的增强或减弱。根据其影响的药代动力学过程分为以下 4 个方面。

(一) 影响吸收的药物相互作用

吸收是指药物从给药部位进入血液循环的过程。除血管内给药外,其他途径给药均存在吸收过程。口服是临床最常采用的给药途径,其次还包括舌下给药、透皮给药、皮下注射、肌内注射、肠道给药、吸入给药、鞘内注射、关节腔内注射等。与药物吸收相关的主要药代动力学参数有生物利用度(bioavailability,F)、吸收半衰期(absorption half-life,$t_{1/2abs}$)、峰浓度(maximum concentration,C_{max})以及药物浓度-时间曲线下面积(area under the curve,AUC)。其中 F 指的是药物通过非静脉途径给药后,进入全身循环的药物量占给药剂量的比例;$t_{1/2abs}$ 是指药物在吸收过程中其浓度减少一半所需的时间,用以描述药物从给药部位如胃肠道进入全身循环的速度,吸收半衰期短意味着药物吸收速度快;C_{max} 通常指药物在血浆中达到的最高浓度;AUC 指的是药物在体内的总暴露量。影响药物吸收就会影响到这些参数。

1. **胃肠道被动扩散或主动转运** 药物口服后在胃肠道的吸收过程主要有被动扩散和主动转运两种方式。被动扩散指药物分子按照浓度梯度从高浓度一侧向低浓度一侧移动。被动扩散不需要转运蛋白的介导,也不需要额外能量消耗。主动转运指药物通过细胞膜上的特定转运蛋白(转运体)进行主动运输,克服浓度梯度,使药物进入或离开细胞。主动转运通常需要消耗能量。转运蛋白是一类膜蛋白,可以选择性地结合和运输药物,当另一种药物竞争性结合转运蛋白或影响转运蛋白的活性时,可影响原药物在胃肠道的吸收。例如,抗凝药物达比加群酯为转运蛋白 P-糖蛋白的底物,P-糖蛋白能将其从肠壁细胞中泵出,减少经肠道吸收进入血液循环的药物剂量,当与强效 P-糖蛋白抑制剂如胺碘酮、克拉霉素和替格瑞洛等联合使用,会导致达比加群的泵出量减少,吸收量增加,血药浓度升高,抗凝作用增强,合用时需加强凝血功能的监测。

大多数药物在胃肠道中以被动扩散形式通过细胞膜吸收入血,药物的脂溶性越高越易穿过细胞膜,药物的吸收速率和剂量越高。药物的脂溶性还与其解离程度有关,解离度越高,药物脂溶性越低,吸收越少。胃肠道 pH 值可影响药物的解离程度。一般来说,弱酸性的药物在 pH 值较低条件下解离度低、脂溶性高,易被吸收;碱性药物与之相反。药物联用时,当一种药物改变了胃肠道的 pH 值,胃肠道对另一种药物的吸收可能会增加或减少,导致药效增强或减弱。一般而言,酸性环境更有利于酸性药物的吸收,碱性环境则有利于碱性药物的吸收。例如,水杨酸类、磺胺类和一些巴比妥类酸性药物在酸性条件下吸收较好,若与碱性药物(如碳酸氢钠等)联用,可因胃肠道吸收降低而药效减弱;酸性药物(如四环素类)在酸性条件下更易被吸收,因此,酸性药物维生素 C 和食物中的酸性物质可促进其胃肠道吸收,增强其抗菌活性。

2. **胃肠道蠕动** 多数药物主要在小肠上段被吸收,影响胃排空和肠蠕动的药物或食物均能影响药物到达小肠部位的速度和滞留时间,从而改变药物的起效时间、持续时间和作用强度。延缓胃排空能够使药物到达小肠的时间推迟,使药物起效变慢、药效延长。如抗胆碱药(如阿托品、东莨菪碱、溴丙胺太林)和阿片类药物(如吗啡、可待因、哌替啶),能使胃排空延缓,延迟某些口服药物的达峰时间,降低药物的峰浓度。例如,用于胃肠痉挛性疼痛的 M 受体阻断剂溴丙胺太林与对乙酰氨基酚联用,可延缓后者的吸收速率,推迟起效时间;三环类抗抑郁药地昔帕明也具有抗胆碱作用,可延缓保泰松的吸收。而促进胃排空的药物如甲氧氯胺普,与对乙酰氨基酚合用,可使后者小肠内吸收增加;增加肠道蠕动的药物如泻药,可显著降低其他药物在小肠内的滞留时间,降低其吸收,使药物失效。

3. **离子作用** 药物在胃肠道中需要保持为溶解状态才能够被吸收,某些含有二价或三价金属离子的药物可能与其他药物形成难溶性复合物,从而降低药物吸收,导致药效减弱。临床联用时,应避免同时使用。例如,四环素类或喹诺酮类抗菌药物在联用抗酸药氧化镁、氢氧化铝时,会与其中的二价或三价金属离子生成难溶性复合物,其吸收率会显著降低从而无法达到有效的抑菌浓度,因此使用时须先后间隔至少 2 h 以上。

4. **肠道吸收功能** 药物的吸收依赖于正常的消化道黏膜结构,某些药物会引起黏膜损伤,从而减少药物吸收。例如,细胞毒性药物环磷酰胺、长春碱、长春新碱等,能破坏肠黏膜,阻碍其他药物的吸收。临床上接受甲氨蝶呤、卡莫司汀或长春新碱化疗的患者,若联用苯妥英钠或维拉帕米,两药的吸收量会降低 20%～35%。

5. **食物的影响** 食物对药物吸收的影响较为复杂,食物能延缓胃排空、增加胃内容物的黏稠度,从而延缓药物的吸收过程。如临床上常用的左甲状腺激素钠,经肠道吸收,食物可影响其吸收,建议清晨空腹用药;高脂餐可增加脂溶性药物的吸收,如可使富马酸丙酚替诺福韦片中的药物活性成分丙酚替诺福韦的暴露量增加 65%,建议随餐服用;在胃中不稳定的药物,滞留时间延长则会使药物吸收减少或损伤胃黏膜,如阿司匹林肠溶片,易在肠道碱性环境下溶解和吸收,进食后药物在胃中滞留时间延长,同时食物会中和胃酸,使得药物在胃中溶解,损伤胃黏膜,故建议空腹给药。临床用药过程中,应根据不同药物的药学特点合理选择给药时机,利用药物-食物相互作用起到增效减毒的目的。

(二) 影响分布的药物相互作用

药物从给药部位进入血液循环后,又从血液向组织、细胞间液和细胞内液转运的过程,称为药物的分布过程。药物在体内分布的药代动力学参数为表观分布容积,是指药物在体内达到动态平衡后,体内药量与血药浓度的比值,每种药物都有其特定的数值,表观分布容积的大小能够反映药物的特性。例如,水溶性或极性大的药物不易进入细胞内或脂肪组织中,则其血药浓度较高,表观分布容积较小;而亲脂性药物则在血液中浓度较低,表观分布容积通常较大。

影响药物在体内分布的因素很多。随着现代药剂学的飞速发展,近年来新型靶向制剂通过改变药物的理化性质增加与靶组织的亲和性,或通过递药系统将药物靶向递送到靶组织,改变药物在体内原有的分布,使药物浓集于靶器官、靶组织、靶细胞,提高疗效降低全身不良反应。但对于传统药物而言,影响其分布的主要因素为药物的转运蛋白、药物的血浆蛋白结合率、组织血流量、组织环境的 pH 值等。

1. **转运体** 转运体也称转运蛋白，是位于生物膜上的功能蛋白，在人体全身组织中均有表达，控制基本营养素、离子进出细胞，外排细胞中的代谢产物、环境毒素、药物和其他外源物质，保持细胞内环境的相对稳态，在药物的分布和排泄过程中起重要的作用。转运体是除代谢酶以外引起药物相互作用的另一个重要的因素。与药代动力学相关的药物转运体多分布在肠道、肝脏、肾脏的上皮细胞。

根据对底物的转运方向，转运体主要分为摄入转运体和外排转运体，包括两大家族，即溶质载体（solute carrier，SLC）转运体家族和三磷酸腺苷结合盒式（ATP-binding cassette，ABC）转运体家族。前者多属于摄入转运体，而后者多属于外排转运体。如果药物影响了转运体的表达或活性，则可能导致合用药物的血浆或组织浓度发生改变，进而导致药物毒副作用或疗效的改变。国家药品监督管理局药品审评中心和美国 FDA 分别于2021 年和 2020 年更新了药物相互作用研究的指导原则，先后确定了 8 个最有临床意义的转运体。ABC 转运体的 P-糖蛋白、乳腺癌耐药蛋白（BCRP）、溶质载体转运体的有机阴离子转运多肽 OATP1B1 和 OATP1B3、有机阴离子转运体 OAT1 和 OAT3、有机阳离子转运体 OCT2、毒物外排转运体 MATE1 和 MATE2-K。其中，ABC 转运体为依赖于能量消耗的主动转运体，而溶质载体转运体主要为易化扩散转运体、离子通道匹配的二级主动转运体。

转运体在药物相互作用中起着重要作用。P-糖蛋白作为一种广泛存在于肠道、肝脏、肾脏和血脑屏障上的外排转运体，可通过主动转运将药物从细胞或组织内排出到细胞或组织外，从而降低药物在细胞内的浓度。某些药物可以抑制或诱导 P-糖蛋白的活性，从而影响其他药物的药代动力学特性。西罗莫司是一种 P-糖蛋白底物，其血药浓度可能因与 P-糖蛋白抑制剂利托那韦或诱导剂利福平共同使用而改变。利托那韦抑制 P-糖蛋白，减少西罗莫司经小肠上皮细胞的外排，增加了西罗莫司的血药浓度，导致西罗莫司引发不良反应的风险增强（如肾毒性和骨髓抑制等），临床应注意剂量的调整和血药浓度的监测。相反，利福平是 P-糖蛋白和肝药酶 CYP3A4 的强效诱导剂，可使西罗莫司的口服剂量清除率上升约 5.5 倍，导致药效下降，引发器官排异。故对于需要服用利福平的患者，应考虑改用受酶诱导影响较小的治疗药物。有机阴离子转运多肽 OATP1B1 和OATP1B3 主要存在于肝细胞中，负责将药物从血液中摄取到肝细胞内，降低药物的血药浓度。他汀类药物多是 OATP 的底物，当与 OATP 的抑制剂环孢素联合使用时，环孢素抑制 OATP 的活性，减少他汀类药物的肝脏摄取，导致血浆中他汀类药物浓度升高，从而增加他汀类药品不良反应肌病和横纹肌溶解的风险。

2. **血浆蛋白结合率** 当同时应用 2 种或多种药物时，它们可相互竞争血浆蛋白结合部位，改变游离药物的比例，影响药物在组织的分布量。药物吸收入血后与血浆蛋白发生可逆性结合，达到结合型药物与游离型药物的动态平衡。游离型药物具有生物学活性，可被生物转化和肾小球滤过，结合型药物无生物学活性且不能被转化或滤过。当游离型药物量随分布和代谢在血浆中含量降低时，结合型药物可转化为游离型药物发挥生物活性。药物与血浆蛋白的结合具有竞争性和饱和性，血浆蛋白结合率>90%的部分临床常用药参见表5-2-3。

表5-2-3 血浆蛋白结合率>90%的部分临床常用药

种　类	药　物
抗菌药物	头孢曲松、多西环素、厄他培南
抗抑郁药	度洛西汀、氟西汀、去甲替林、舍曲林、帕罗西汀
抗精神病药	氯丙嗪、氯氮平、奥氮平、氟哌啶醇、阿立哌唑
抗焦虑药	艾司唑仑、丁螺环酮、唑吡坦、咪达唑仑
心血管用药	胺碘酮、布美他尼、呋塞米、尼卡地平、维拉帕米、华法林
化疗用药	紫杉醇、他莫昔芬
糖尿病用药	格列吡嗪
镇痛药	丁哌卡因、丁丙诺啡、布洛芬、水杨酸
抗癫痫药	苯妥英钠、丙戊酸钠

竞争性结合同一种血浆蛋白的2种或2种以上药物联用时,与血浆蛋白结合力低的药物易被置换出来,导致其游离型浓度增高,可能产生不良药物的相互作用。例如,丙戊酸钠的蛋白结合率为93%,苯妥英钠为91%,两者合用时,竞争性结合蛋白,丙戊酸钠能将苯妥英钠从血浆蛋白中置换出来,同时丙戊酸钠抑制苯妥英钠的代谢,协同作用下可导致游离态苯妥英钠的水平发生具有临床意义的显著升高。但值得注意的是,即使联合应用血浆蛋白结合率高的药物,因竞争血浆蛋白结合而发生有临床意义相互作用的可能性也较低。例如,临床高血浆蛋白结合率的药物他汀类,与血管紧张素转化酶抑制剂或血管紧张素受体阻滞剂、NSAIDs,均未发生有临床意义的相互作用。因此,应该重新认识"联合应用高血浆蛋白结合率药物,可因与血浆蛋白结合下降导致游离药物浓度升高,引起药物相互作用"的观念,只有当被置换出的药物具有血浆蛋白结合率高、表观分布容积小、量效曲线斜度大、起效快的特点时,才可能有临床意义。如口服抗凝药华法林的血浆蛋白结合高达99%,与某些药物(如布洛芬、苯妥英钠等)联用,若将1%~2%的结合型华法林置换出来,则可使游离型华法林浓度增加1~2倍,导致严重的出血。

3. 组织血流量 药物随着血液循环分布到全身各组织器官,其分布是不均匀的,与各组织器官的血流量密切相关。血流量高的组织(如肝脏、肾脏、心脏和大脑等)通常会更快、更大限度地吸收药物,而血流量低的组织(如脂肪组织、骨骼等)则药物吸收较慢。某些药物能够改变组织的血流量,从而影响其他药物在体内的分布和代谢。例如,去甲肾上腺素可收缩肝脏血管,减少肝脏血流量,减慢经肝脏代谢的利多卡因的代谢速度,增加其在体内的浓度和作用时间;而异丙肾上腺素作为一种β受体激动剂,能够增加肝脏血流,导致利多卡因的代谢加快。某些作用于心血管的药物也能够改变组织血流量,从而影响药物的组织分布。例如,硝普钠是一种强效的扩血管药物,用于治疗急性高血压危象,它通过释放一氧化氮来扩张全身血管,明显增加心脏和高血流量器官的血流量。部分经肝脏代谢的药物如抗心律失常药物胺碘酮，由于肝血流量增加，可加快代谢速度，从而降低其在体内的血药浓度。丙泊酚是一种全身麻醉药物，能够通过扩张血管增加脑组织的血流，可影响其他麻醉药物（如芬太尼等）在脑中的分布和作用，从而加强其麻醉效果。

4. 体液 pH 值　某些药物还能通过改变体液 pH 值影响其他药物的分布。通常大多数药物呈弱酸性或弱碱性，在体液中部分解离，由于细胞膜的磷脂双分子层对带电的离子有一定的阻碍作用，解离型药物不易跨膜转运，被限制在膜一侧，形成离子屏障。细胞外液的 pH 值（约 7.4）大于细胞内液的 pH 值（约 7.0），弱酸性药物在酸性环境中不易解离，通常以非离子形式存在，而在碱性环境中则主要以离子形式存在，故弱酸性药物在 pH 值较高的细胞外液中主要以离子形式存在，不易进入细胞内，细胞外浓度略高；弱碱性药物则反之。联合用药若能改变体液的 pH 值，必然会影响药物在细胞内外的分布。例如，巴比妥类中毒时，服用碳酸氢钠提高血浆和尿液的 pH 值，使弱酸性的脂溶性药物巴比妥类在外周血中解离度增加，药物浓度降低，促进其由脑细胞向血浆的转运，加速药物经肾脏的排泄，起到解救效果。以上案例正是利用影响分布的药物相互作用来实现临床对巴比妥类药物中毒的抢救。

5. 其他　左旋多巴需在脑内被多巴脱羧酶转化为多巴胺发挥作用，而外周血中也存在多巴脱羧酶，可将左旋多巴脱羧成多巴胺，但血脑屏障限制了外周多巴胺进入脑内。因此，联用外周多巴脱羧酶抑制剂卡比多巴，抑制外周左旋多巴脱羧，增加外周和脑内左旋多巴的浓度梯度，使更多的左旋多巴入脑，增加脑内药物分布。这是药物制剂巧妙利用药物相互作用达到更有利治疗的案例。

（三）影响代谢的药物相互作用

药物代谢指药物在体内吸收后，在多种药物代谢酶的作用下化学结构发生改变的过程，药物在体内代谢后其代谢产物水溶性增加，以此促进消除。药物代谢酶通常根据其细胞内定位和功能分为微粒体酶和非微粒体酶。微粒体酶主要存在于细胞微粒体内质网中，主要参与氧化还原反应；非微粒体酶存在于细胞质或线粒体、溶酶体等细胞器中，主要催化葡萄糖醛酸化、硫酸化或乙酰化反应。

药物代谢酶在人体很多种组织中都有分布，肝脏是药物代谢最主要的器官，肠道次之，肾脏、肺、皮肤等也具有一定的代谢功能。肝脏作为人体最大的代谢器官，是内源性物质以及外源性药物的主要代谢场所。肝脏微粒体混合功能酶系统是肝脏的主要代谢酶，简称肝药酶。细胞色素 CYP450 酶为最重要的肝药酶，大多数药物通过这类酶系进行代谢。CYP450 酶分为众多家族，涉及药物代谢的 CYP450 主要为 CYP1、CYP2、CPY3 家族中的 7 种重要的亚型，肝脏中 CYP3A4 含量最多，其次是 CYP2E1 和 CYP2C9，分别为 22.1%、15.3% 和 14.6%。

肠道不仅是外源性物质吸收的主要场所，同时也具代谢功能。肠壁中药物代谢酶主要分布于成熟的上皮细胞内，有 CYP2C6、CYP2C9、CYP2C19、CYP3A4、CYP3A5 等，其中以 CYP3A4 含量最高。与此同时，CYP450 在肠道不同部位的表达量不同，且存在个体差异，以十二指肠、空肠、回肠表达量最高。

部分药物经口进入人体后，首先进入消化道黏膜的上皮细胞，在上皮细胞的代谢酶作用下，药物经历第一次代谢，从而导致药物的生物利用度降低，这个过程称为肠道首过效应。部分药物从胃肠道吸收后，通过门静脉系统进入肝脏，在肝脏酶的作用下，药物被进一步代谢消耗，使得进入全身循环的药物量减少，这种现象称为肝脏首过效应。近年来的研究发现，许多药物存在首过效应，由此引起的药物相互作用值得关注。例如，一些药物在肝脏首过代谢过程中，可能通过诱导或抑制代谢酶而影响其他药物的代谢速度，进而改变其疗效和毒性。

代谢酶的底物是指由该代谢酶进行代谢的药物或化合物，如钙调磷酸酶抑制剂他克莫司、环孢素以及雷帕霉素蛋白抑制剂西罗莫司、依维莫司，均为 CYP3A 的底物。有些药物具有酶诱导作用，能够增强代谢酶活性从而加速其底物药物的代谢，称为肝药酶诱导剂。酶诱导作用最大效应多发生于用药 2～3 周，临床表现为治疗药物的疗效降低，如苯妥英钠和利福平联合使用时，利福平诱导 CYP3A4，降低苯妥英钠的血药浓度，可能导致癫痫发作。有些药物具有酶抑制作用，能够抑制代谢酶活性，使其他药物代谢减慢，称为肝药酶抑制剂，如唑类抗真菌药物、人类免疫缺陷病毒蛋白酶抑制剂等。酶抑制作用是最为重要的药物相互作用。据统计，酶抑制作用引起的不良药物相互作用约占全部药物相互作用引起的不良药物相互作用的 70%。酶抑制作用能使药效增强、持续时间延长，但也导致了许多严重的不良反应。例如，服用苯妥英钠的患者加用异烟肼，将增加苯妥英钠的中毒风险，长期服用会导致眩晕、共济失调、眼球震颤甚至昏迷。对于未服用利托那韦的移植患者，他克莫司的典型剂量为 3 mg，每日 2 次；而对于使用利托那韦的患者，每周给予他克莫司剂量 1 mg 即可达到有效的他克莫司血药浓度。

大多数药物的酶诱导作用或酶抑制作用具有专一性，代谢酶的底物药物也具有专一性。因此，药物相互作用的结局具有酶依赖性。根据美国 FDA 药物开发和药物相互作用/底物、抑制剂和诱导剂表，列出 CYP450 常见亚型的中强效酶诱导剂、酶抑制剂和酶敏感底物（表 5-2-4）。

表 5-2-4　CYP450 常见亚型的中强效酶诱导剂、酶抑制剂和酶敏感底物

代谢酶	酶敏感底物	酶诱导剂	酶抑制剂
CYP1A2	阿洛司琼、度洛西汀、替扎尼定、咖啡因	利福平、苯妥英钠、特立氟胺	氟伏沙明、环丙沙星、美西律
CYP2B6	安非他酮	卡马西平、利福平	噻替哌、噻氯匹定
CYP2C8	瑞格列奈	利福平	吉非贝齐、氯吡格雷、特立氟胺
CYP2C9	塞来昔布、双氯芬酸	利福平	氟康唑、咪康唑、胺碘酮
CYP2C19	奥美拉唑	利福平、苯妥英钠	氟康唑、伏立康唑、氟西汀、氟伏沙明

（续表）

代谢酶	酶敏感底物	酶诱导剂	酶抑制剂
CYP2D6	右美沙芬、文拉法辛	利福平	阿比特龙、西那卡塞、度洛西汀、米拉贝隆
CYP3A4	布地奈德、丁螺环酮、依普利酮、依维莫司、西罗莫司、他克莫司、非诺地平、咪达唑仑、喹硫平、辛伐他丁、艾沙康唑、替格瑞洛	利福平、卡马西平、苯妥英钠、苯巴比妥、扑米酮、劳拉替尼、圣约翰草提取物	塞瑞替尼、克拉霉素、利托那韦、奈非那韦、依曲康唑、酮康唑、泊沙康唑、伏立康唑、葡萄柚

注 酶敏感底物指在给定代谢途径的强抑制剂下,AUC 增加≥5 倍的药物;中、强效酶诱导剂指将该代谢途径敏感底物的 AUC 降低≥50%;中、强效酶抑制剂指增加该代谢途径的敏感底物 AUC≥2 倍的药物。

（四）影响排泄的药物相互作用

药物以原形或代谢产物经机体的排泄器官排出体外的过程称为药物排泄。排泄的途径有多种,包括经肾、胆汁、消化道、呼吸系统、乳腺、汗腺、唾液腺、泪腺等器官的排泄,其中肾脏排泄是最主要的排泄途径。

肾脏是维持体液及电解质稳定的重要器官,在清除内源性物质、药物及其代谢物、毒性分子过程中发挥关键作用。药物经肾脏排泄主要通过肾小球滤过、肾小管分泌及肾小管重吸收等过程协调实现,通过近端小管上皮细胞中的多种转运体和离子通道等途径介导完成。

1. 肾小球滤过　游离型及低分子量药物可通过肾小球滤过作用进入肾小管管腔。肾小球滤过作用主要取决于药物的蛋白结合率,游离型药物能被肾小球滤过,结合型药物正常情况下不能被滤过。因此,影响肾小球滤过的药物相互作用一般通过影响血浆蛋白结合率来实现。

2. 肾小管分泌　是肾小管和集合管的上皮细胞将药物及其代谢物由血液向肾小管腔中转运的过程。肾脏中的转运体主要在近端小管上皮细胞基底侧外或肾小管顶端膜上表达,其中溶质载体转运体主要包括 OATs、OATP、OTCs、MATEs 等。肾脏表达的 OATs 主要参与阴离子药物及毒物的肾脏排泄;OATP4C1 是在肾脏唯一表达的 OATP 家族转运体,主要在近端小管上皮细胞基底侧膜表达,参与多种内源性和外源性化合物如甲状腺激素、强心苷类药物、尿毒症毒素等跨膜转运。OTC2 是肾脏中主要的 OTCs。OTCs 参加体内大多数内源性有机阳离子、阳离子药物及毒的肾脏排泄,同时也参与一些经肾小球滤过后的内源物及药物的重吸收。因此,阳离子药物的药代动力学过程及肾毒性往往与肾脏 OTCs 的功能密切相关。体内有机阳离子药物和毒物的转运,首先通过近端小管细胞基底侧膜 OTC2 摄取进入细胞,然后通过顶端膜 MATEs 排出细胞。在肾脏排泄过程中,MATEs 与 OTC2 协同参与阳离子药物肾小管的分泌,即存在 OTC2 - MATEs 相互作用现象。当药物 A 与抑制 OTC2 或 MATEs 转运活性的药物 B 联用时,将会影响药物

A 的肾脏排泄并产生药物相互作用,如西咪替丁和二甲双胍联用。西咪替丁是一种 H_2 受体拮抗剂,可以抑制 OCT2 和 MATEs 的活性,当与通过 OCT2 和 MATEs 外排转运的药物二甲双胍联用时,西咪替丁会抑制二甲双胍的肾脏排泄,可使二甲双胍血药浓度升高约 80%,两者合用时应减少二甲双胍的用药剂量。

　　肾脏 ABC 转运体主要包括 P-糖蛋白、多药耐药相关蛋白(MRPs)、BCRP 等。P-糖蛋白主要在近端小管细胞顶端膜表达,参与药物及其代谢物的肾脏排泄,在药物处置中发挥重要作用,P-糖蛋白的抑制剂或诱导剂药物均可影响 P-糖蛋白底物药物的排泄。例如,常用于治疗高血压和心绞痛的药物维拉帕米可抑制 P-糖蛋白,导致 P-糖蛋白底物药物(如地高辛)的血药浓度升高,增加地高辛心脏毒性的风险。与 P-糖蛋白相同,MRP2和 MRP4 主要在近端小管细胞顶端膜表达,二者将底物药物及代谢物主动转运出细胞。因此,对 MRP2 和 MRP4 有影响的药物均可能影响其底物药物的代谢。丙磺舒可抑制MRP2,可能增加 MRP2 底物药物甲氨蝶呤的血药浓度,增加甲氨蝶呤不良反应骨髓抑制的发生率。乳腺癌耐药蛋白在 Ⅱ 相结合物转运中发挥重要作用,对肾脏有机阳离子排泄具有重要作用。

　　3. 肾小管重吸收　进入肾小管管腔的药物及其代谢产物可通过简单扩散或主动运输的形式被重新吸收。肾小管上皮为类脂膜,与药物在胃肠道的吸收过程类似,肾小管对药物的重吸收速率主要由药物的脂溶性决定。此外,尿液 pH 值也会影响药物的解离度从而影响肾小管的重吸收。酸化尿液,酸性药物解离度降低,重吸收作用强,排泄减少,药效延长。碱性药物解离度高,重吸收作用弱,排泄增加,药效缩短,在碱化的尿液中则与之相反。例如,碳酸氢钠能碱化尿液,从而增加水杨酸类、苯巴比妥、呋喃妥因、磺胺类、香豆素类等酸性药物的排泄,可用于上述药物中毒时的解救。氯化铵能酸化尿液,从而增加吗啡、哌替啶、抗胆碱药、氨茶碱和阿米替林等碱性药物的排泄,使其药效缩短。

　　药物通过肠道经粪便排泄是药物排泄的另一重要途径,主要依赖于胆汁分泌、肠道壁分泌等。胆汁分泌是指药物及其代谢产物经肝脏代谢后,可以通过胆汁分泌进入肠道,随粪便排出体外。肠道壁分泌指药物及其代谢产物经肠道壁脂质膜自血浆内以被动扩散的方式排入肠腔内。在药物经肠道排泄的过程中,转运体发挥着重要的作用。有机阴离子转运体如 MRP2、P-糖蛋白等可介导多种药物的肠道排泄。例如,普伐他汀为 MRP2 的底物,可通过 MRP2 的主动转运经胆汁消除。在与 MRP2 抑制剂环孢素联合使用时,普伐他汀的血药浓度可能会显著升高导致肌肉毒性风险增加,应调整普伐他汀的剂量,并密切监测患者的相关症状。

三、药物的药效动力学相互作用

　　药效动力学的相互作用指联合用药时,一种药物改变了另一种药物的药理效应,但对药物的血浆浓度无明显影响。药效动力学相互作用可分为:①相加,即药物联合应用产生的效应等于或接近于分别使用的药效之和;②协同:又称增效,即药物联用所显示的效应明显超过药物分别使用的药效之和;③拮抗:又称降效,即药物联用所产生的效应小于它们分别作用的总和。

由于药物具有多种作用,因此药物通过药效动力学相互作用产生的影响也多种多样,根据药物研究的深入和临床经验,常见的药效动力学相互作用的机制主要有以下几个方面。

(一) 受体部位的相互作用

联用药物具有共同的结合受体时,会发生受体的竞争性激动或抑制,从而产生药效或毒性的增强或减弱。其中受体是指能够与药物结合产生相互作用发动细胞反应的大分子或大分子复合物。绝大多数受体是蛋白质或蛋白与多糖等形成的复合物,如 G 蛋白偶联受体。受体常具有特异性、高亲和力、饱和性、可逆性。体内能与受体特异性结合的物质称为配体。配体与受体的作用多通过分子力以氢键、离子键的形式结合,如抗抑郁药氟西汀与 5-羟色胺再摄取受体蛋白之间主要通过氢键等分子间作用力结合,阻断 5-羟色胺从突触间隙重新摄取回突触前神经元,由于氟西汀对 5-羟色胺再摄取蛋白具有高选择性,因此能够显著增加突触间隙中 5-羟色胺的浓度。但这种结合是可逆的,当氟西汀被代谢或清除时,5-羟色胺再摄取蛋白的功能可以恢复。有少数药物与受体通过共价键结合,此种结合较难逆转,如抗癌药氮芥与鸟嘌呤第 7 位氮呈共价结合,阻止 DNA 的复制,最终引起细胞死亡。这种结合难以逆转,因而具有持久的抗癌效果。

受体部位的相互作用包括竞争性激动、竞争性拮抗以及非竞争性激动或拮抗。

1. 竞争性激动 是指 2 个或多个药物竞争同一个受体的结合位点,产生协同作用,增强药物的药理效应,如硫酸沙丁胺醇为 β_2 受体激动剂,用于治疗哮喘和慢性阻塞性肺疾病,通过激动 β_2 受体使支气管平滑肌松弛,缓解支气管痉挛,特布他林也是一种选择性 β_2 受体激动剂,与沙丁胺醇类似,用于哮喘和慢性阻塞性肺疾病的治疗;当两者联用时,通过竞争相同的 β_2 受体,可增强支气管扩张效应。

2. 竞争性拮抗 是指 2 个或多个药物竞争同一个受体的结合位点,减少或抑制药物的药理效应,如阿托品是 M 型胆碱受体的竞争性拮抗剂,能阻断乙酰胆碱与 M 受体的结合,乙酰胆碱是副交感神经递质,通过激动 M 受体产生缩瞳、降低心率、促进腺体分泌等效应。当阿托品与乙酰胆碱联用时,阿托品与乙酰胆碱竞争 M 受体,抑制乙酰胆碱的作用,导致扩瞳、心率加快和减少腺体分泌。

3. 非竞争性激动或拮抗 是指药物与受体的不同位点结合,改变受体的构象或功能,从而增强或减弱另一药物的药效。与竞争性激动或拮抗相比,非竞争性激动或拮抗不能通过增加药物剂量来对抗,如 γ-氨基丁酸(GABA)是一种抑制性神经递质。γ-氨基丁酸 A 受体是配体门控离子通道受体,主要通过氯离子通道的开放或关闭来实现其功能。当 γ-氨基丁酸与 γ-氨基丁酸 A 受体结合时,氯离子通道开放,氯离子进入神经元,导致膜电位超极化,抑制神经元的兴奋性,产生中枢神经抑制作用。苯二氮䓬类药物通过与 γ-氨基丁酸 A 受体的苯二氮䓬结合位点结合,产生激动作用,使氯离子通道开放频率增加。巴

比妥类药物则与 γ-氨基丁酸 A 受体的巴比妥结合位点结合,增加氯离子通道开放时间。两者联用时,通过不同位点协同激动 γ-氨基丁酸 A 受体,产生强烈的镇静和抗惊厥效应。

某些药物还能改变受体敏感性,影响其他药物的药效。例如,肾上腺素具有多种受体激动活性,激动 α 受体表现为收缩血管、升高血压,激动 β 受体表现为心脏收缩加强、心率加快。肾上腺嗜铬细胞瘤患者的肾上腺素分泌增多,联用两种受体的拮抗剂能够同时缓解高血压和心率加快,效果优于使用单个受体拮抗剂。

(二) 其他作用机制的相互作用

2 种或多种药物作用于同一机制的上下游靶点时,联用可能会产生药效增强或引发严重毒副反应。随着现代医药学的发展,很多药物的分子机制被不断揭示,明确了药物作用的信号通路、上下游靶点,这种深入的了解为药物药效动力学相互作用提供了更明确的作用靶点。例如,在抗菌治疗中,不同药物可以通过阻断细菌代谢的不同环节来协同杀菌。磺胺类药物磺胺甲基异噁唑和甲氧苄啶分别作用于细菌叶酸代谢的不同环节,联用时发挥双重阻断作用,增强彼此的抗菌作用,药效比单独使用强数倍。抗癌治疗中,某些化疗药物通过阻断肿瘤细胞生长的不同阶段,协同增强抗癌效果。贝伐单抗可抑制血管生成,与抑制肿瘤细胞的 DNA 合成或细胞分裂的化疗药物如紫杉醇、铂类药物等联合使用可以增强对肿瘤的治疗效果。单胺氧化酶抑制剂可抑制去甲肾上腺素在神经末梢中灭活,与促去甲肾上腺素释放的药物如拟肾上腺素药麻黄碱、间羟胺、哌甲酯等,以及去甲肾上腺素合成前体药物左旋多巴、酪胺等联用,可引起突触间隙去甲肾上腺素的堆积,引发高血压危象。排钾利尿药依他尼酸、呋塞米导致的血钾浓度下降会增加心肌对强心苷和抗心律失常药奎尼丁、索他洛尔、普鲁卡因胺、胺碘酮等的敏感性,增加强心苷毒性和后者引发心律失常的风险。具有耳毒性的药物,如氨基糖苷类、大环内酯类抗生素、某些抗癌药、水杨酸类解热镇痛药和抗疟药等,若联用可因副作用叠加而引发不可逆性耳损伤。

第三节 药物相互作用的识别预测及干预规避

临床实践中,"期望的"药物相互作用可以减少单药剂量、增强药物疗效、降低药物毒副作用,"有害的"药物相互作用可导致药物疗效降低、毒副作用和不良反应的发生增加,甚至会威胁到患者生命安全。因此,临床实践中及时、正确地识别药物相互作用,对于干预规避"有害的"药物相互作用,避免引发严重不良反应有重要意义。药物相互作用的识别可通过仔细阅读药品使用说明书、临床用药指导手册、疾病诊疗指南和(或)专家共识及查阅数据库等进行排查,也可通过预测模型对潜在的药物相互作用进行预测。

一、药物潜在相互作用的模型预测

药物相互作用的确证研究通常复杂、昂贵且耗时,故一些计算模型常被用于药物潜在相互作用的预测。药物潜在相互作用的预测方法可以分为 3 类：基于文献的提取方法、基于机器学习的预测方法和基于药物警戒的数据挖掘方法（表 5-3-1）。

表 5-3-1 药物潜在相互作用的预测方法分类

名　称	方　法	分　类
基于文献的提取方法	使用自然语言处理技术从已发表的文献中检测药物相互作用	传统分类器 深度学习
基于机器学习的预测方法	基于数据库中已知的药物相互作用构建预测模型	传统分类器和回归 深度学习 矩阵分解 网络扩散 集成学习
基于药物警戒的数据挖掘方法	应用统计技术在电子数据中检测药物相互作用信号	比例失衡分析 多元回归 关联规则挖掘

（一）基于文献的提取的方法

基于文献的提取方法是利用自然语言处理技术（natural language processing，NLP）从医疗报告、医学文献中提取药物相互作用信息。大多数基于文献的提取方法将药物相互作用提取视为关系抽取任务，建模为多分类问题。这些方法可以分为两大类：基于传统分类器的方法和基于深度学习的方法。

1. 数据源　基于文献的提取方法使用的数据源包括 DrugBank、DDI Extraction 2013 语料库、FDA 不良事件报告系统（FDA adverse event reporting system，FAERS)等。大多数现有的基于文献的提取方法基于 DDI Extraction 2013 语料库来提取和分类药物相互作用，该语料库由 792 个 DrugBank 文档和 233 个 MEDLINE 摘要组成。DrugBank 是一个综合性的在线数据库，提供生化和药理信息。MEDLINE 是由美国国家医学图书馆制作的综合生物医学信息数据库。

2. 基于传统分类器的方法　主要为支持向量机（support vector machine，SVM)，通常包括药物相互作用识别和药物相互作用分类两个阶段。在药物相互作用识别阶段，分类器从文献的信息句子中提取有用特征，以识别具有相互作用的药物对。在分类阶段，这些已识别的药物相互作用被分类为 4 种类型：机制（根据其药代动力学机制讨论的药物相互作用）、效果（描述某一效应或药效动力学机制的药物相互作用）、建议（药物相互作用的建议）、int（无任何特定的附加信息的药物相互作用）。

3. 基于深度学习的预测方法　随着深度学习技术的发展，研究人员开始采用深度学习模型来提高药物相互作用提取的性能，克服传统分类器方法的局限性。基于深度学习的方法从大量数据中学习复杂的药物相互作用，提高了预测的准确性和泛化能力。深度学习预测模型可以分为两种，卷积神经网络预测模型和循环神经网络预测模型；也可以将两者结合,发挥各自的优势,以提高药物相互作用提取的性能,从而更全面地理解文本中的药物相互作用,提高预测的准确性。

(二)基于机器学习的预测方法

近年来,随着大量专用药物数据库的开放,诸如化学结构、分子量、靶标序列、适应证、临床试验数据、作用机制、通路、不良反应、相互作用等丰富的药物知识,为药物代谢、药物相互作用预测提供了丰富的信息,也使机器学习技术在药物相互作用预测中的应用得到快速发展。基于机器学习的预测方法可以分为:①传统的分类器和回归方法;②基于深度学习的方法;③基于矩阵分解的方法;④基于网络扩散的方法;⑤基于集成学习的方法。

1. **数据源** 与基于文献的提取方法不同,基于机器学习的预测方法倾向于利用包含各种药物信息的多个数据源,包括 DrugBank、FAERS、SIDER、TWOSIDES 和 OFFSIDES 等。DrugBank 是一个包含药物全面信息的数据库,包括药物相互作用、化学结构、靶标、酶等。FAERS 提供向美国 FDA 提交的不良事件信息。SIDER 提供上市药品信息及其记录的不良反应。TWOSIDES 是由 Tatonetti 通过从 FAERS 中挖掘药物相互作用引起的副作用开发的数据库。OFFSIDES 对 SIDER 中包含的信息进行了补充,并对蛋白质靶标和药物适应证的预测加以改进。多样的数据源为构建预测模型提供了异质性和多模态数据。

2. **基于传统分类器和回归的方法** 通常利用相似性和非相似性来构建特征,然后应用分类器或回归模型来预测潜在的药物相互作用。大多数基于传统分类器和回归方法的基本概念为:如果药物 A 和药物 B 之间存在相互作用,而药物 C 与药物 A 相似,那么药物 B 和药物 C 之间可能会发生药物相互作用。支持向量机等多种传统的分类器和回归方法用于构建药物相互作用预测模型。

3. **基于深度学习的方法** 除了从文献中提取药物相互作用外,也被应用于处理数据库中的关系型数据,其中的典型代表为基于深度神经网络和基于图嵌入的方法。深度神经网络是具有多个处理层的人工神经网络,可将较低层特征(如药物的化学结构)处理为高度抽象的特征向量用来预测药物相互作用。基于图嵌入的方法中应用最广泛的为图卷积网络和知识图谱,均可用于分析相互作用网络、分子图等图数据,旨在将图转换为低维空间,同时保留图的结构信息。

4. **基于矩阵分解的方法** 将药物相互作用预测视为矩阵填充问题,通过分解药物相互作用矩阵以预测未观察到的药物相互作用。典型的矩阵分解方法包括非负矩阵分解、奇异值分解等。此外,一些方法基于流形学习算法、人工神经网络等开发了新的矩阵分解模型以提高性能。

5. **基于网络扩散的方法** 通常应用基于图的算法来收集网络(如药物、蛋白质之间的复杂关系)中的信息并进行预测,通过模拟药物相互作用网络中的信息传播,实现药物相互作用的预测。常用的方法包括随机游走、概率软逻辑模型、图遍历算法等。

6. **基于集成学习的方法** 通过结合多个机器学习模型提升预测性能和泛化能力,具有减少训练数据过拟合的优势。基于需要较多的计算资源和较高的时间成本,目前在药物相互作用预测中的应用有限。

(三)基于药物警戒的数据挖掘方法

及早检测由药物相互作用引发的不良事件对于公共卫生和用药安全至关重要。

1. **数据源**　基于药物警戒的数据挖掘方法是指应用统计技术,从各种电子数据中检测药物相互作用的信号。自发呈报系统和电子健康记录是药物警戒的重要资源。自发呈报系统涵盖来自患者、专业医护人员、制药公司等的上市后不良反应报告,主要有 FAERS 和 WHO 药品不良反应数据库(VigiBase)。自发呈报系统中的结构化数据通常包含药物、适应证、事件等信息。电子健康记录包含结构化数据(如实验室检查结果)和非结构化数据(如叙述性报告和临床记录)。

2. **基于比例失衡分析的方法**　是从自发呈报系统中进行数据挖掘的主要方法,通过比较药品-不良反应组合频率是否高于预期检测药物相互作用信号,包括比例报告比法、报告比值比法、经验贝叶斯几何均值法等。

3. **基于多元回归的方法**　通过构建回归模型,将一个因变量与多个自变量联系起来,从而可以评估合并用药与不良反应之间的关系。许多数据挖掘方法采用 Logistics 回归模型分析药物相互作用。

4. **基于关联规则挖掘的方法**　被广泛用于发掘大型数据库中隐藏的变量关系,通过利用药物和不良事件之间的关联性,识别潜在的药物相互作用信号。用于药物警戒的常见关联规则挖掘算法包括 Apriori 和 FP-Growth。

二、药物相互作用权威网站和数据库

1. Drug Interaction Check®(Drugs. com®)　Drugs. com 提供的在线工具,用于帮助医疗专业人员和患者检查药物之间的潜在相互作用,提供包括相互作用、剂量、使用说明在内的详细药物信息。药物相互作用根据严重程度被分为"major""moderate"和"minor"3 类。Drug Interaction Check® 可在 Drugs. com 网站上免费使用,无须注册账号即可访问。网址:https://www. drugs. com。

2. Drug-Reax(Micromedex®)　专为医疗专业人员设计的全面的药物相互作用数据库,由 IBM Watson Health 提供,涵盖药物-药物、药物-食物、药物-饮料相互作用,并提供相互作用的严重性评级和临床管理建议。该数据库将不良反应严重程度分为"contraindicated""major""moderate"和"minor"4 个等级,将相互作用证据分为"excellent""good""fair""poor"和"unlikely"5 个等级。用户需要通过订阅获取 Micromedex® 中的 Drug-Reax 组件。网址:http://www. micromedexsolutions. com。

3. UpToDate® Lexidrug™　由 Wolters Kluwer 出版的综合药物数据库,结合了 UpToDate 的临床决策支持功能和 Lexicomp 的药物信息数据库(包括 Lexi-Drugs、Lexi-Interact 等子数据库),提供包含剂量、适应证、副作用、相互作用和禁忌证在内的全面药物信息。用户需要订阅 UpToDate® 才能访问 Lexidrug™ 数据库。

Facts and Comparisons® 是 UpToDate® Lexidrug™ 面向零售药剂师的药物参考资源。该数据库将相互作用严重程度分为"major""moderate"和"minor"3 个等级,将相互作用证据分为"established""probable""suspected""possible"和"unlikely"5 个等级。Lexi-Interact 将潜在的药物相互作用分为 5 类,其中 A 代表"no known interaction",B 代表"no action needed",C 代表"monitor therapy",D 代表"consider therapy modification",X 代表"avoid combination or contraindication"。网址:https://www.wolterskluwer.com/en/solutions/uptodate/enterprise/lexidrug。

4. EpocratesRx®(Epocrates®)　提供处方药和非处方药的详细信息,可以输入多种药物来检查潜在的相互作用,获取关于这些相互作用的详细描述和临床意义,并提供关于疾病的临床实践指南、诊断和治疗建议。EpocratesRx® 根据管理策略将潜在药物相互作用分为"contraindicated""avoid combination/use alternative""modify treatment/monitor"和"caution"4 类。该数据库可以通过移动应用商店下载,提供免费版本和付费专业版,专业版提供更全面的功能和更详细的药物信息。网址:https://www.epocrates.com。

5. MediQ®　瑞士的药物相互作用数据库,以德语提供服务,将药物相互作用的严重程度分为"strong interaction with a high danger of resulting ADEs""clinically relevant interaction with an average danger""an interaction that is relevant in exceptional cases and with a low danger"和"no interaction"4 类。该数据库不仅包括药物-药物相互作用,还涵盖药物-食物、药物-饮料以及药物-多态性相互作用,用户可以评估患者特定的遗传因素对药物相互作用的影响。MediQ 专为医务人员设计,只能通过订阅访问。网址:https://www.mediq.ch。

6. Pharmavista®　以法语和德语提供服务的药物相互作用数据库,可以帮助医务人员识别和管理药物相互作用,提供详细的药物相互作用信息,包括药代动力学和药效动力学方面的机制描述。Pharmavista 将相互作用严重程度分为"major""moderate""minor""insignificant"和"unidentified source"5 个等级。Pharmavista 与 MediQ 和 Lexi-Interact 这两个数据库进行的比较显示,Pharmavista 提供的高风险药物相互作用方面的信息非常全面。网址:https://pharmavista.ch。

7. Medscape®　为医疗专业人员提供的综合性的资源平台,提供包含药物相互作用数据库在内的全面医学信息。相互作用严重程度被分为"contraindicated""serious-use alternative"和"minor"3 类,平台对于不同严重程度的相互作用提供相应的管理策略和建议。用户可以通过注册免费访问大部分内容。网址:https://www.medscape.com。

8. DDInter　由中南大学湘雅医院开发的专注于药物相互作用的开放访问在线数据库。DDInter 提供处方检查组件和药物相互作用信息,包括相互作用机制、风险等级、管理策略和替代药物等,将相互作用严重程度分为"major""moderate""minor"和"unknown"4 个等级。网址:http://ddinter.scbdd.com。

三、药物相互作用的干预规避

潜在有临床意义的药物相互作用的发生率随着联合使用药品数量的增加而增加,即联合用药品种越多,药物相互作用发生率越高。有调查统计显示:合用 5 种药物时药物相互作用发生率为 4.2%,合用 6~7 种药物时为 7.4%,合用 11~15 种药物时为 24.2%,合用 16~20 种药物时为 40.0%,而合用 21 种药物以上者为 45%。因此,在临床实践中,要防治药物相互作用引起的不良反应,首先应明确联合用药目的,避免无意义的联合用药;其次对于必需的联合用药,应遵循联合用药的原则,如抗菌药物联合使用有相应的指征,单一药物可有效治疗的感染不需联合用药,否则即为不合理用药;还应明确药物之间的相互作用机制和后果,加强临床监测,及时发现并处理因药物相互作用引起的不良反应。

近年来,随着研究的不断深入和临床经验的持续增加,对药物相互作用引起的严重不良反应,如高血压危象、低血压休克、呼吸麻痹、器官损害等,已总结出诸多规律,临床用药过程中应注意警戒。

(一)药师是药物相互作用警戒工作的责任人

1. 加强处方医嘱审核　处方审核是临床用药全过程管理中的重要环节。药师是处方审核的第一责任人,应加强对药学知识的学习,提高对药物相互作用的判断能力,在处方医嘱审核时为患者安全用药"站好第一班岗"。对于临床上易对其他药物产生影响、不良反应发生率高的药物,如利福平、华法林、氨基糖苷类抗生素以及细胞毒性药物等,药师应熟悉掌握其作用机制、联合用药原则,联合用药可能存在的潜在相互作用后果应在审方时给予提醒。例如,长期口服华法林的房颤患者,开具头孢哌酮钠舒巴坦钠抗感染会大大增加出血风险,因头孢哌酮钠舒巴坦钠可抑制胃肠道菌群合成维生素 K,从而影响凝血因子合成,与华法林合用会增加出血风险。同时,应加强信息化辅助审方系统建设,通过信息化手段,实现快速、实时的处方审核,提醒、拦截潜在的可引起严重不良反应的药物相互作用处方医嘱,保障临床用药安全。

2. 借助模型工具,识别并预测药物潜在的相互作用,加强药学监护　药师识别药物相互作用主要通过了解药物相互作用的机制、熟悉药物相互作用的不同类型、药物相互作用"高危药品",并善用药物参考资料和数据库、预测模型,分析药物相互作用的可能性和严重程度,提醒临床医师谨慎用药。此外,药师还需要详细了解患者的药物史,包括处方药、非处方药、中草药和补充剂的使用情况,以及患者的食物摄入和饮酒情况,协助进行药物相互作用的识别与判断。对于某些明显存在药物相互作用,但又不得不联合使用的药物,药师有责任提供血药浓度监测等药学监护技术支持。例如,长期口服他克莫司和醋酸泼尼松的肾移植患者,感染新型冠状病毒后病情急剧恶化,快速出现呼吸和循环衰竭等症状。奈玛特韦/利托那韦片虽与他克莫司具有明显的相互作用,可使后者血药浓度显著升高,但权衡获益和风险,奈玛特韦/利托那韦片抗新型冠状病毒感染疗效确切,且无更好的替代方案,因此可给患者使用奈玛特韦/利托那韦片,同时监测他克莫司的血药浓度,根据监测结果调整剂量,减少两者相互作用带来的不良影响。

(二) 临床医师是临床用药的第一责任人

临床医师应加强学习,严格执行联合用药原则,及时鉴别症状是由药物相互作用引起的,还是疾病本身进展导致的,对于药物相互作用引起的不良反应,应做出药物停用、减量、更换品种等医疗决定,并按疾病诊疗指南对症处理,保障患者权益,还应按医疗机构规定流程及时上报。例如,糖尿病患者口服卡格列净控制血糖,合并结核感染使用利福平化疗一段时间后血糖升高,临床医师需要鉴别血糖升高的不良反应是因患者糖尿病本身疾病控制不佳或进展有关,还是与合并使用利福平有关,因利福平也可通过诱导尿苷二磷酸葡萄糖醛酸转移酶而加快卡格列净的代谢,导致血糖升高。

因此,在药物治疗过程中,应综合考虑患者的基础疾病,对于患有代谢性疾病如肝功能不全或老年、儿童患者,医师、药师需保持良好的沟通,灵活调整用药方案,警惕不良反应的发生。

第四节　药物相互作用警戒案例与解析

案例 5-4-1　维生素 K_1 注射液配伍不当导致患者休克

▣ 案例概述

患者,女性,65 岁。因无明显诱因出现左侧腰腹部疼痛 10 天入院治疗,门诊行 MRI 检查后以"左侧腹壁巨大血肿"收住入院。入院查体生命体征正常。腹部丰满左侧腰腹部可见范围约 20 cm×10 cm 的皮下淤血,右侧腰腹部可见范围约 15 cm×10 cm 的皮下淤血,局部皮肤肿胀、压痛,余无特殊。入院后给予维生素 K_1 注射液 30 mg、维生素 C 注射液 3.0 g,加入葡萄糖氯化钠注射液 500 mL,静脉滴注,每日 1 次进行治疗。19:05 输液开始,19:15 发现患者胸闷不适、气紧。查体:呼吸窘迫,口唇发绀,脉搏不能扪及,并迅速出现呼吸骤停,立即予以胸外心脏按压、开放气道、人工呼吸、吸氧、吸痰、心电监护,以及地塞米松磷酸钠注射液等抢救措施,后患者苏醒,逐渐恢复正常。

❓ 思考

案例中这名患者的输液处方是否存在配伍禁忌? 可能是哪一类的反应导致?

▤ 解析

维生素 C 是烯醇式结构,容易被氧化;维生素 K_1 则是萘醌类结构,容易被还原。案例中这两个药物同瓶输注,且浓度均较高,极易发生氧化还原反应而生成不明杂质,引发严重变态反应或热原样反应,造成患者休克。维生素 K_1 作为促凝血药,应尽量缓慢深部肌内注射,如需静脉给药,则不应与维生素 C 这类具有还原作用的药物同用,且输注过程中需注意避光。

案例 5-4-2 服用甲氧氯普胺片致锥体外系反应

📋 案例概述

患者,男性,86 岁。因恶心、呕吐,自服甲氧氯普胺片。1 个月后,追加舒必利治疗抑郁症。联合用药至第 2 个月,患者突然出现行动困难,自己不能独立完成起立和行走动作。遂停用舒必利,症状仍在进展,表现为假面容貌、肌肉萎缩、运动不能和姿势反射障碍,不能保持立位,并伴有震颤症状。到医院就诊后,医师建议立即停服甲氧氯普胺,症状慢慢改善,2 周后,恢复正常。

❓ 思考

案例中这名患者停用甲氧氯普胺后症状慢慢改善说明了什么?

📖 解析

说明患者的锥体外系不良反应是由于甲氧氯普胺片和舒必利联合使用的不良相互作用所致。甲氧氯普胺为苯甲酰胺衍生物,可通过阻断延髓催吐化学感受区和外周的多巴胺 D_2 受体,产生强大的止吐作用,用于治疗恶心、呕吐和食欲不振等症状。舒必利属苯甲酰胺类抗精神病药,通过阻断中脑边缘系统的多巴胺 D_2 受体发挥抗精神分裂症和抗抑郁作用。当两药联用时,机体内多巴胺神经功能受到过度抑制,而乙酰胆碱能神经相对亢奋,更容易发生肌张力增强、面容呆板、动作迟缓、肌肉震颤等锥体外系相关副作用,应避免两药联用。

案例 5-4-3 阿卡波糖致地高辛血药浓度升高

📋 案例概述

患者,女性,56 岁,患 2 型糖尿病、心力衰竭、心房颤动,使用胰岛素控制血糖,地高辛维持心功能。因餐后血糖较高增服阿卡波糖,3 个月后突发严重心律失常,急送医院。经查,地高辛血药浓度仅为 0.33 ng/mL,低于有效浓度 0.8~2.0 ng/mL。停用阿卡波糖后,地高辛浓度升至 1.2 ng/mL。

❓ 思考

案例中阿卡波糖与地高辛产生了何种药物相互作用?

解析

阿卡波糖是 α-葡萄糖苷酶抑制剂,可以抑制各种 α-葡萄糖苷酶,使肠道葡萄糖的吸收减缓,从而缓解餐后高血糖,达到降低血糖的作用。地高辛治疗窗窄,临床治疗剂量和中毒剂量非常接近。口服地高辛主要经小肠上部吸收。该患者在服用阿卡波糖后,抑制糖苷酶和淀粉酶,延缓糖类在肠道的吸收,部分未被吸收的淀粉等多糖被肠道菌群代谢分解产生小分子气体,促使肠蠕动加快,地高辛吸收减少。此外,阿卡波糖本身对地高辛有吸附作用,也进一步妨碍了地高辛的吸收,使得地高辛的血药浓度显著低于有效浓度。因此,使用地高辛的患者如需使用 α-糖苷酶抑制剂,应适当提高给药剂量并做好地高辛药物浓度监测,或改用对地高辛生物利用度影响较小的伏格列波糖。

案例 5-4-4　奈玛特韦/利托那韦-他克莫司致严重腹泻

案例概述

患者,男性,60 岁,肾移植术后 6 年,有 2 型糖尿病病史。免疫抑制方案:口服麦考酚钠 360 mg,每日 2 次;他克莫司 2 mg,每日 2 次,血药浓度维持在 4.3 ng/mL。降糖方案:胰岛素皮下注射,血糖控制良好。患者因新型冠状病毒感染引起严重肺炎入院治疗。住院期间,给予奈玛特韦/利托那韦(Paxlovid)治疗,他克莫司剂量调整为原来的 1/4:隔天口服他克莫司 1 mg,每日 2 次;麦考酚钠 180 mg,每日 2 次。服用奈玛特韦/利托那韦第 4 天,患者夜间出现严重腹泻,持续近 8 h,实验室检测血糖 43.3 mmol/L,血酮 4.2 mmol/L;血气分析显示代谢性酸中毒,pH 值为 7.01;急性肾损伤,血肌酐 483 μmol/L。粪便检查为阴性。确诊为糖尿病酮症酸中毒和高血糖高渗状态。停用奈玛特韦/利托那韦、他克莫司、麦考酚钠,进行止泻、纠正电解质及高血糖异常等对症治疗。3 天后患者指标恢复正常,查他克莫司浓度 20 ng/mL。停药 7 天后,他克莫司浓度恢复至 4.35 ng/mL。

思考

案例中奈玛特韦/利托那韦-他克莫司产生了何种药物相互作用?

解析

他克莫司是一种临床上常用的免疫抑制剂,是新一代的钙调神经磷酸酶抑制剂,因治疗窗较窄、个体差异大,在服用期间要定期进行血药浓度监测,浓度过高会引起不良反应增加,其中腹泻为其最常见的不良反应之一。奈玛特韦/利托那韦是一种口服小分子新型冠状病毒感染的治疗药物,用于治疗成人伴有进展为重症高风险因素的轻至中度新型冠状病毒感染患者。其中成分利托那韦是肝药酶 CYP3A4 的强抑制剂,会影响经过该酶代谢药物的血药浓度。他克莫司正是通过 CYP3A4 酶代谢,联合奈玛特韦/利托那韦使用后,他克莫司血药浓度增加,该患者减少剂量后仍未达到安全的浓度范围,发生严重腹泻的不良反应,导致酮症酸中毒。故建议需免疫抑制剂治疗的患者,在首次服用奈玛特韦/利托那韦前12 h开始停用他克莫司;停用奈玛特韦/利托那韦后1~3天监测他克莫司血药浓度并根据浓度恢复用药。

··· 参 考 文 献 ···

[1] 刘志军,韩红雷. 药物相互作用基础与临床[M]. 3版. 北京:人民卫生出版社,2019.

[2] Ornstein S M, Nietert P J, Jenkins R G, et al. The prevalence of chronic diseases and multimorbidity in primary care practice: a PPRNet report [J]. J Am Board Fam Med, 2013, 26(5):518 - 524.

[3] 中国老年保健医学研究会老年内分泌与代谢病分会,中国毒理学会临床毒理专业委员会. 老年人多重用药安全管理专家共识[J]. 中国糖尿病杂志,2018,26(9):705 - 717.

[4] 朱依谆,殷明. 药理学[M]. 7版. 北京:人民卫生出版社,2012.

[5] Sudsakorn S, Bahadduri P, Fretland J, et al. 2020 FDA drug-drug interaction guidance: a comparison analysis and action plan by pharmaceutical industrial scientists [J]. Curr Drug Metab, 2020, 21(6):403 - 426.

[6] Eichel E A, Ellingrod V L. Protein binding changes and drug interactions: What do we know? [J]. Current psychiatry, 2018, 17(10):38 - 41.

[7] Pavek P, Dvorak Z. Xenobiotic-induced transcriptional regulation of xenobiotic metabolizing enzymes of the cytochrome P450 superfamily in human extrahepatic tissues [J]. Curr Drug Metab, 2008, 9(2):129 - 143.

[8] Tischer S, Fontana R J. Drug-drug interactions with oral anti-HCV agents and idiosyncratic hepatotoxicity in the liver transplant setting [J]. J Hepatol, 2014, 60(4):872 - 884.

[9] 师少军,张玉. 肾脏转运体和/或代谢酶介导药物排泄及药物相互作用的研究进展[J]. 中国医院药学杂志,2022,42(15):1600 - 1606.

[10] Qiu Y, Zhang Y, Deng Y, et al. A comprehensive review of computational methods for drug-drug interaction detection [J]. IEEE/ACM Trans Comput Biol Bioinform, 2022, 19(4):1968 - 1985.

[11] 周瑞珊,卢佩雯,陈君恒,等. 药品不良反应数据挖掘技术在药物警戒中的应用[J]. 中国现代应用药学,2024,41(6):864 - 870.

[12] Roblek T, Vaupotic T, Mrhar A, et al. Drug-drug interaction software in clinical practice: a systematic review [J]. Eur J Clin Pharmacol, 2015, 71(2):131 - 42.

[13] Fritz D, Ceschi A, Curkovic I, et al. Comparative evaluation of three clinical decision support systems: prospective screening for medication errors in 100 medical inpatients [J]. Eur J Clin Pharmacol, 2012, 68(8):1209 - 1219.

[14] Xiong G, Yang Z, Yi J, et al. DDInter: an online drug-drug interaction database towards improving clinical decision-making and patient safety [J]. Nucleic Acids Res, 2022, 50(D1):D1200 - 1207.

第六章 药源性疾病

第一节 药源性疾病概述

一、药源性疾病的定义

药物在用于诊断和治疗疾病时亦可成为致病因子，引起与治疗作用无关的药品不良反应，甚至造成某种疾病状态或器官及局部组织的功能性、器质性损害。这种由药物诱发的疾病称为药源性疾病（drug-induced disease），如庆大霉素引起的神经性耳聋。

药源性疾病不等同于药品不良反应，它是一种严重程度达到疾病程度的药品不良反应，这种不良反应所发生的持续时间较长，反应程度较严重，造成了某种疾病状态或器官局部组织发生功能性、器质性损伤。药源性疾病可由某些药物或几种药物之间的相互作用引起。简单来说，药品不良反应不一定会导致药源性疾病，药源性疾病是不良反应在一定条件下产生的后果。

药源性疾病比药品不良反应严重，如果发现得早并治疗及时，绝大多数可以减轻症状或者痊愈。但若不能及早发现，耽误治疗和抢救的时机，则可能引起不可逆转损害，甚至终身致残或死亡。据文献报道，药源性疾病也已成为主要致死性疾病之一，仅次于心脏病、癌症、慢性肺病和脑卒中，严重威胁着人类的健康，已成为全球性的公共卫生安全问题。因此，预防药源性疾病的发生，实现早期诊断并建立行之有效的疾病风险防控措施是解决药源性疾病的关键所在。

二、药源性疾病发生的相关因素

诱发药源性疾病的因素主要有两大类,即患者因素、药物因素。患者因素主要包括患者年龄、性别、遗传等生理因素,以及基础疾病、肝肾功能、感染、肿瘤等病理因素;药物因素主要包括药物本身的作用、药物相互作用、药物制剂因素以及药物的使用方法等。其中药物使用不当是可控因素,与药源性疾病的产生和严重程度关系最为密切。

(一)患者因素

1. 年龄因素　老年人和婴幼儿易发生药源性疾病。婴幼儿的各器官系统机能尚未发育成熟,肝肾功能较差,药物代谢酶活性不足,肾脏滤过及分泌功能较低,影响药物代谢消除,加上婴幼儿的血浆蛋白结合能力低,血浆游离药物浓度较高,容易发生药源性疾病。而老年人与心肌细胞 Na^+-K^+-ATP 酶活性降低、肝肾功能退行性变、药代动力学发生变化,有些药物的成人剂量于老年人而言可能不是适宜剂量,且多数老年人多病共存,长期多重用药,药物相互作用发生率高,所以老年人易发生药源性疾病。

2. 性别因素　女性药源性疾病的发生率往往高于男性,如保泰松和氯霉素引起的粒细胞缺乏为男子的 3 倍,可能与代谢酶、雌激素及免疫反应的性别差异有关。这种差异主要归因于生理、遗传、社会和文化等多方面的因素。从生理方面而言,女性通常有较高的体脂比例,会影响药物在体内的分布,女性的激素水平(如雌激素和孕激素)也会影响药物的代谢和反应;女性和男性在肝肾功能方面存在差异,可影响药物的清除速度;女性胃肠道功能和 pH 值可能与男性不同,影响药物的吸收;某些代谢酶(如 CYP450 酶)的基因多态性在男女之间分布不同,导致女性在某些药物代谢方面的差异;女性和男性在药物转运蛋白表达上的差异,可能影响药物的吸收、分布和排泄;在药物的临床试验中,女性的代表性不足,可能导致药物剂量设计上未充分考虑女性的生理差异;药物相互作用中女性通常使用的药物种类更多,增加了药物相互作用的风险;用药行为上女性可能比男性更频繁地就医和使用药物,包括处方药和非处方药;女性由于生理周期、怀孕、更年期等因素,可能需要更多的医疗干预和药物治疗。因此,为了减少女性药源性疾病的发生,应加强对女性用药的研究和监测,充分考虑女性的特殊生理和社会需求,合理调整药物剂量。

3. 遗传因素　药源性疾病种族和个体间的差异显著,可能与遗传因素有关。例如,异烟肼的代谢酶 N-乙酰转移酶,个体间差异很大。慢乙酰化者服用后,异烟肼的半衰期为 $2\sim4.5\ h$,血浆浓度为 5 pg/mL;快乙酰化者服用后,则异烟肼的半衰期为 $45\sim110\ min$,血药浓度为 1 pg/mL。慢乙酰化型在黄种人中占 $10\%\sim20\%$,在美国白人及黑人中约占 50%。苯妥英钠由羟化酶代谢,苯妥英钠在羟化酶正常人群中的半衰期为 $30\sim40\ h$,正常人的每日剂量为 600 mg,而羟化酶缺乏者每日剂量为 300 mg 即可引起明显的神经毒性。假如胆碱酯酶有遗传性缺陷的患者,在用去极化性神经肌肉阻断剂琥珀胆碱时不能及时分解琥珀胆碱,机体产生长时间的肌肉松弛,可产生用药后呼吸暂停,甚至达数小时。近年来,人类基因研究进展迅速,由于个体间基因存在变异,所以药源性疾病的个体差异可以从遗传学得到解释。

变态反应是一种抗原抗体的免疫反应,与药品的药理作用无关。过敏体质患者使用常规剂量或极小量的药品就能出现剧烈的免疫反应,使细胞释放组胺、5-羟色胺、缓激肽、慢反应物等介质,导致一系列呼吸道、心血管系统、皮肤黏膜及胃肠道的变态反应。药物变态反应可以是单一系统反应,也可以是多系统损害,表现为变态反应综合征。皮肤和呼吸道反应是临床上最常见的药物变态反应。其严重程度不一,可以很轻,也可以致死。抗生素、磺胺、NSAIDs、抗癫痫药等许多药品都可引起变态反应。

4. 病理因素　基础疾病既可以改变药物的药效动力学,也能影响药物的药代动力学。慢性肝肾疾病患者由于药物的代谢和清除率降低,血药浓度增高、半衰期延长,容易出现药源性疾病。肾病患者由于清除减慢,服用呋喃妥因后血药浓度升高,可引起周围神经炎。肝病患者由于肝功能减退,可使主要通过肝脏代谢的药物血药浓度升高,引起药源性疾病。例如,肝硬化患者使用利多卡因,可引起严重的中枢神经系统疾病。

5. 不良生活方式　如饮酒、吸烟等不良习惯,可能对药源性疾病有影响。例如,饮酒可加速某些药物的代谢转化,使其疗效降低。少量饮酒可使消化道血管扩张,增加药物的吸收而导致不良反应。此外,饮酒可致肝功能损害,影响药物的代谢,使许多药物的不良反应增加。再如,口服避孕药或绝经期后激素替代疗法所致的心肌梗死,在吸烟妇女中发生的危险性加大。

(二) 药物因素

1. 药物的化学结构和理化性质　药物的化学结构决定了某些不良反应,部分化学结构相似的药物可能会出现相似的不良反应,如β-内酰胺类药物青霉素类、头孢类药物都可能会引起变态反应。此外,大多数口服药物的生物利用度会影响药品不良反应的发生,口服药物脂溶性越强,越容易吸收,也越容易出现不良反应或药源性疾病。如美托洛尔的强脂溶性导致其神经系统不良反应发生率较高。

2. 药物制剂因素　制剂的安全性与药物主要成分及其分解产物和副产物、制剂中的溶剂、稳定剂、色素等赋形剂有关。药物制剂中的污染物也可致药源性疾病,特别是因血液制品污染引起的艾滋病、乙型肝炎和丙型肝炎等不容忽视。据报道,丙型肝炎病毒的主要传播途径为血液传播,包括输血、使用血液制品、静脉吸毒及血液透析等。而药物制剂中的异物也可引起药源性疾病,如输液中的颗粒物引起的肺部异物肉芽肿。因此,合理、科学地配置输液很重要。

3. 药物相互作用　是引起药源性疾病的重要因素。若合并用药种类越多,则药源性疾病的发生率越高,且可能出现致死性药物相互作用。药物在体外配伍、体内药代动力学或药效动力学环节均可能发生药物相互作用,提高药品不良反应以及药源性疾病的发生风险。

4. 药物药理作用的相关因素　从药品的药理作用而言,药源性疾病往往是源于药品的毒副作用、继发反应、后遗效应、致癌致畸致突变等作用。药源性疾病通常意义上指的是正确用药情况下产生的不良事件,但临床上还有很多药物使用不当造成的不良事件,称为药物性损害,包括用药剂量过大、疗程过长、滴注速度过快、用药途径错误、配伍不当、重复用药、忽视用药注意事项和禁忌证等,均可诱发药物性损害。如庆大霉素的神经肌肉阻滞作用与其血药浓度有关,故《中国药典》规定该药用于肌内注射或静脉滴注,不得静脉注射,如果直接静脉注射则易引起呼吸抑制。

有些药物可导致1种或多种类型的药源性疾病,也有一些药源性疾病往往是多种机制先后或共同作用的结果,其具体机制尚未明确。药源性疾病的发病机制不是孤立的,可同时发生、相互促进。

三、药源性疾病的分类

药源性疾病目前尚无完全合理的分类方法,综合各种观点,有多种分类方法,目前主要有病因学分类、病理学分类以及临床用药实际情况分类。

(一)病因学分类

根据药源性疾病与药理作用的关系分为4类。①A型:与已知药理作用有关,呈剂量依赖性,病死率较低,发生率较高(70%~80%),可以预测。②B型:不能通过常规的毒理学筛选发现,与用药剂量无关,与药理学机制不相符,发生率较低(20%~30%)但病死率较高,难以预测。③C型:与长期用药相关,潜伏期较长。④D型:由药物致癌、致畸作用导致。

药源性疾病的发病机制复杂。A型是最常见的类型,是致病药物本身的药理作用增强和持续发展所导致的结果,其发病机制通常与药物在体内的药代动力学过程改变有关,即药物在体内的吸收、分布、代谢和排泄中的某一环节或多个环节出现改变,使得药物在体内的浓度增高或降低,导致药源性疾病的发生。B型则与用药剂量无关,主要由药物的异常性与患者的特异体质引起,临床表现包括变态反应以及特异质反应。因遗传因素不同,机体对药物的反应也不同。随着药物基因组学的迅速发展,药物相关毒性和疗效的个体间差异已被广泛认识和研究,个体的遗传背景差异是引起药物反应差异的主要原因之一。药物致畸的发生机制十分复杂,对其确切机制的了解较少。目前所知药物引起畸形的发生机制主要有药物影响母体或胎盘功能、药物对胎儿的直接毒性以及药物对生殖细胞的毒性等。

(二)病理学分类

从病理学角度,药源性疾病分为功能性病变和器质性病变两种类型。功能性病变是指器官的解剖结构并未发生明显病变,但其功能出现紊乱。例如,抗胆碱和神经节阻断药可引起无力性肠梗阻,利血平引起心动过缓等。器质性病变是指从解剖形态上可以观察到的疾病表现,与非药源性疾病无明显差别,也无特异性。因此,鉴别诊断不能仅仅根据病理检查结果,还应主要依靠药源性疾病诊断要点。

根据药源性疾病的病理变化特点,按其临床表现,大致可分为10种基本类型。①中毒型:包括细胞毒作用、酶抑作用、纺锤体毒性及抑制机体细胞分裂作用;②炎症型:包括各种类型药物性皮炎;③胚胎型:妊娠3个月内的孕妇用药后,引起胎儿畸形发育,如"反应停"事件；④增生型：如苯妥英钠引起皮肤萎缩、皮肤变薄、表皮乳突消失；⑤发育不全型：如四环素引起牙齿釉质发育不全等；⑥萎缩型：如注射皮质激素后，可使局部皮肤萎缩、变薄、表皮乳突消失；⑦变性浸润型：如 D-青霉胺治疗可引起天疱疮样皮炎，组织学显示表皮细胞有浸润性变性；⑧血管栓塞型：药物性变态反应引起的血管神经性水肿及充血，而多次反复使用血管造影剂可引起某些血管栓塞；⑨功能型：如抗胆碱和神经节阻断药应用不当，可发生无力性肠梗阻；⑩赘生与癌变型：如大量使用萘氮芥治疗时可引起膀胱癌。

（三）临床用药实际情况分类

根据临床用药的实际情况，大致可分 4 类：①量效关系密切型；②量效关系不密切型；③长期用药致病型；④药后效应型。这样的分类既符合药理学和毒理学的量效关系这一基本概念，同时又考虑到药物对机体的影响和机体对药物的处理过程及毒理学的问题，因此这种分类法比较合理。

第二节　常见药源性疾病及引起药源性疾病的药物

一、药源性皮肤系统损伤

药源性皮肤系统损伤又称药物皮肤反应，也就是药品不良反应的皮肤表现。药源性皮肤病在药物反应中占有重要地位，一则是因为它发生于皮肤黏膜表面易引起注意，二则它也可能是全身性严重反应的外在表现，由外用药或接触了内用药引发的变应性接触性皮炎很常见，几乎所有药物都可以引起药疹，常见的有抗菌药物（如阿莫西林、左氧氟沙星）、解热镇痛药（如对乙酰氨基酚、塞来昔布）、血清制剂及疫苗（如免疫球蛋白、破伤风疫苗等）。

药源性皮肤系统损伤的几种常见的可能机制包括以下几种。

（一）免疫介导的反应

1. Ⅰ型变态反应（速发型）　药物或其代谢产物作为半抗原，与体内蛋白质结合形成完全抗原，激活免疫系统，导致 IgE 介导的速发型变态反应，表现为荨麻疹、血管性水肿等。例如，青霉素可引起严重的变态反应。

2. Ⅱ型反应（细胞毒型）　药物可与皮肤细胞膜上的抗原结合，形成复合物，激活补体系统，导致细胞毒性作用，表现为溶血、血小板减少或皮肤坏死性病变。例如，某些抗癫痫药物可能导致这种反应。

3. Ⅲ型反应（免疫复合物型）　药物诱导的抗原抗体复合物沉积在皮肤小血管中，引发补体激活，导致局部炎症反应，表现为药物性皮疹、紫癜、血清病样反应等。例如，磺胺类药物可能导致这种反应。

4. Ⅳ型反应（迟发型）　T 细胞介导的迟发型超敏反应，药物诱导 T 细胞增殖并释放细胞因子，导致皮肤细胞损伤，表现为接触性皮炎、固定性药疹、史蒂文斯-约翰逊综合征等。例如,抗癫痫药物拉莫三嗪可能引发史蒂文斯-约翰逊综合征。

（二）直接毒性作用

1. **对皮肤细胞的直接毒性** 某些药物或其代谢产物可直接作用于皮肤细胞,导致细胞膜损伤、细胞凋亡或坏死。例如,某些抗肿瘤药物（如长春新碱）可引起手足综合征,表现为手足部位的疼痛、红斑和脱皮。

2. **光毒性反应** 某些药物在暴露于紫外线后产生有毒代谢物,直接损伤皮肤细胞,表现为晒伤样反应、红斑、水疱等。例如,四环素类抗生素可能引发光毒性反应。

3. **光过敏性反应** 药物在光照下转变为半抗原,与皮肤蛋白结合后引发免疫反应,表现为红斑、丘疹、湿疹样改变等。例如,磺胺类药物和某些 NSAIDs 可能引发光变态反应。

4. **表皮细胞的代谢和增殖障碍** 影响角质形成细胞的增殖与分化:某些药物通过影响皮肤细胞的增殖或分化,导致异常的皮肤反应。例如,视黄酸类药物（如异维 A 酸）通过调节角质形成细胞的增殖和分化,可能导致干燥、脱屑、皮疹等症状。

5. **表皮屏障功能损伤** 对皮肤屏障的破坏:一些药物可能破坏皮肤的屏障功能,导致水分丢失和病原体侵入,引发皮肤干燥、瘙痒、红斑和感染。例如,长期使用外用皮质类固醇可能导致皮肤萎缩和表皮屏障功能减弱。

6. **药物诱导的血管炎** 药物可能引起小血管炎症:某些药物可能通过免疫复合物介导或直接毒性作用引发皮肤小血管炎,导致紫癜、斑丘疹等表现。例如,某些抗生素和抗癫痫药物可能诱发药物性血管炎。

7. **细胞因子风暴** 药物引发过度的免疫反应。某些药物可能诱导大量细胞因子的释放,导致全身性或局部性严重皮肤反应,如史蒂文斯-约翰逊综合征或中毒性表皮坏死松解症。这种反应通常是药物与个体免疫系统相互作用的结果。

这些机制可以单独或组合发生,导致不同类型的药源性皮肤损伤。因此,临床上需要根据患者的症状和病史,及时识别和处理药物引起的皮肤不良反应。

二、药源性肝损伤

各类处方或非处方的化学药物、生物制剂以及传统中药、天然药、保健品、膳食补充剂及其代谢产物乃至辅料等均可诱发肝损伤,亦称药物性肝病,是最常见和最严重的药品不良反应之一,临床上可表现为急性或慢性肝病。其表现为食欲不振、乏力、恶心、呕吐、腹胀、肝区不适或隐痛、丙氨酸转氨酶（ALT）升高等,少数病情严重者可以发生肝性脑病,甚至死亡。

（一）发生机制

1. **直接毒性作用** 一些药物或其代谢产物可以直接对肝细胞产生毒性作用,导致细胞膜损伤、线粒体功能障碍和细胞死亡。例如,对乙酰氨基酚在过量时,其代谢产物 N-乙酰对苯醌亚胺可直接引发肝细胞坏死。

2. **代谢性活化与毒性代谢产物**

（1）代谢性活化:某些药物在肝脏中通过酶促反应转化为具有更强毒性的代谢产物。

这些毒性代谢产物可以与细胞内的蛋白质、核酸或其他大分子结合,形成加合物,导致肝细胞损伤。例如,异烟肼的代谢产物可能引发严重的肝损伤。

(2)自由基生成与氧化应激:一些药物或其代谢产物可能导致自由基生成,诱发氧化应激,损伤肝细胞中的脂质、蛋白质和 DNA。例如,异氟烷等挥发性麻醉药物可以通过氧化代谢产生自由基,导致肝细胞损伤。

3. 线粒体功能障碍 某些药物通过抑制线粒体呼吸链复合物或引发线粒体 DNA 损伤,导致 ATP 生成减少、氧化应激增加,最终导致肝细胞坏死或凋亡。例如,抗反转录病毒药物司坦夫定可以引起线粒体功能障碍,导致肝脂肪变性和肝炎。

4. 免疫介导的肝损伤

(1)免疫性肝炎:药物可以诱发免疫系统对肝细胞的攻击,引发药物性免疫性肝炎。T 细胞介导的免疫反应可能导致肝细胞凋亡或坏死。例如,某些抗生素(如氯霉素)和抗癫痫药物(如卡马西平)可能诱发免疫介导的肝损伤。

(2)变态反应:药物或其代谢产物可能作为半抗原,与肝细胞或细胞内成分结合,形成完全抗原,激活免疫系统,导致肝细胞损伤。例如,磺胺类药物可能引发严重的药物变态反应,导致肝损伤。

5. 胆汁淤积 某些药物可能通过影响胆汁的生成、分泌或流出,引发药物性胆汁淤积性肝损伤。胆汁淤积会导致胆汁成分在肝内积聚,引发肝细胞损伤和炎症反应。例如,口服避孕药和某些抗生素(如克拉霉素)可能导致胆汁淤积。

6. 细胞凋亡与坏死

(1)细胞凋亡(程序性细胞死亡):某些药物通过激活凋亡通路(如 Fas 受体途径、线粒体通路),导致肝细胞凋亡。肝细胞凋亡是肝损伤的重要机制之一。例如,NSAIDs(如布洛芬)可能通过诱导细胞凋亡引发肝损伤。

(2)坏死:严重的药物毒性或免疫反应可能导致肝细胞坏死,这通常是药物引起的急性肝衰竭的重要原因之一。例如,阿司匹林在大剂量时可能引发急性重型肝炎。

7. 肝脂肪变性 某些药物可能导致肝细胞内脂质积聚,引发药物性脂肪肝,这通常与药物引起的线粒体功能障碍或代谢异常有关。例如,甲氨蝶呤和四环素类药物可能引起肝脂肪变性。

8. 基因多态性 个体间的基因多态性可能导致药物代谢、运输或免疫反应的差异,从而影响药物性肝损伤的风险。例如,某些基因多态性(如 HLA 基因型)与氟氯氰菊酯引起的严重肝损伤有关。

9. 微管和细胞骨架功能障碍 某些药物通过抑制肝细胞的微管功能,干扰胆汁分泌或细胞运输,导致肝细胞损伤。例如,秋水仙碱和紫杉醇等微管抑制剂可能引发肝损伤。

这些机制可以单独或组合发生,导致各种类型的药源性肝损伤。因此,临床上使用具有肝毒性的药物时,需特别注意监测患者的肝功能,并及时识别和处理由药物引起的肝损伤。

（二）致病药物

常见药源性肝损伤致病药物类别及代表药物如表6-2-1所示。

表6-2-1　常见药源性肝损伤致病药物类别及代表药物

药物类别	代 表 药 物
麻醉药	氟烷、异氟烷
抗生素	阿莫西林/克拉维酸：常见于急性肝损伤；大环内酯类（如红霉素、克拉霉素）：可引起胆汁淤积性肝损伤；氟喹诺酮类（如环丙沙星、左氧氟沙星）：偶见肝损伤；四环素类（如多西环素）：可引起急性肝损伤
抗结核药	异烟肼：常见于急性肝损伤；利福平：与异烟肼合用时风险增加；吡嗪酰胺：肝损伤风险较高
抗癫痫/惊厥药	丙戊酸钠：肝毒性较高；卡马西平：可引起转氨酶升高；苯妥英钠：偶见严重肝损伤
NSAIDs、解热镇痛药	对乙酰氨基酚（过量使用时常引起急性肝损伤，甚至急性肝衰竭）、萘普生、吡罗昔康、双氯芬酸、舒林酸
唑类抗真菌药	酮康唑、氟康唑、伊曲康唑：长期使用可能引起肝损伤
抗肿瘤药	甲氨蝶呤：长期使用可引起肝纤维化和肝硬化；顺铂：偶见肝损伤
免疫抑制剂	环孢素：转氨酶升高较常见；他克莫司：转氨酶升高和肝损伤
草药和补充剂	中草药（如含马兜铃酸的中药）：已知有肝毒性；营养补充剂（如含有锌、铁的高剂量补充剂）：长期或过量使用可能引起肝损伤
胰岛素增敏剂	罗格列酮、吡格列酮
血管紧张素受体阻滞剂	氯沙坦、厄贝沙坦
HMG-CoA 还原酶抑制剂	洛伐他汀、辛伐他汀、普伐他汀、阿托伐他汀

镇静安眠药物氯丙嗪、地西泮等均可引起胆汁郁滞性肝炎，除乏力、食欲下降、恶心和上腹部不适等症状，还有深度黄疸、皮肤奇痒及血清胆固醇和碱性磷酸酶、嗜酸性细胞明显升高等特征。灰黄霉素也有引起肝衰竭的报道。抗结核药异烟肼引起的黄疸发生率为0.1%～1%，对氨基水杨酸引起的黄疸发生率为0.3%～5%，利福平引起的混合型黄疸发生率为5%～10%。吡嗪酰胺可引起肝炎、肝坏死，甚至导致死亡；羟甲戊二酰辅酶A还原酶抑制剂（他汀类，如洛伐他汀、辛伐他汀、普伐他汀、氟伐他汀和阿托伐他汀钙等）可导致转氨酶升高或肝炎，在美国被列入说明书警告栏中。沙坦类抗高血压药氯沙坦、厄贝沙坦、氯沙坦和缬沙坦等的肝毒性也屡见报道，因此美国FDA考虑在沙坦类药物的说明书中增加肝毒性的警告。其他如水杨酸类、对乙酰氨基酚、乙醇、奎尼丁、甲基多巴等，很多药物都有可能引起肝病。曲格列酮由于出现了肝衰竭的报道而被有些国家撤销，其上市的同类药，如吡格列酮、罗格列酮也受到影响，因为它们都属于胰岛素增敏剂，故使人担心肝毒性是否为这类药物的共同反应。

三、药源性呼吸系统损伤

药物引起的呼吸系统疾病是指药物在治疗剂量下所引起的人体气管、支气管及肺脏的功能性或器质性损害。由于全身的静脉血液都要流经肺部,所以肺容易受到许多药物的损害,包括药物的副作用、继发作用、变态反应或毒性作用,从而引起呼吸系统疾病。

(一) 发生机制

1. 支气管痉挛

(1) 药物诱导的支气管痉挛:某些药物可能通过直接作用于支气管平滑肌或通过释放组胺、白三烯等介质引发支气管收缩,导致哮喘样症状或急性支气管痉挛。例如,阿司匹林及其他 NSAIDs 可能诱发"阿司匹林哮喘"。

(2) 副交感神经兴奋:一些药物通过激活副交感神经,增加迷走神经张力,导致支气管痉挛。例如,β受体阻滞剂(如普萘洛尔)在哮喘患者中可能引发支气管痉挛。

2. 肺泡损伤

(1) 直接毒性作用:某些药物或其代谢产物对肺泡上皮细胞具有直接毒性作用,可能引发肺泡上皮细胞的损伤、坏死,甚至肺泡萎陷或肺水肿。例如,抗癌药物博来霉素可能导致肺纤维化,严重者可引发呼吸衰竭。

(2) 氧化应激:药物可能诱导肺部产生大量活性氧(ROS),引发氧化应激,损伤肺泡结构和功能。例如,多柔比星等药物通过生成自由基引起氧化应激,从而损伤肺组织。

3. 间质性肺疾病　有些药物可能导致肺间质的炎症反应,表现为间质性肺炎或肺纤维化。慢性炎症可导致肺间质的纤维化,逐渐引发呼吸功能的下降。例如,甲氨蝶呤、硝基呋喃类和抗生素(如硝基呋喃妥因)可能引发间质性肺疾病。

4. 肺动脉高压　某些药物可能通过引发肺血管的收缩、炎症或血栓形成,导致肺动脉压力升高。这种机制可能与血管内皮功能障碍、血小板聚集增加或血管平滑肌增生有关。例如,食欲抑制剂芬氟拉明与芬特明组合使用可能导致严重的肺动脉高压。

5. 肺水肿

(1) 药物诱导的心源性或非心源性肺水肿:某些药物可能通过增加毛细血管通透性或心脏功能抑制引发肺水肿。非心源性肺水肿通常与毛细血管通透性增加有关,如在使用输液过量或药物引起的全身性炎症反应综合征时。

(2) 直接毒性导致的肺水肿:某些药物,如吗啡或阿片类药物,可能通过中枢作用引起呼吸抑制,导致肺水肿。

6. 肺炎

(1) 药物引发的感染性或非感染性肺炎:某些药物可能削弱免疫系统功能,增加感染风险,导致感染性肺炎;或者引发非感染性的药物性肺炎。这种反应通常与免疫抑制、肺泡巨噬细胞功能受损或直接的毒性作用有关。例如,免疫抑制剂(如甲氨蝶呤)可能导致肺炎。

(2) 免疫介导的反应:某些药物可以诱发免疫反应,导致炎症性肺病(如过敏性肺炎),这通常与 T 细胞介导的迟发性超敏反应有关。

7. 药物性肺栓塞　某些药物可能通过增强血液凝固、诱发血小板聚集或血管内皮损伤,导致肺栓塞。例如,某些抗癌药物或激素类药物(如口服避孕药)可能增加血栓形成的风险,进而导致肺栓塞。

8. 药物变态反应　某些药物所致的全身性变态反应可以引发急性呼吸窘迫综合征,导致严重的肺功能障碍。此类反应通常伴随支气管痉挛、喉头水肿和肺水肿。例如,青霉素变态反应可能导致急性呼吸窘迫综合征。

这些机制可能单独或共同作用,导致药物引起的呼吸系统损伤。在临床实践中,医师应注意识别和及时处理这些药品不良反应,以免发生严重的呼吸系统并发症。

(二) 分类

临床可以根据药源性呼吸系统损伤类型及症状分为以下几类。

1. 间质性肺炎　临床表现可呈急性或慢性经过,最典型的症状是进行性气急,有明显发绀、发热,发热高低不一,咳嗽时先干咳后呈黏液脓性痰,并可有痰中带血。

2. 过敏性肺炎　又称嗜酸性细胞增多性肺炎。药物引起此病的临床症状以咳嗽最为常见,于接触抗原数小时后出现症状:发热、干咳、呼吸困难、胸痛及发绀。体格检查肺部有湿啰音,多无喘鸣音,无实化或气道梗阻表现。胸部 X 线片显示弥漫性、间质性浸润和粟粒或小结节状阴影,在双肺中部及底部较明显,以后扩展为斑片状致密阴影。

3. 类脂质性肺炎　亦称吸入性肺炎,多见于婴幼儿、老年人,是由于吸入油剂药物所致。有医院统计有 37 种药物引起 306 例药物性肺炎,其中抗癌药、免疫抑制剂占 83.3%,降压药占 0.7%,其他药占 16.0%。药源性呼吸系统损伤包括肺血管疾病、支气管及下气道疾病、肺实质病变、胸膜间隙疾病,以及呼吸肌和呼吸中枢功能紊乱等。引起药源性肺部疾病的药物有利尿剂、神经阻断剂、博来霉素、环磷酰胺、青霉素、两性霉素 B、丙米嗪、苯妥英钠、加压素等。

(三) 致病药物

常见药源性呼吸系统损伤类型及代表药物如表 6-2-2 所示。

表 6-2-2　常见药源性呼吸系统损伤类型及代表药物

损伤类型	代 表 药 物
弥漫性间质性肺炎和肺纤维化	博来霉素、白消安、甲氨蝶呤、环磷酰胺、丙卡巴肼、丝裂霉素、硫唑嘌呤、呋喃妥因、磺胺类、异烟肼、对氨基水杨酸钠、苯妥英钠、氯磺丙脲、青霉素类等
嗜酸性粒细胞性肺炎	阿司匹林、呋喃妥因、呋喃唑酮、青霉素类、丙米嗪、对氨基水杨酸钠、氢氯噻嗪、氯磺丙脲、甲氨蝶呤、硫唑嘌呤、磺胺类等

(续表)

损伤类型	代 表 药 物
支气管哮喘	青霉素、氨基糖苷类抗生素、四环素、红霉素、磺胺类、阿司匹林、吲哚美辛、保泰松、氨基比林、普萘洛尔等
呼吸抑制	巴比妥类、氯丙嗪、地西泮、硝西泮、吗啡、哌替啶、芬太尼、美沙酮等用量过大可引起呼吸抑制；氨基糖苷类抗生素可引起呼吸麻痹；多黏菌素、杆菌肽也可引起呼吸抑制
肺血栓与肺水肿	雌激素、曲吡那敏(去敏灵)、西咪替丁可引起肺血栓；可待因、美沙酮、喷他佐辛(镇痛新)、保泰松、阿司匹林、苯丙胺、普萘洛尔、副醛、右旋糖酐、甲氨蝶呤、氮芥、氢氯噻嗪等可引起肺水肿
继发性炎症与红斑狼疮	抗肿瘤药和肾上腺皮质激素类药物可引起肺部继发性炎症；异烟肼、苯妥英钠、肼屈嗪、普鲁卡因胺、利血平、甲基多巴、氯丙嗪、保泰松、青霉素类、美沙酮等可引起红斑狼疮综合征

四、药源性心血管系统损伤

药物使用不当会诱发或加重心脏病变,如有些药物可引起心功能抑制、心肌病、心肌缺血、心瓣膜损害、心包炎等,甚至发生猝死,如氨茶碱可致心动过速、室颤等,吲哚美辛可引起心肌缺血。存在心脏毒性的药物包括:①抗肿瘤药,如多柔比星、曲妥珠单抗、酪氨酸激酶抑制剂、铂类等;②心血管药,如普萘洛尔、胺碘酮等;③抗菌药物,如头孢菌素类、红霉素等;④NSAIDs,如双氯芬酸钠、布洛芬等;⑤抗精神病药,如氯丙嗪;⑥中药,如乌头碱、蟾酥等。

(一) 发生机制

1. 心肌毒性　某些药物可以直接损伤心肌细胞,导致心肌细胞凋亡或坏死。这种损伤可能导致心肌炎、心力衰竭或其他心脏功能障碍。例如,蒽环类抗生素(如多柔比星)可以通过产生自由基和引发氧化应激,直接损害心肌细胞。

2. 线粒体功能障碍　一些药物通过干扰线粒体功能,导致 ATP 生成减少和氧化应激增加,从而损害心肌细胞。例如,某些抗癌药物(如曲妥珠单抗)通过干扰线粒体功能,引发心肌病变。

3. 心律失常

(1) 药物诱发的 Q-T 间期延长:某些药物可能通过抑制心肌细胞钾离子通道,导致 Q-T 间期延长,进而增加尖端扭转型室性心动过速的风险。这是一种潜在致命的心律失常。例如,抗心律失常药物(如胺碘酮)和某些抗生素(如红霉素)都可能引发 Q-T 间期延长。

(2) 电解质失衡:药物可能通过影响电解质平衡(如钾、钙、镁等),导致心律失常。例如,利尿剂(如呋塞米)通过引起低钾血症增加心律失常的风险。

4. 心肌缺血与心肌梗死

(1) 冠状动脉痉挛:某些药物可能引发冠状动脉痉挛,导致心肌缺血或心肌梗死。

这通常与药物引发的交感神经激活、血管内皮功能障碍或直接作用于血管平滑肌有关。例如,可卡因和某些抗抑郁药物(如选择性 5 -羟色胺再摄取抑制剂)可能引发冠状动脉痉挛。

(2)血栓形成:某些药物可能增加血栓形成的风险,导致冠状动脉血管阻塞,引发心肌梗死。例如,口服避孕药和某些激素替代疗法可能增加血栓形成的风险。

5. 高血压

(1)药物引发的高血压:一些药物可能通过增加交感神经活动、引发血管收缩、增加水钠潴留或抑制前列腺素生成,导致血压升高。例如,皮质类固醇和 NSAIDs 可能通过增加水钠潴留引发高血压。

(2)肾素-血管紧张素系统的激活:某些药物(如 NSAIDs)通过抑制前列腺素的合成,可能间接激活肾素-血管紧张素系统,导致血压升高。

6. 低血压与休克

(1)药物引发的低血压:某些药物可能通过扩张血管、抑制交感神经活动或直接作用于心脏,导致低血压或休克。例如,硝酸酯类药物(如硝酸甘油)通过扩张血管引发低血压,可能导致体位性低血压甚至休克。

(2)过敏性休克:一些药物可能引发全身性变态反应,导致严重的低血压和休克。这通常与组胺等介质的释放和全身血管扩张有关。例如,青霉素变态反应可能导致过敏性休克。

7. 心力衰竭

(1)负性心肌收缩作用:某些药物可能通过直接抑制心肌收缩力,导致心力衰竭的发生或加重。例如,β 受体阻滞剂(如美托洛尔)在某些情况下可能导致心力衰竭恶化。

(2)容量负荷增加:一些药物通过引发水钠潴留或扩张血管,增加心脏的容量负荷,可能导致或加重心力衰竭。例如,NSAIDs 通过水钠潴留增加血容量,可能加重心力衰竭。

8. 心包疾病　某些药物可能通过免疫介导或直接毒性作用引发心包炎或心包积液,临床表现为胸痛、呼吸困难和心脏压塞。例如,抗癫痫药物(如苯妥英钠)可能引发心包炎。

9. 血管损伤

(1)血管炎或血栓性微血管病:一些药物可能通过免疫介导或直接毒性作用引发血管炎或血栓性微血管病,导致血管损伤和组织缺血。例如,抗生素(如苯唑西林)可能引发药物性血管炎。

(2)动脉粥样硬化加速:某些药物可能通过代谢性作用(如引发高脂血症)或直接影响血管内皮功能,加速动脉粥样硬化的进展。例如,某些抗反转录病毒药物可能通过引发高脂血症,加速冠状动脉粥样硬化。

这些机制可以单独或共同作用,导致药源性心血管系统损伤。在临床实践中,特别是在使用具有潜在心血管毒性的药物时,医师应密切监测患者的心血管状况,以及时识别和处理不良反应。

(二) 类型及致病药物

1. **药源性心律失常** 指没有或原有心律失常者在使用药物过程中出现心律失常，或心律失常加重及诱发新的心律失常。常见药源性心律失常致病药物类别及代表药物如表6-2-3所示。

表6-2-3　常见药源性心律失常致病药物类别及代表药物

药物类别	代表药物
抗菌药	青霉素、头孢哌酮、红霉素、氟喹诺酮类、链霉素等
抗肿瘤药	多柔比星、柔红霉素等，可致短暂的心电图异常，如室上性心动过速、室性期前收缩等
抗精神病药、抗抑郁药	氯丙嗪、氟哌啶醇、氯氮平、碳酸锂等；三环类抗抑郁药可干扰正常心率、心律及传导，致房室或束支传导阻滞，也可致室性期前收缩、室性心动过速或室颤
利尿剂	呋塞米、螺内酯等
其他	抗心律失常药（多见）、洋地黄类、氨力农、氨茶碱、西咪替丁、溶栓药（再灌注心律失常）

2. **药源性心力衰竭** 指因药物对心脏的直接或间接作用，引起心肌收缩力减弱、心室负荷过重、心室负荷不足或心室舒张期顺应性降低，致心功能减退、心排出量减少、周围组织灌注不足，而产生充血性心力衰竭的一系列综合征。药源性心力衰竭致病药物类别及代表药物如表6-2-4所示。

表6-2-4　常见药源性心力衰竭致病药物类别及代表药物

药物类别	代表药物
抗肿瘤药	蒽环类如多柔比星、柔红霉素、米托蒽醌、表柔比星等，有心肌细胞毒性作用
NSAIDs	选择性COX-2抑制剂可增加血栓风险
降糖药	罗格列酮，可使血容量增加，心脏负荷增加
改善微循环药	前列地尔，可使血容量增加，心脏负荷增加
负性肌力药	抗心律失常药、β受体阻滞剂、维拉帕米、地尔硫䓬

3. **药源性心肌梗死** 指因药品不良反应使粥样硬化或正常的冠状动脉发生痉挛性收缩、血栓形成，或冠状动脉血流量骤减，而在心肌耗氧量又增加等情况下，使心肌产生严重的缺血性损伤到不可逆的坏死损害。常见药源性心肌梗死致病药物类别及代表药物如表6-2-5所示。

表6-2-5　常见药源性心肌梗死致病药物类别及代表药物

药物类别	代表药物
抗肿瘤药	有心脏毒性的药,如柔红霉素等
负性肌力药	抗心律失常药、β受体阻滞剂(也致心肌耗氧量增加)等
抗精神分裂症药	氯丙嗪,可引起呼吸抑制、心脑供血不足
抗血小板药	双嘧达莫,可引起窃血
增加血栓风险药	口服避孕药、NSAIDs 等
引起心肌耗氧量增加药	垂体后叶激素、阿托品、苯丙胺、奎尼丁、罗格列酮、硝普钠等

4. 药源性心绞痛　指因药物引起心肌耗氧量增加或冠状动脉供血减少,引起发作性胸骨后或心前区压榨、窒息性疼痛,可放射至左肩、左上臂、颈或下颌部等,停药后可缓解或恢复正常。常见药源性心肌梗死致病药物类别及代表药物如表6-2-6所示。

表6-2-6　常见药源性心绞痛致病药物类别及代表药物

药物类别	代表药物
抗肿瘤药	有心脏毒性的药,如柔红霉素等
负性肌力药	β受体阻滞剂、钙通道阻滞剂、胆碱受体激动剂等
使心肌收缩力增强药	α/β受体激动剂、肾上腺素、去甲肾上腺素、异丙肾上腺素、多巴胺、多巴酚丁胺、间羟胺、麻黄碱、沙丁胺醇、特布他林、氯胺酮等
引起心肌耗氧量增加药	硝酸酯类、肾上腺素受体激动药、胆碱受体阻滞剂、Ⅰc类抗心律失常药、皮质激素类等

5. 药源性高血压　指使用药物后引起血压升高超过正常范围。常见药源性高血压致病药物类别及代表药物如表6-2-7所示。

表6-2-7　常见药源性高血压致病药物类别及代表药物

药物类别	代表药物
引起水钠潴留药	NSAIDs、糖皮质激素、噻唑烷二酮类、雌激素等
缩血管药	垂体后叶激素、麦角新碱等
中枢兴奋药	咖啡因、尼可刹米、哌甲酯等,可能与大剂量兴奋血管运动中枢有关
兴奋交感神经药	氯胺酮、甲状腺激素类、麻黄素类等
血管扩张药	硝酸酯类、硝普钠
免疫抑制剂	环孢素,可增加血管阻力及减少钠排出
阿片受体拮抗剂	纳洛酮,拮抗大剂量的麻醉性镇痛药后,因痛觉突然恢复而产生交感神经系统兴奋,引起血压升高、心率加快、心律失常等

6. **药源性低血压** 指使用药物后引起血压下降,成年人肱动脉压≤90/60 mmHg,且出现头晕、乏力、嗜睡、精神不振、心慌、胸闷、四肢麻木、眩晕、晕厥等。此外,某些高血压患者使用药物后血压下降速度过快或下降幅度过大,出现上述不适症状,血压虽未降至90/60 mmHg,也可归于药源性低血压范围。常见药源性低血压致病药物类别及代表药物如表6-2-8所示。

表6-2-8 常见药源性低血压致病药物类别及代表药物

药物类别	代表药物
有降压作用的药物	钙离子通道阻滞剂、利尿剂、血管紧张素转化酶抑制剂、血管紧张素Ⅱ受体阻滞剂、β受体阻滞剂、硝酸酯类、硝普钠等
抗心律失常药	奎尼丁、利多卡因、普罗帕酮、胺碘酮等
NSAIDs	大剂量时通过大量发汗或过敏机制导致低血压,甚至休克
引起过敏药	抗菌药、抗病毒药、抗真菌药、抗寄生虫药、生物化学制品、血清制品,有过敏症状,一般也有血压下降,严重时会出现过敏性休克
镇静催眠药	地西泮、硝西泮、苯巴比妥类、苯妥英钠等

五、药源性肾损伤

药源性肾病是指在应用药物对疾病进行诊断、预防、治疗过程中,出现由药物引起的肾脏结构或功能损害,并具有相应临床表现的一类疾病。药物常通过多种途径引起肾脏损伤,每种途径又可相互影响,加重肾脏损伤。由于其早期临床症状无特异性,易被忽视。积极预防、用药后密切监测、及时干预对该病的发生和发展非常重要。临床上主要以对症支持治疗为主,一旦发生肾损伤,通常预后欠佳。临床常见可导致肾损害的药物有造影剂、万古霉素、氨基糖苷类、环孢素、磺胺类药物、NSAIDs等。

(一)发生机制

1. **肾小管毒性**

(1)直接肾小管细胞毒性:某些药物或其代谢产物可以直接作用于肾小管上皮细胞,导致细胞损伤、凋亡或坏死。例如,氨基糖苷类抗生素(如庆大霉素)会在肾小管细胞内积聚,引发线粒体损伤和氧化应激,导致急性肾小管坏死。

(2)线粒体功能障碍:一些药物可能通过干扰线粒体功能,导致三磷酸腺苷(ATP)生成减少和氧化应激增加,从而损害肾小管上皮细胞。例如,抗反转录病毒药物替诺福韦可能通过线粒体损伤引发肾小管功能障碍。

2. **肾血流动力学变化**

(1)肾血管收缩:某些药物通过引起肾小球入球小动脉的收缩,减少肾血流量,导致肾小球滤过率下降。例如,NSAIDs通过抑制前列腺素的合成,可能导致肾血管收缩,引发急性肾损伤。

（2）肾血管扩张不足：血管紧张素转化酶抑制剂和血管紧张素Ⅱ受体阻滞剂通过抑制血管紧张素Ⅱ的作用，可能导致肾小球出球小动脉扩张不足，降低肾小球滤过压，特别是在血流量已减少的情况下。

3. 肾小球损伤

（1）免疫介导的肾小球炎症：某些药物可能引发免疫系统对肾小球的攻击，导致肾小球肾炎。这种反应通常与药物诱导的免疫复合物形成或直接的抗体介导损伤有关。例如，某些抗生素（如青霉素）和 NSAIDs 可能诱发肾小球肾炎。

（2）血管内皮损伤：某些药物可能通过损伤肾小球内皮细胞，引发血栓性微血管病变，导致肾小球功能障碍。例如，抗癌药物（如贝伐单抗）可能引发血栓性微血管病变，导致急性肾损伤。

4. 肾间质损伤

（1）间质性肾炎：某些药物可能引发急性或慢性间质性肾炎，这通常与免疫介导的炎症反应或直接毒性作用有关。药物性间质性肾炎的表现通常为急性肾功能恶化伴随血尿、蛋白尿和白细胞尿。例如，质子泵抑制剂（如奥美拉唑）和某些抗生素（如甲氧苄啶-磺胺甲噁唑）可能引发急性间质性肾炎。

（2）纤维化：慢性药物暴露可能引发肾间质纤维化，导致进行性肾功能下降，这通常与慢性炎症和纤维化介质（如 TGF－β）的激活有关。例如，长期使用某些镇痛药（如 NSAIDs）可能导致慢性肾间质纤维化。

5. 尿路梗阻

（1）药物结晶沉积：某些药物或其代谢产物在尿液中过饱和，可能形成结晶，沉积于肾小管或尿路中，导致尿路梗阻和肾功能损伤。例如，磺胺类药物（如磺胺甲噁唑）和抗病毒药物阿昔洛韦在高剂量或脱水状态下可能在尿液中形成结晶，导致急性肾衰竭。

（2）药物诱导的肾盂积水：某些药物可能通过引发尿道或输尿管痉挛、尿道狭窄或增加尿液黏度，导致尿流阻塞。例如，某些抗胆碱能药物可能引发膀胱排空障碍，导致肾盂积水和肾功能下降。

6. 药物诱导的电解质和酸碱平衡紊乱

（1）电解质失衡：某些药物可能通过影响肾小管的重吸收功能，导致电解质失衡。例如，利尿剂（如呋塞米）可能引发低钾血症、低钠血症或酸碱平衡紊乱。

（2）肾小管性酸中毒：某些药物可能通过损害肾小管酸的排泄能力，导致肾小管性酸中毒。例如，氨基糖苷类抗生素可能引发近端肾小管性酸中毒，导致代谢性酸中毒和电解质失衡。

7. 氧化应激和炎症反应

（1）氧化应激：某些药物通过产生活性氧或抑制抗氧化酶的活性，引发氧化应激，损伤肾脏组织。例如，顺铂等抗癌药物通过诱导氧化应激引发肾毒性。

（2）炎症反应：药物可能通过诱发肾脏的炎症反应，引发肾损伤。例如，放射性造影剂通过引发局部炎症反应和血管收缩，可能导致急性肾损伤。

这些机制可以单独或联合引发药源性肾损伤。在临床实践中,特别是在使用已知具有肾毒性的药物时,应密切监测患者的肾功能,并尽量避免合并使用具有肾毒性风险的药物,以减少药物引起的肾损伤风险。

(二) 致病药物

常见药源性肾损伤致病药物类别及说明如表 6-2-9 所示。

表 6-2-9 常见药源性肾损伤致病药物类别及说明

药物类别	说　明
氨基糖苷类抗生素	有直接肾毒性,肾毒性顺序为:新霉素＞阿米卡星＞庆大霉素＞妥布霉素＞奈替米星＞链霉素
抗病毒药	高浓度快速滴注抗病毒药物阿昔洛韦或失水患者大剂量口服,可因阿昔洛韦水溶性差,输液过少而析出结晶,阻塞肾小管、肾小球,造成肾衰竭,肾功能不全患者和婴儿须减少药量
NSAIDs	抑制肾脏的环氧酶,从而使前列腺素合成障碍,遂引起多种肾损害,如肾小球滤过率下降、急性肾衰竭、钠潴留或尿潴留等;药物包括丙酸衍生物类(如布洛芬)、吲哚乙酸衍生物类(如吲哚美辛)、吡唑酮衍生物(如羟基保泰松)及水杨酸类(如阿司匹林)
血管收缩药	去甲肾上腺素、去氧肾上腺素等,因可产生肾血管痉挛而致急性肾衰竭、少尿或无尿
抗肿瘤药	顺铂引起的肾损害一般是可逆的,但大剂量或连续应用也可产生不可逆性肾小管坏死;顺铂持续缓慢滴注,并在输注前后 12 h 加足量含氯化钾的生理盐水和呋塞米,使尿量保持不少于 100 mL/h,可降低顺铂所致肾小管坏死的发生率
含有马兜铃酸的中药	引起肾损害的主要特点是肾间质纤维化,从而引起急、慢性肾小管间质性病变,可表现为急、慢性肾衰竭,以慢性肾衰竭最为多见
造影剂	用于放射学检查的碘造影剂
免疫抑制剂	如环孢素、他克莫司
利尿剂	如呋塞米、噻嗪类利尿剂

有些磺胺类药物由于乙酰化结晶产物沉积而引起血尿、疼痛、排尿困难等,如磺胺甲基嘧啶、磺胺异噁唑,一些增效剂如复方磺胺异噁唑可结晶沉积而导致肾功能损害。氨基糖苷类药物有直接肾毒性,这类药物 98%～99% 从肾小球滤过,并以原型从尿中排出,肾毒性的原因在于此类药物具有高度的内脏亲和性,在肾皮质中浓度高,残留时间长,半衰期长达 109 h,产生蓄积,抑制生物膜上磷脂酶 A 和磷脂酶 C 的活性,使正常的膜脂代谢发生障碍,膜脂成分发生改变,膜结构改变影响膜的通透性及其功能,肾小球滤过率下降,肾浓缩功能下降,肾近曲小管呈退行性病变;同时,溶酶体膜上磷脂酶 A 和磷脂酶 C 活性同样受到抑制,通透性增加或膜破裂,其内部多种水解酶释放出来,可引起细胞坏死、肾衰竭,这些毒性作用与药物剂量及在肾的蓄积浓度有关。氨基糖苷类药物促发肾损害除与疗程和总药量密切相关外,还受机体多种因素影响,如年龄超过 60 岁、血容量减少、代谢

性中毒、有肝病基础、低血钾或同时应用头孢菌素均为危险因素,甚至口服、腹腔及膀胱灌洗均可在肾功能减退时导致药物蓄积造成肾毒性。

肾脏毒性临床最早表现为尿浓缩功能减退及轻度蛋白尿、血尿。后期出现肾小球滤过率降低。氨基糖苷类药物主要引起非少尿型急性肾衰竭,常伴有肾性失钾和失镁,可引起低钾血症和低镁血症。通常在用药数日即可有血肌酐增高,但大多数不严重,故可被忽略。个别也可呈重症少尿型急性肾衰竭,并须透析。

其他可引起肾损伤的药物包括:含汞制剂、白消安、利福平、糖皮质激素、促皮质激素、甲睾酮、苯丙酸诺龙、丙酸睾酮等。

六、药源性消化系统损伤

很多药物都有恶心、呕吐、食欲不振等消化道刺激反应,也是最常见的药品不良反应之一。

(一)发生机制

1. 胃黏膜损伤

(1)胃酸分泌增加:某些药物可以通过刺激胃壁细胞分泌胃酸,导致胃酸过多,从而损伤胃黏膜。例如,NSAIDs通过抑制前列腺素的合成,减少了对胃黏膜的保护,增加了胃酸对胃壁的腐蚀作用。

(2)前列腺素合成抑制:NSAIDs抑制环氧合酶(COX)酶,特别是COX-1酶,从而抑制前列腺素的合成。前列腺素具有保护胃黏膜的作用,抑制其合成会导致胃黏膜屏障的损伤,增加胃溃疡的风险。

2. 肠道吸收障碍

(1)肠黏膜损伤:某些药物通过直接毒性作用损伤肠黏膜,导致吸收障碍。例如,抗癌药物如甲氨蝶呤可能引起肠黏膜炎症和溃疡,导致营养物质吸收障碍和腹泻。

(2)肠道菌群失调:抗生素通过杀灭肠道正常菌群,可能导致有害菌群过度生长,进而引发假膜性结肠炎等并发症。例如,广谱抗生素(如氯霉素)可破坏肠道微生态平衡,引发腹泻和结肠炎。

3. 胃肠道运动障碍

(1)胃肠道蠕动减弱:某些药物通过抑制胃肠道平滑肌的活动,导致胃肠蠕动减弱,引发便秘或肠梗阻。例如,阿片类药物通过激活胃肠道的 μ 阿片受体,减少蠕动,增加胃排空时间和便秘风险。

(2)胃肠道痉挛:某些药物可能通过刺激副交感神经或直接作用于胃肠道平滑肌,引发胃肠道痉挛和疼痛。例如,抗胆碱能药物可能通过减少平滑肌松弛而引发胃肠痉挛。

4. 药物诱导的炎症

(1)药物性食管炎:某些药物可能通过直接刺激食管黏膜或引发局部炎症,导致食管炎。例如,抗生素(如四环素)和双膦酸盐类药物(如阿仑膦酸钠)在食管滞留时可能引发食管炎和溃疡。

（2）药物性结肠炎：某些药物可能引发肠道的免疫介导炎症，导致药物性结肠炎。例如，金刚烷胺和某些抗生素可能引发伪膜性结肠炎，这通常与艰难梭菌感染有关。

5. 药物诱导的出血

（1）胃肠道出血：某些药物可能通过损伤胃肠道黏膜或干扰凝血功能，增加胃肠道出血的风险。例如，NSAIDs和抗凝药（如华法林）可能导致胃肠道溃疡或黏膜损伤，增加出血风险。

（2）抗血小板聚集作用：阿司匹林等抗血小板药物通过抑制血小板的聚集功能，可能增加胃肠道出血的风险，特别是在合并使用NSAIDs时。

6. 胆汁反流与胃肠黏膜刺激

（1）胆汁反流性胃炎：某些药物可能引发胆汁反流，导致胃黏膜损伤和胆汁反流性胃炎。例如，某些手术或药物（如阿片类药物）可能影响胆汁排泄，增加胆汁反流的风险。

（2）胃肠道刺激：某些药物通过直接刺激胃肠黏膜，引发恶心、呕吐和腹痛。例如，化疗药物（如顺铂）常见的副作用就是恶心和呕吐，这与药物对胃肠道的直接刺激作用有关。

7. 药物性肝损伤 肝脏是药物代谢的主要器官，某些药物可能通过增加肝脏的代谢负担，间接引发胃肠道不适和损伤。例如，对乙酰氨基酚过量时，可能引发急性肝损伤，同时引发恶心、呕吐和胃痛等症状。

这些机制可以单独或综合作用，导致药源性胃肠道系统损伤。在临床实践中，特别是在使用已知具有胃肠道副作用的药物时，医师应密切监测患者的胃肠道反应，及时调整治疗方案，以减少药物引起的胃肠道损伤风险。

（二）致病药物

常见药源性胃肠道系统损伤类别及代表药物如表6-2-10所示。

表6-2-10 常见药源性胃肠道系统损伤类别及代表药物

损伤类别	代表药物
诱发消化道溃疡及出血	NSAIDs：布洛芬、吲哚美辛、萘普生、吡罗昔康、酮洛酸、阿司匹林等、呋塞米、依他尼酸、利血平、吡喹酮、维生素D等
引起恶心、呕吐	硫酸亚铁、抗酸药、吡喹酮、丙戊酸钠、氨茶碱、抗肿瘤药：氮芥、氟尿嘧啶、甲氨蝶呤等
引起肠蠕动减慢甚至肠麻痹	抗精神病药：氯丙嗪、丙米嗪、阿米替林、氯氮平、多塞平；抗组胺药、阿托品、东莨菪碱、苯海索等

七、药源性血液系统损伤

在药物的不良反应中，血液方面的不良反应约10%，有的十分严重，称为药源性血液病，较常见的有中性粒细胞减少症、血小板减少症、过敏性紫癜、溶血性贫血、再生障碍性贫血等。

(一) 发生机制

1. **直接毒性作用** 某些药物或其代谢产物可能对造血干细胞或成熟血细胞具有直接的毒性作用,导致细胞损伤或死亡。例如,一些抗癌药物(如环磷酰胺、多柔比星)可以直接抑制骨髓的造血功能,导致白细胞、红细胞或血小板减少。

2. **免疫介导的损伤** 药物可能诱导免疫系统产生针对血细胞或造血组织的抗体,导致血细胞破坏或抑制造血功能。这种机制在药物引起的免疫性溶血性贫血、免疫性血小板减少症等中较为常见。例如,青霉素类药物可通过与红细胞膜结合,形成抗原-抗体复合物,导致溶血性贫血。

3. **变态反应** 有些药物可能引发变态反应,导致血液系统损伤。这种反应通常伴有血管炎或其他过敏性症状,可能会导致白细胞减少、红细胞破坏或血小板数量减少。

4. **抑制 DNA 合成** 某些药物通过干扰 DNA 合成,抑制细胞增殖,尤其是快速增殖的骨髓细胞,从而引起血细胞减少。例如,甲氨蝶呤和其他抗代谢药物通过抑制二氢叶酸还原酶,影响 DNA 合成,导致骨髓抑制。

5. **诱导凋亡** 某些药物可以诱导血液细胞或造血细胞的凋亡,导致细胞数量减少。例如,糖皮质激素通过诱导淋巴细胞凋亡,可能引起淋巴细胞减少。

6. **代谢产物的蓄积** 有些药物在体内代谢后产生的毒性代谢产物可以在血液系统中蓄积,导致毒性反应。例如,苯的代谢产物可以损伤骨髓,引起再生障碍性贫血。

这些机制可能单独或共同作用,导致不同类型的血液系统损伤。因此,在临床实践中,识别药源性血液系统损伤的原因,及时调整或停止相关药物的使用非常重要。

(二) 致病药物

常见药源性血液系统损伤类别及代表药物如表 6-2-11 所示。

表 6-2-11 常见药源性血液系统损伤类别及代表药物

损伤类别	代 表 药 物
再生障碍性贫血	甲氨蝶呤、氯霉素、保泰松、吲哚美辛、阿司匹林、对乙酰氨基酚、环磷酰胺、羟基脲、氯喹、苯妥英钠、甲硫氧嘧啶、丙硫氧嘧啶、卡比马唑、磺胺异噁唑、复方磺胺甲噁唑等
溶血性贫血	苯妥英钠、氯丙嗪、吲哚美辛、保泰松、奎尼丁、甲基多巴、氯磺丙脲、甲苯磺丁脲、维生素 K、异烟肼、利福平、对氨基水杨酸、氨苯砜、氯喹、伯氨喹、磺胺类等
粒细胞减少症	氯霉素、锑制剂、磺胺类、复方阿司匹林、吲哚美辛、异烟肼、甲硫氧嘧啶、丙硫氧嘧啶、氯氮平等
血小板减少症	抗肿瘤药:阿糖胞苷、环磷酰胺、白消安、甲氨蝶呤、巯嘌呤等
血小板减少性紫癜	利福平、阿苯达唑等

八、药源性神经系统损伤

药源性神经系统损伤是由药物或其代谢产物对中枢神经系统或外周神经系统造成的

损害。

(一) 发生机制

1. **直接神经毒性** 某些药物或其代谢产物可以直接作用于神经细胞,导致神经细胞损伤或死亡。例如,铂类抗癌药物(如顺铂、卡铂)可以通过与 DNA 结合,破坏神经细胞的正常功能,导致神经损伤。

2. **兴奋性神经递质的过度释放** 某些药物可以引起兴奋性神经递质(如谷氨酸)的过度释放或抑制其再摄取,导致神经元过度兴奋,引发神经元损伤或凋亡。例如,抗癫痫药物可能通过这种机制引发神经毒性。

3. **线粒体功能障碍** 许多药物可以损害神经元的线粒体功能,导致能量代谢障碍,从而引发神经细胞的损伤或凋亡。例如,抗反转录病毒药物(如司坦夫定)可以引起线粒体毒性,导致周围神经病变。

4. **自由基生成与氧化应激** 某些药物可以增加自由基的生成或抑制抗氧化防御系统,导致神经细胞受到氧化应激的损伤。例如,抗癌药物多柔比星可通过诱导氧化应激损伤神经组织。

5. **免疫介导的神经损伤** 某些药物可以引发免疫反应,导致神经系统的损伤。这种免疫反应可能是针对中枢神经系统或外周神经的。例如,某些抗生素(如青霉素)可能诱发免疫性脑病或周围神经炎。

6. **神经递质代谢干扰** 某些药物通过干扰神经递质的合成、释放、代谢或再摄取,导致神经系统的异常。例如,抗抑郁药(如三环类抗抑郁药)可以通过抑制去甲肾上腺素或 5-羟色胺的再摄取导致神经系统损伤。

7. **血-脑屏障的破坏** 某些药物可能通过直接或间接的方式破坏血脑屏障,导致毒性物质进入中枢神经系统,引发损伤。例如,高剂量的环孢素可以导致血脑屏障破坏,引发中枢神经系统的毒性反应。

8. **髓鞘损伤** 某些药物可以导致神经纤维髓鞘的损伤或脱髓鞘,影响神经冲动的传导。例如,抗癌药物长春新碱通过干扰微管功能,可能引发外周神经脱髓鞘病变。

这些机制可以单独或组合作用,导致各种形式的神经系统损伤。因此,在使用可能引发神经系统损伤的药物时,应密切监测患者的神经系统功能,及时识别和处理不良反应。

(二) 致病药物

常见药源性神经系统损伤类别及代表药物如表 6-2-12 所示。

表 6-2-12 常见药源性神经系统损伤类别及代表药物

损伤类别	代表药物
锥体外系反应	氯丙嗪及其衍生物、利血平、氟哌啶醇、五氟利多、甲基多巴、左旋多巴、碳酸锂、甲氧氯普胺和吡罗昔康等

（续表）

损伤类别	代 表 药 物
癫痫发作	（1）中枢神经兴奋药物：如哌甲酯、茶碱、咖啡因、苯丙胺、可卡因、麻黄碱等； （2）几乎所有的抗精神病药：如佐替平、锂盐、氯氮平、吩噻嗪类、抗抑郁药氯米帕明及马普替林； （3）抗心律失常药：如利多卡因、美西律； （4）抗菌药：如异烟肼、两性霉素 B 等； （5）抗疟药：如氯喹、乙胺嘧啶、奎宁等
听神经障碍（主要为耳聋）	氨基糖苷类抗生素、奎宁、氯喹、水杨酸类、依他尼酸等

第三节　药源性疾病的鉴别、诊断和防范、治疗

一、药源性疾病的鉴别与诊断

（一）药源性疾病鉴别与诊断的原则和流程

药源性疾病与病理性疾病的临床表现基本一致，各系统器官都可受累，异常病理体征与受累器官损害程度一致，检查和判定指标相同，其中最多见的是过敏反应。药物过敏引发的各型皮疹、哮喘、休克等都与其他过敏性疾病体征一样。因此，药源性疾病单从病理尚不能判断是否为药物引起，要从病因学角度去评估和判断。患者的病史和用药史、临床表现、病理学检查、实验室检查等资料是疾病诊断的依据。药源性判断要根据疾病是否发生于用药之后，因为用药时间与发病时间的关系对于诊断有重要意义；同时，要根据临床药理作用的特殊性来甄别是否为药源性，如氯丙嗪引起的肝细胞胆管型肝病的特点是血清转氨酶值升高不明显，但碱性磷酸酶及胆固醇升高明显；其次，诊断时要考虑药物以外的其他因素可能造成假象，如有可能还要设法从多种用药中找到导致药源性疾病的药物；也可采用"除激发"与"再激发"方法来确定，即停药可使疾病停止发展，再次用药又可使疾病再次发生。但再激发可能给患者带来危险，应慎用。此外，药源性疾病的机体易感因素主要有遗传、性别、年龄等，应注意排查。

药源性疾病的鉴别诊断流程如下：

1. 追溯用药史　医师除认真仔细询问病情外，还应仔细了解患者的用药史，这是诊断药源性疾病不可或缺的环节和数据。

2. 确定用药时间、用药剂量与临床症状发生的关系　药源性疾病出现的迟早因药而异，青霉素致过敏性休克在用药后几秒钟内出现。药源性肝炎大约在用药后 1 个月内出现。因而，可根据发病的时间先后推断诱发药源性疾病的药物。一些药源性疾病的轻重随剂量变化，剂量加大时症状加重，剂量减少时症状减轻。因而，可根据症状随用药剂量

增减而加重或减轻的规律判断致病药物。

3. 询问用药过敏史和家族史　特异体质的患者可能对多种药物发生不良反应,甚至家族成员也曾发生过同样反应。了解患者的用药过敏史和家族史对诊断药源性疾病有帮助。患者应主动告诉医师药物过敏情况及过敏史。

4. 排除药物以外的因素　只有注意排除原发病、并发症、继发症、患者的营养状况以及环境因素的影响后,才能确诊药源性疾病。

5. 致病药物的确定　应根据用药顺序确定最可疑的致病药物,然后有意识地停用最可疑药物或引起相互作用的药物。根据停药后的症状变化情况,对药源性疾病进行确诊。

6. 必要的实验室检查　依据药源性疾病的临床特征,检查患者的嗜酸性粒细胞计数、皮试、致敏药的免疫学检查、监测血药浓度或药品不良反应的激发试验等;根据病情检查患者受损器官系统及其受损程度,如体格检查、血液学和实验室检查、器官系统的功能检查、心电图、理化检查、影像学检查等。

7. 流行病学调查　有些药源性疾病只能通过流行病学调查方能确诊。如霍乱患者使用庆大霉素后出现急性肾衰竭。由于霍乱本身容易导致肾衰竭,所以难以确定肾衰竭是否和庆大霉素有关。流行病学调查显示,用过庆大霉素的患者肾衰竭发病率是未用患者的 5 倍,从而确定了霍乱患者使用庆大霉素可导致急性肾衰竭。

(二) 药源性肝损伤的鉴别与诊断

药源性肝损伤是指由于药物或其他化学物质引起的肝脏损害。其鉴别与诊断是临床上的一个挑战,因为其症状和体征与其他类型的肝病非常相似。以下是药源性肝损伤的鉴别与诊断的一些关键步骤。

1. 病史采集

(1) 药物使用史:详细询问患者最近使用的所有药物,包括处方药、非处方药、草药和补充剂。

(2) 起病时间:注意症状出现的时间与药物使用时间之间的关系。

(3) 既往史:了解患者是否有肝病史、药物过敏史、酒精摄入史等。

2. 临床表现

(1) 症状:疲乏、食欲不振、恶心、呕吐、腹痛、黄疸等。

(2) 体征:黄疸、肝大、肝区压痛等。

3. 实验室检查

(1) 肝功能检查:血清转氨酶(ALT、AST)、碱性磷酸酶(ALP)、胆红素等指标。

(2) 排除其他病因:病毒性肝炎(HAV、HBV、HCV、HDV、HEV)、自身免疫性肝病、遗传性肝病、代谢性肝病等。

4. 影像学检查　如超声、CT 或 MRI 检查,用于排除胆道疾病、肝脏肿瘤等其他病因。

5. 病理学检查　如肝活检。在部分病例中,通过肝组织活检可以帮助明确诊断。

6. 临床评分系统　如 RUCAM 评分系统。通过一系列评分标准来评估药物与肝损伤之间的因果关系。

7. 停药与再激发试验

(1) 停药：在怀疑药物导致肝损伤时，立即停用相关药物，观察肝功能是否改善。

(2) 再激发试验：在一些特殊情况下，可在严密监测下重新使用可疑药物，观察是否再次出现肝损伤。

8. 多学科合作　咨询肝病专家和药理学专家等。在复杂病例中，多学科合作有助于提高诊断的准确性。

通过上述步骤，可以较系统地进行药源性肝损伤的鉴别与诊断。然而，由于个体差异和药物反应的复杂性，临床医师须保持高度警惕，综合考虑各方面的信息来做出诊断。药源性肝损伤的风险因个体差异而异，受基因、年龄、性别、剂量、用药时间等多种因素影响。在使用这些药物时，应密切监测肝功能，尤其是对于已有肝病或其他肝损伤风险因素的患者。

（三）药源性肾损伤的鉴别与诊断

药源性肾损伤是指由于药物或其他化学物质引起的肾脏损害。其鉴别与诊断也是临床上的一大挑战，因为症状和体征可能与其他类型的肾病非常相似。以下是药源性肾损伤的鉴别与诊断的关键步骤。

1. 病史采集

(1) 药物使用史：详细询问患者最近使用的所有药物，包括处方药、非处方药、草药和补充剂。

(2) 起病时间：注意症状出现的时间与药物使用时间之间的关系。

(3) 既往史：了解患者是否有肾病史、药物过敏史、高血压、糖尿病等。

2. 临床表现

(1) 症状：疲乏、恶心、呕吐、水肿、少尿或无尿等。

(2) 体征：高血压、水肿、腰痛、肾区压痛等。

3. 实验室检查

(1) 肾功能检查：血清肌酐、尿素氮（BUN）、电解质（钾、钠等）、尿常规等。

(2) 排除其他病因：感染性肾病、免疫性肾病、代谢性肾病等。

4. 影像学检查　包括超声、CT 或 MRI 等，用于评估肾脏形态、大小和结构变化，排除其他肾脏病变如肾结石、肾肿瘤等。

5. 病理检查　如肾活检。在一些疑难病例中，通过肾组织活检可以帮助明确诊断。

6. 临床评分系统

(1) RIFLE 标准：用于评估急性肾损伤的严重程度。

(2) KDIGO 标准：用于诊断和分级急性肾损伤。

7. 停药与再激发试验

(1) 停药：在怀疑药物导致肾损伤时，立即停用相关药物，观察肾功能是否改善。

（2）再激发试验：在一些特殊情况下，可在严密监测下重新使用可疑药物，观察是否再次出现肾损伤。

8. 多学科合作　咨询肾病专家和药理学专家等。在复杂病例中，多学科合作有助于提高诊断的准确性。

通过系统的病史采集、临床表现观察、实验室检查、影像学检查及必要时的病理检查，可以帮助临床医师较为准确地鉴别和诊断药源性肾损伤。注意多学科合作和综合评估，有助于提高诊断的准确性和治疗的效果。

二、药源性疾病的防范与治疗

（一）处理原则

药源性疾病的处理原则是若怀疑出现的病征是由药物所引起而又不能确定为某种药物时，如有可能，应首先停止使用所有药物。这样做不但可能及时防止药物继续损害机体，而且有助于诊断。停药后临床症状减轻或缓解常可提示疾病为药源性。此后根据病情采取治疗对策。由于药源性疾病多有自限性特点，停药后无须特殊处理，待药物自体内消除后可以缓解，症状严重时须进行对症治疗，如致病药物很明确，可选用特异性拮抗剂。若是药物变态反应，应将致病药物告知患者以防日后再度发生。

1. 及时停用可疑药物，去除病因　及时停药，去除病因是药源性疾病最根本的治疗措施，可达到釜底抽薪的治疗目的。绝大多数轻型患者在停用相关药物后疾病可以自愈或停止进展。如不停药疾病可能恶化，甚至造成死亡。如果不能确定几种药物中哪一种是致病因子时，可按其药物反应的规律，结合具体情况，逐个停用或改用其他药物治疗。

2. 加强药物排泄，延缓药物吸收　较严重的药源性疾病可能是因为药物在体内的血药浓度维持在较高水平，滞留时间较长所致，故应采取相应措施的加强药物排泄，延缓吸收，使药物对机体的损害尽量减轻。对于一些与剂量相关的药源性疾病的治疗，临床医师可采用静脉输液、利尿、导泻、洗胃、催吐、毒物吸附剂，以及血液透析等方法加速药物的排泄，延缓和减少药物的吸收。

3. 及时使用拮抗剂，消除药源性症状　利用药物的相互拮抗作用降低药理活性，减轻药品不良反应。例如，鱼精蛋白能与肝素结合，使后者失去抗凝活性，可用于肝素过量引起的出血。谷胱甘肽能激活多种酶，促进药物在体内的代谢，可用于治疗药物性肝炎等。

4. 遇到变态反应，应积极处理　过敏性休克的治疗必须争分夺秒，就地抢救，切忌延误时机。发现患者休克后立即使患者平卧，抬高下肢，吸氧，开放静脉通道，并注意保暖。肾上腺素是治疗过敏性休克的首选药物，具有兴奋心脏、升高血压、松弛支气管平滑肌等作用，故可缓解因过敏性休克导致的心跳微弱、血压下降、呼吸困难等症状。肾上腺皮质激素既有抗过敏、抗休克作用，也有抗感染作用，可用于严重的过敏性药源性疾病和药物引起的自身免疫性疾病的治疗。

5. 对药物损害的器官，进行对症治疗　药物引起的器官损害，应去除病因后再进行对症治疗。药源性高血压在停药后血压仍高者,也与原发性高血压症一样根据患者血压升高的状况选用降压药物治疗;药物性肝损害的保肝治疗与病毒性肝炎的治疗相同。

对于药源性疾病应以预防为主,最大限度地减少其发生率。一旦确定药源性疾病,应及时处理,尽快停药,及早救治,及时采取加快药物排泄、减少药物吸收、使用拮抗性解毒药物及对症治疗药物等措施,使药源性疾病对患者的损害最小化,保证患者的生命安全。

(二) 预防

合理用药是预防药源性疾病最有效的办法,药物警戒在预防药源性疾病中发挥重要作用。随着我国医疗体制的深化改革,医院药师的职责从药品保障供应向药学服务转型,具有药学专业知识背景、经过国家规范化培训、在临床实践和研究中积累了药物治疗知识、技能和经验的临床药师队伍,越来越多地融入临床药物治疗团队中,在患者合理用药、药物警戒工作中发挥重要作用。药源性疾病的预防是药物警戒工作的一个重要目标。临床药师开展的药物重整可有效预防和规避药源性疾病的发生;而临床药师的药学会诊除了对疾病治疗药物适宜性做评判,更多的是对药品不良反应及药源性疾病的鉴别、诊断和预防,对患者的安全有效适宜用药提供专业支持。

1. 药物重整 指在医疗过程中对患者的药物使用进行系统性的评估和调整,以优化药物治疗效果,减少不必要的药物使用,并尽量避免药物相关的副作用和相互作用。通过药物重整,可以提高药物治疗的有效性和安全性,降低药源性疾病的发生风险,改善患者的整体健康状况,减少医疗成本。

(1) 药物重整的步骤。①收集和审查病史及用药史:包括所有处方药、非处方药、草药、补充剂以及过去和现在的用药情况,了解患者的诊断、既往病史、过敏史和当前的健康状况。②评估当前药物治疗的有效性和安全性:每种药物是否有明确的临床适应证,剂量是否合适,是否存在尚未被治疗的情况,是否存在不必要地使用药物,是否存在重复用药和潜在的药物相互作用等。③调整方案:对不合理或不适宜用药进行干预,包括停用不再适用或无效的药物,对副作用较大或效果不佳的药物考虑用其他药物替换,根据患者的个体情况调整药物剂量以达到最佳治疗效果,在必要时添加新的药物来更好地管理患者病情等。④执行调整方案:根据评估和方案调整策略制订新的给药方案,并教育患者正确使用药物,提高患者依从性。⑤随访和监测:评估新的用药方案的效果和安全性,监测副作用和相互作用,及时发现和处理任何新的副作用或药物相互作用。

(2) 药物重整的关键点。①个体化治疗:根据患者的具体情况,个性化调整药物治疗方案。②多学科合作:药师、医师、护士等多学科团队合作,共同优化患者的药物治疗。③患者参与:让患者了解和参与到药物重整过程中,提高依从性和满意度。

(3) 药物重整的常见情景。①住院患者药物重整:入院和出院时进行系统性的药物审查和调整。②慢性病管理:定期评估和调整慢性病患者的药物治疗方案。③多药治疗的老年患者:老年患者常常需要多种药物治疗,药物重整对避免药物相互作用和不良反应尤为重要。

　　2. 药学会诊　指药师与患者及医疗团队进行的专业咨询服务,旨在优化药物治疗效果,减少药物相关问题,改善患者的治疗体验。药学会诊是现代医疗中不可或缺的一部分,药师在会诊中发挥着重要作用,尤其在多病共存、复杂药物治疗的情况下,帮助患者实现最佳的药物治疗效果。药学会诊在临床中扮演着越来越重要的角色。

　　(1) 药学会诊的主要内容和步骤。①病史收集和药物评估:收集完整的病史,包括现病史、既往病史、过敏史、药品不良反应史等。②详细的用药史:包括所有处方药、非处方药、草药和补充剂的使用情况。③评估药物疗效和安全性:检查药物是否达到预期的治疗效果,有无不良反应或潜在的药物相互作用。④药物治疗计划的优化:包括根据患者的具体情况,推荐最适合的药物;根据患者的年龄、体重、肝肾功能等调整药物剂量;优化药物的给药途径和时间安排,提高药物疗效,减少副作用;识别和解决潜在的药物相互作用,并提出解决方案;识别和处理药品不良反应,提出替代治疗方案;解决患者用药依从性问题,提供用药教育和指导;安排定期随访,监测药物疗效和安全性,及时调整治疗方案。

　　(2) 药学会诊的常见情景。①住院患者:住院期间的药物评估和管理,特别是入院和出院时的药物重整。②门诊患者:慢性病管理、复杂药物治疗的患者定期药学门诊,特别是多病共存、多药共用的老年慢病患者的药物治疗管理药学门诊(MTM 药学门诊),以及特定治疗领域如肿瘤、移植、感染等的特殊药物管理的专病药学门诊。

　　(3) 药学会诊的益处。①提高治疗效果:通过优化药物治疗方案,提高治疗的有效性。②减少药品不良反应和药源性疾病:通过识别和解决药物相关问题,减少不良反应特别是药源性疾病的发生。③改善患者依从性:通过教育和咨询,提高患者的用药依从性和满意度。④节约医疗成本:通过减少药物相关问题和住院率,降低整体医疗成本。

第四节　药源性疾病警戒案例及解析

一、药源性肝损伤

案例 6‐4‐1　服用复方氨酚烷胺胶囊致肝损

📋 **案例概述**

　　患者,女性,36 岁。因发热、咽痛和全身不适,自行服用复方氨酚烷胺胶囊进行治疗。患者未遵循医嘱,1 天内服用复方氨酚烷胺胶囊多达 9 粒(患者自述症状未缓解就连续服用此药物),远超推荐剂量。7 天后,患者虽发热症状缓解,但出现头痛、乏力、食欲不振、呕吐、皮肤瘙痒、黄疸(眼黄、尿黄)等症状,遂入院治疗。患者否认有肝炎病史、家族性肝病史及有毒物质接触史,但有长期服用多种药物的习惯。查体:体温 37.6 ℃,全身皮肤和巩膜中度黄染,心肺检查未见异常;腹部平坦柔软,肝脾未触及,墨菲征阴性,肝上界位于第 5

肋间隙,肝区有叩击痛。实验室检查:血常规显示白细胞计数正常,中性粒细胞占比升高;肝功能检查显示血清转氨酶(ALT 和 AST)显著升高,总胆红素和直接胆红素升高,白蛋白/球蛋白比例正常,γ-谷氨酰转移酶(GGT)轻度升高。凝血酶原时间(PT)延长,活动度下降。B超检查显示肝囊肿,但无其他明显异常。排除性检查:甲、乙、丁、丙、戊型肝炎病毒指标均为阴性;EB病毒、巨细胞病毒、风疹病毒抗体阴性;抗核抗体、抗平滑肌抗体等自身抗体全套阴性。

❓ 思考

患者在短时间内大量服用复方氨酚烷胺胶囊,是否可能是导致药源性肝损伤的直接原因?

📖 解析

复方氨酚烷胺胶囊含有对乙酰氨基酚成分,这是一种广泛使用的非处方解热镇痛药。主要成分包括对乙酰氨基酚 250 mg、盐酸金刚烷胺 100 mg、马来酸氯苯那敏 2 mg、人工牛黄 10 mg 和咖啡因 15 mg。患者每日服用的对乙酰氨基酚剂量为 9 粒,超出了说明书推荐的每日 2 次用药频次(2 粒)。对乙酰氨基酚过量后,其代谢产物对乙酰苯醌亚胺(NAPQI)耗尽肝脏中的谷胱甘肽,导致肝细胞损伤。本案例中患者出现的头痛、乏力、食欲不振、呕吐、皮肤瘙痒、黄疸等症状,与对乙酰氨基酚诱导的肝毒性的临床表现一致。特别是黄疸的出现,提示肝脏功能受到显著影响。其次,患者出现的头痛、乏力、食欲不振、呕吐、皮肤瘙痒、黄疸等症状,与药物过量后可能出现的肝损伤症状相符。

此外,肝功能检查结果显示 ALT 和 AST 显著升高,总胆红素和直接胆红素也升高,这些都是肝细胞损伤的生物标志物,进一步支持了药源性肝损伤的诊断。结合患者的用药史、症状、体征和实验室检查结果,以及排除了其他可能的肝病原因,可以合理推断患者出现的药源性肝损伤与过量服用复方氨酚烷胺胶囊有直接关联。本案例强调了合理用药的重要性,提示患者在使用任何药物时都应严格遵守医嘱,避免自行增加剂量或频次,以减少药源性药品不良反应的风险。

二、药源性肾损伤

案例6-4-2　阿德福韦酯致肾损

📋 案例概述

患者,女性,52 岁,体重 45 kg,体重指数(BMI)为 20 kg/m²,患有慢性乙型肝炎。患者服用抗乙肝病毒药物阿德福韦酯近 6 年。在服用阿德福韦酯的第 4 年,患者开始出现双踝疼痛,随后疼痛蔓延至双下肢及膝盖。第 5 年,疼痛进一步扩散至全身,表现为躯体疼痛和肌无力,严重影响患者的行走和上楼能力,需借助拐杖维持平衡。同时,患者出现食欲减退,体重明显下降。第 6 年检查结果显示:尿潜血阳性(＋＋＋),高尿蛋白,低尿酸,低血磷;影像学检查提示骨质疏松。乙肝病毒标志物显示小三阳,病毒量为正常值的3倍,转氨酶水平高于正常值2倍,无机磷水平低,红细胞沉降率升高。

患者曾多次就诊于知名三甲医院的多个科室,包括口腔科、骨科和妇产科,诊断分别为牙齿偶有脱落、松动,骨质增生和围绝经期贫血相关更年期综合征,但均未找到病因。最终在某医院被诊断为低血磷性骨软化症(伴范科尼综合征倾向)。

思考

患者是否存在药源性肾损伤?其低血磷性骨软化症是否由药源性肾损伤引起的?

解析

根据患者长期服用阿德福韦酯的病史和临床表现,结合检查结果,存在肾损伤的证据。患者长期服用阿德福韦酯可能导致药源性肾损伤。阿德福韦酯主要通过肾脏排泄,特别是近端肾小管。阿德福韦酯与肾小管上皮细胞膜上的阴离子转运蛋白-1(HOAT-1)有很高的亲和力,可能导致肾小管上皮细胞内药物浓度升高,进而可能抑制线粒体DNA合成,损伤肾小管。这种损伤可能减少磷的重吸收,引起尿磷排泄过多。尿磷排泄过多如果持续存在,最终可能导致低血磷性骨软化症。本案例中患者的临床症状,包括尿潜血、高尿蛋白、低尿酸、低血磷和骨质疏松,均与低血磷性骨软化症的诊断相符。此外,患者的乙肝病毒标志物显示小三阳,病毒量为正常值的3倍,转氨酶水平高于正常值2倍,无机磷水平低,红细胞沉降率升高,这些可能提示与乙型肝炎病毒的活动性有关,但药源性肾损伤是导致低血磷性骨软化症的更直接原因。

综合患者的病史和临床表现,低血磷是低血磷性骨软化症的主要原因,这种病症表现为全身性骨痛和肌无力,严重影响患者的行动能力。因此,对于使用阿德福韦酯的患者,建议常规监测肾功能和血清磷水平,以及时识别并处理可能的低磷血症和骨软化症。如果患者出现骨痛、行动困难等症状,应及时停药并进行相关治疗。同时,医师在临床用药时应当权衡药物的疗效与潜在副作用,为患者选择最合适的治疗方案,以确保患者的安全和健康。

案例6-4-3 头孢曲松钠致肾损伤

案例概述

患者,男性,41岁,无显著既往病史及药物过敏史,不吸烟,偶尔饮酒。2月26日因痔疮在当地医院接受手术治疗,术后为预防感染,接受头孢曲松钠静脉滴注治疗,剂量为每天2g,连续3天。治疗后第3天,患者突发无尿,并伴有双侧腰部隐痛、恶心和呕吐,当地医院初步治疗未见症状缓解。3月6日,患者因症状持续转至我院。入院检查显示血肌酐700 μmol/L,尿素氮18.10 mmol/L,尿酸480 μmol/L,电解质及其他实验室检查未见明显异常。泌尿系CT检查发现双侧肾脏轻度积水,右侧肾脏小结石。尿常规和尿培养排除感染因素。血液药物浓度监测发现头孢曲松钠浓度异常升高。紧急输尿管镜检查发现双侧输尿管口有白色结晶,双侧输尿管充满白色碎屑样结晶,随后留置F6双"J"管解除尿路梗阻。术后患者尿量恢复,肾功能指标改善。

❓ 思考

本案例中,患者出现的症状是否为头孢曲松钠引起的肾损伤? 其原因是什么?

📖 解析

本案例中,患者在使用头孢曲松钠后出现的无尿症状与药物的肾毒性可能存在直接关联。头孢曲松钠是第三代头孢菌素类抗生素,其在体内主要以原型通过肾脏排泄。当血药浓度较高时,该药可能与钙离子结合形成不溶性复合物在泌尿系统中沉积,导致尿路梗阻,进而引起急性肾后性肾功能不全。头孢曲松钠引起的肾损伤可能与以下因素有关:药物剂量过高、快速静脉滴注、脱水状态、尿量减少、与肾毒性药物联用,以及个体的代谢特点。在本案例中,患者在用药后第3天突发无尿,伴随双侧腰部隐痛等症状,且泌尿系CT检查发现轻度肾积水,进一步的输尿管镜检查发现双侧输尿管口有白色结晶,这些均符合头孢曲松钠引起的物理性尿路梗阻特征。

治疗头孢曲松钠引起的急性肾后性肾功能不全通常包括立即停用药物、补液、解痉、碱化尿液以及必要时的介入治疗,如输尿管支架置入,以恢复尿流通道。在本案例中,患者通过急诊输尿管镜检查和留置双"J"管后,尿量逐渐恢复,肾功能指标明显改善,这表明及时的治疗措施有效地解除了尿路梗阻,促进肾功能的恢复。此外,临床医师在使用头孢曲松钠时应严格掌握适应证,并注意药物剂量和给药速度,特别是对于有脱水、少尿或既往有泌尿系统疾病的患者,应慎用或减量使用,并在使用过程中密切监测患者的尿量和肾功能指标,以降低急性肾后性肾功能不全的发生风险。

案例 6-4-4 静脉滴注环丙沙星致急性肾衰竭死亡

📋 案例概述

患者,女性,73岁,既往无肾脏病史,有青霉素过敏史。近3个月来,患者自觉颜面、双下肢水肿,胸闷、气促伴咳嗽,遂至医院就诊。检查结果:中度贫血;双下肢轻度水肿;血压129/68 mmHg;心率98次/分,心界稍大;双中下肺散在湿啰音,胸片提示双侧肺炎;血尿素氮14.0 mmol/L(正常值:3.1~8.0 mmol/L)、肌酐321 μmol/L(女性正常值:57~97 μmol/L)。经各项检查后诊断:肺部感染、肾动脉硬化症、肾功能不全。入院后医师处方:环丙沙星每日0.2 g,静脉滴注。用药第3天患者尿量明显减少(每天300 mL)。第5天患者完全无尿,并伴恶心呕吐,血尿素氮升高至26.0 mmol/L,肌酐升高至800 μmol/L,临床考虑为环丙沙星所致急性肾衰竭。于患者无尿第2天开始实施血液透析治疗方案,共行 4 次,但病情持续恶化,因呼吸、循环衰竭于 8 天后不幸死亡。

💭 **思考**

如何分析本案例中环丙沙星引起的急性肾衰竭?

📖 **解析**

本案例中,患者因肺部感染、肾动脉硬化症和肾功能不全入院。患者既往无肾病及药物过敏史,但近期出现的症状和检查结果均提示肾功能严重受损。环丙沙星作为一种主要通过肾脏排泄的抗生素,消除半衰期($t_{1/2}$)约 4 h,45%～50% 在 24 h 内以原形经肾脏排出(肾小管分泌),故对肾脏有一定压力,尤其是肾功能减退时其消除半衰期 $t_{1/2}$ 会延长,达到 6 h 或更长,可加剧肾脏负担,导致急性肾衰竭。因此,老年患者或肾功能不全患者应慎用,并根据肌酐清除率调整剂量,确定个体化给药方案。

本案例中尽管医师已根据患者情况半量给药,但在用药后患者很快出现了尿量减少至无尿,血尿素氮和肌酐急剧上升,符合急性肾衰竭诊断。临床应在患者出现尿量减少后立即停用环丙沙星等所有可能影响肾功能的药物,并考虑其他治疗方案。该患者后续虽然接受了血液透析治疗,但病情持续恶化,最终因呼吸、循环衰竭去世,提示急性肾衰竭可能导致多器官功能障碍,需要及时识别和处理。此案例也提示临床医师在使用环丙沙星时应谨慎,特别是在老年患者或肾功能不全的患者中,应根据肌酐清除率调整剂量,避免肾脏进一步受损。

三、药源性心血管损伤

案例 6-4-5 阿奇霉素致死

📋 **案例概述**

患者,男性,64 岁,有 15 年高血压病史和 20 年吸烟史。因发热、咳嗽持续 4 天入院,体检发现扁桃体 Ⅱ 度肿大,伴有心惊、头晕、腹泻等症状。听诊时双肺呼吸音粗,肺底可闻及少许湿啰音,心界不大,心律不齐。心电图显示室性早搏。实验室检查结果提示白细胞计数为 $9.9 \times 10^9/L$,中性粒细胞比例为 78%,血钠水平为 138 mmol/L,B 型钠尿肽为 95 ng/L。患者被诊断为上呼吸道感染、室性早搏和高血压 2 级。治疗计划包括阿奇霉素 0.5 g 抗感染,每日 1 次;硝苯地平 10 mg 降压,每日 2 次;复方甘草片 2 片止咳,每日 3 次。然而,患者于治疗 3 天后突然死亡。

💭 **思考**

考虑到患者的基础疾病、临床表现和治疗措施,是否存在药物副作用、药物相互作用等因素?

解析

本案例中，患者因上呼吸道感染、室性早搏和高血压2级入院。患者有长期高血压和吸烟史，这些因素可能已经对心脏功能产生负面影响。首先，在药物副作用方面：该患者使用阿奇霉素进行抗感染治疗，阿奇霉素已知可能引起 Q-T 间期延长，增加心律失常的风险，尤其是在有心脏基础疾病的患者中。此外，硝苯地平作为钙通道阻滞剂用于治疗高血压，但也可能引起心动过速、头痛、下肢水肿等副作用。复方甘草片是一种常用的中成药，主要用于镇咳祛痰。它是一种复方制剂，主要成分包括甘草浸膏粉、阿片粉、樟脑、八角茴香油和苯甲酸钠，这些成分共同作用发挥镇咳和祛痰的协同效果，但长期或大剂量服用可能会引起人体依赖性。

其次，要考虑到药物的相互作用。在本案例中，患者同时使用硝苯地平、阿奇霉素和复方甘草片，这些药物之间可能存在相互作用。硝苯地平主要通过细胞色素 P450 3A4 酶系统代谢，而阿奇霉素是 CYP3A4 的抑制剂。这意味着阿奇霉素可能会增加硝苯地平的血药浓度，增强其降压效果，导致患者血压过低。此外，阿奇霉素与复方甘草片合用时，由于复方甘草片具有类皮质激素作用，可能引起低钾血症，这可增加心律失常的风险，尤其是当患者已经存在心脏疾病时。

本案例中这些药物副作用和相互作用可加剧患者的心脏负担，最终可能导致了患者的死亡。在临床治疗中，医师应密切监测患者对药物的反应，及时调整治疗方案，以减少药物副作用和相互作用带来的风险。

四、药源性血液损伤

案例6-4-6 注射用头孢哌酮钠舒巴坦钠致凝血功能障碍

案例概述

患者，男性，78岁，于2023年10月5日因无明显诱因出现的头晕、乏力、咳嗽、咳痰，伴随黑矇和胸闷等症状入院。这些症状在2周内反复出现，并逐渐恶化。入院后，结合临床表现和辅助检查结果，初步诊断为肺部感染和心律失常。治疗方案包括采用头孢哌酮钠舒巴坦钠抗感染，辅以祛痰、抗心律失常、循环系统改善治疗及营养支持。

治疗3天后，患者出现凝血功能异常，凝血酶原时间(PT)在6天后显著延长至22.1 s，部分活化凝血活酶时间(APTT)升高至55.4 s，并伴有间歇性消化道和气道出血。尽管采用输血等治疗措施，但患者症状未见明显改善。体格检查显示，患者血压为100/55 mmHg，体温升高至38℃。肺部听诊发现右肺呼吸音粗糙，双肺可闻及哮鸣音和湿啰音。胸部CT检查提示双肺间质性改变，散在纤维化和慢性炎症表现，以及少量胸腔积液。实验室检查结果提示，白细胞计数和中性粒细胞绝对值升高，IL-6和PCT水平显著升高，痰培养结果为奇异变形杆菌。

针对患者情况调整治疗方案：将头孢哌酮钠舒巴坦钠 3.0g 每日 2 次微量泵注射，更换为比阿培南 0.3g 每日 2 次微量泵注射，以加强抗感染效果。同时，输注血浆以补充凝血因子，肌内注射维生素 K_1 以改善凝血功能。此外，还采取了止咳、化痰、气道舒张治疗，并使用异丙肾上腺素提升心率、扩张冠状动脉、改善血液循环和提供营养支持。经过调整治疗后，患者的出血症状得到控制，凝血功能指标恢复正常，肺部感染症状亦有明显改善。

思考

本案例中的凝血功能障碍是否为头孢哌酮钠舒巴坦钠引起？原因是什么？

解析

本案例中患者在接受头孢哌酮钠舒巴坦钠治疗后出现凝血功能障碍。患者在治疗初期凝血指标正常，但治疗 3 天后开始出现凝血异常，主要表现为 PT 及 APTT 显著延长，并伴有间歇性消化道和气道出血。将头孢哌酮钠舒巴坦钠替换为比阿培南，并每日补充血浆及肌内注射维生素 K_1。经过 1 周治疗，患者的凝血指标基本恢复正常。推测该凝血功能异常可能与头孢哌酮钠舒巴坦钠诱发的维生素 K 依赖性凝血因子缺乏有关。

头孢哌酮属第三代头孢菌素类药物，而肠杆菌科细菌是肠道中合成维生素 K 的重要菌群，对第三代头孢菌素类药物极为敏感。头孢哌酮主要通过胆道排泄，可能抑制这些正常菌群，进而减少维生素 K 的合成。由于维生素 K 是凝血因子 Ⅱ、Ⅶ、Ⅸ 和 Ⅹ 合成的必需辅助因子，其缺乏可能导致 PT 和 APTT 延长，引发出血。此外，头孢哌酮分子中含有的 N-甲基硫四唑基团在结构上与谷氨酸相似，可能在肝脏微粒体中与维生素 K 竞争性地结合到谷氨酸 γ-羧化酶上，干扰依赖维生素 K 的凝血因子的正常生成。另外，作为第三代头孢菌素类药物，头孢哌酮可能以免疫介导的方式破坏血小板，表现为血小板数量减少和凝血功能下降。头孢哌酮的特殊结构，特别是其羧基侧链，可能不可逆地抑制二磷酸腺苷依赖的血小板聚集，增加出血风险。文献报道，头孢哌酮钠舒巴坦钠发生凝血功障碍的高危因素还有剂量过大（9g/d）、疗程较长（>5 天）、高龄、肝肾功能异常、疾病严重程度等。建议对存在上述情况的人群使用头孢哌酮钠舒巴坦钠治疗，在用药前及用药 3 天后均应该检测凝血功能，警惕凝血功能异常或出血。

五、药源性皮肤系统损伤

案例 6-4-7 培美曲塞致药疹性皮炎

案例概述

患者，女性，50 岁，身高 162cm，体重 42kg，既往健康状况良好。患者于 5 月初确诊为左上肺腺癌，并于 5 月 27 日接受化疗，使用药物培美曲赛二钠 0.8g。化疗初期，为了减轻化疗副作用，患者接受了一系列的预防性措施，包括肌内注射维生素 B_{12}、静脉注射地塞米松以及口服叶酸。6月1日,患者突发双侧腘窝瘙痒和发热,体温升至38.6℃,症状迅速扩散至全身多部位,包括小腿、双足、大腿、会阴部、躯干及双上肢。经皮肤科会诊评估,皮疹面积约为体表面积的50%,皮损呈紫红色,伴有皮温升高和瘙痒加剧,严重影响患者夜间休息,初步诊断为药疹性皮炎。针对患者症状,立即采取治疗措施,包括甲泼尼龙片每次30 mg,每日1次,口服;氯雷他定片每次10 mg,每日1次,口服;依巴司汀片每次20 mg,每日1次,口服;维生素C片每次50 mg,每日3次,口服。同时,局部治疗采用3%硼酸溶液湿敷会阴、双下肢,复方丙酸氯倍他索软膏和氧化锌洗剂涂抹躯干四肢。经上述综合治疗,5天后患者症状显著缓解,夜间休息得到改善。

🤔 思考

如何分析案例中这名患者出现的药疹性皮炎不良事件?药疹性皮炎的发生是否与培美曲塞相关?

📖 解析

患者在接受了培美曲塞二钠化疗后的第5天,出现了双侧腘窝瘙痒和发热的症状,随后症状迅速扩散至全身多部位,表现为红斑、丘疹,并伴有紫红色变化和皮温升高,严重影响了患者的夜间休息。根据文献和《药品不良反应报告和监测工作手册》,培美曲塞二钠引起的不良反应多发生在用药后的4～6天,这与患者出现症状的时间相吻合。此外,患者的症状与已知的培美曲塞二钠不良反应相符,包括皮疹、瘙痒等皮肤系统问题。经过对症治疗后,患者症状有所好转,且未再使用培美曲塞二钠。综合考虑用药时间、症状表现和治疗反应,可以判断患者出现的药疹性皮炎很可能是由培美曲塞二钠引起的。培美曲塞二钠作为一种多靶点抗代谢类抗肿瘤药物,其主要作用机制是抑制胸苷酸合成酶、二氢叶酸还原酶和甘氨酰胺核苷酸甲酰转移酶。这些酶在叶酸代谢中扮演关键角色,对肿瘤细胞的DNA复制和细胞分裂至关重要。通过干扰这些酶的活性,培美曲塞二钠能够干扰肿瘤细胞的代谢,尤其在细胞分裂的S期造成所谓的S期阻滞,从而抑制肿瘤的生长。然而,这种代谢干扰也可能间接引发免疫反应,导致皮肤不良反应。根据临床研究,在培美曲塞单药或联合化疗中,大约20%的患者会出现不同程度的皮肤不良反应。这些皮疹通常是非特异性的,临床表现和病理表现具有多样性。在某些情况下,这些皮肤不良反应可能表现为轻症反应,经对症处理后可缓解。本案例患者出现的药疹性皮炎不仅在时间上与培美曲塞二钠使用相关,而且在病理机制上也与其药理作用相符合。根据NCI-CTCAE标准,患者的皮疹症状可评估为3级皮肤毒性(皮疹面积为30%～50%的体表面积;伴有症状,如瘙痒、刺痛或疼痛,可影响患者的日常生活),这是较为严重的药品不良反应。患者接受了对症治疗,包括局部使用复方丙酸氯倍他索软膏和氧化锌洗剂,以及全身性治疗,如甲泼尼龙琥珀酸钠、氯雷他定和依巴斯汀等药物。治疗后,患者全身红斑颜色变暗,瘙痒减轻,皮温不高,表明治疗有效。同时,根据NCI-CTCAE标准,对于3级皮肤毒性须停止培美曲塞治疗,直至皮肤不良事件降至1级。

培美曲塞在肺腺癌治疗中应用广泛,其皮肤不良反应受到更多关注。医师和临床药师需熟悉药物潜在皮肤反应的发生风险,并制订防治策略。临床药师应通过详细检索资料,制订药学监护计划,对早期皮肤反应进行有效干预,以减少不良反应的发生和严重程度,保障患者治疗的连续性和生活质量。

案例6‐4‐8 阿莫西林过敏致剥脱性皮炎型药疹

📖 案例概述

患者,男性,45岁,既往有阿莫西林过敏史。因脑出血收住入院,经开颅去骨瓣减压血肿清除术后,处昏迷之中。但因呼吸困难,又行气管切开。9天后,检查发现患者双肺呼吸音粗,右下肺呼吸音弱,体温检测达39.4℃,考虑上呼吸道及肺内发生感染,拟给予阿莫西林＋舒巴坦钠治疗,家属当时否定患者有药物过敏史,于是经皮试阴性后,即对患者实施用药方案。次日,患者前胸表皮出现片状水疱,并发生破溃渗出。经请皮肤科医师会诊,怀疑皮肤变异为药物过敏所致,再次问询家属时,儿子记起患者口服阿莫西林曾发生过敏。于是实施对症治疗,给予糖皮质激素、葡萄糖酸钙、维生素C、白蛋白等药物,皮肤破溃处除给予药物外,实施宽频谱照射仪治疗。但治疗方案不见有效,患者皮肤破溃愈发严重,以致周身皮肤剥脱。因患者脑出血术后病情本已较重,过敏致剥脱性皮炎犹如雪上加霜,虽经努力救治,终因患者多病并发,呼吸循环衰竭,10天后仍不幸死亡。

❓ 思考

患者在接受阿莫西林治疗后出现了皮肤水疱和破溃,如何更早地识别这些症状为药物变态反应?

🏛 解析

患者在使用阿莫西林后出现的水疱和破溃是药物变态反应的临床表现。根据临床症状,变态反应可能涉及多个系统,包括皮肤(如荨麻疹、剥脱性皮炎)、呼吸系统(气促、胸闷)、消化系统(腹痛、腹泻)、神经系统(失眠、焦虑)和心血管系统(血压降低、过敏性休克)。因此,医疗人员应高度警惕这些症状的出现,并及时进行相关检查,如皮试、过敏原检测和血清IgG等,以确诊变态反应。一旦确诊为阿莫西林过敏,应立即停止使用致敏药物,并根据症状的严重程度采取相应的治疗措施。对于轻至中度变态反应,可使用抗组胺药物如氯雷他定片、盐酸西替利嗪胶囊等进行治疗。在更严重的情况下,如出现过敏性休克,应立即给予肾上腺素等抢救措施。此外,患者应避免再次接触阿莫西林,在日常生活中保持清淡饮食,适当休息,严格遵循医嘱进行治疗。

在本案例中,尽管进行了皮试且结果为阴性,患者仍出现了严重的变态反应,这凸显了皮试可能存在的局限性。当询问药物过敏史时,最好是直接询问患者本人。如果患者因健康或其他原因无法提供信息,则有必要询问亲属或朋友。在这种情况下,为了确保信息的准确性,应该向多个知情人了解情况,并且通过反复确认以验证过敏史的真实性。对于某些药物,如头孢菌素和青霉素类(包括阿莫西林),它们引起的剥脱性皮炎虽不常见,但一旦发生,治疗难度大、治愈率低。剥脱性皮炎型药疹的特点包括发病迅速、病情严重、治疗周期长,关键在于及时的针对性治疗以及预防感染措施。然而,当患者存在其他并发症时,如何平衡不同病症的治疗,确保整体疗效,对临床医师来说是一个巨大的挑战。

六、药源性呼吸系统损伤

案例 6-4-9　达比加群引起的间质性肺炎

案例概述

患者,男性,73 岁,伴慢性心力衰竭和阵发性房颤病史。在接受 24 个月达比加群的治疗后,因干咳和劳力性呼吸困难(MRC-2 级;MRC 呼吸困难评分量表,2 级:进行快步行走或步行上坡时出现呼吸困难)转诊至本院。对患者呼吸系统检查发现,下背部有细湿啰音。胸部 X 线检查显示下肺视野有双侧浸润,胸部高分辨率计算机断层扫描(HRCT)显示非节段性胸膜下实变和磨玻璃影,提示非特异性间质性肺炎具有组织性肺炎模式。血液检测显示,涎液化糖链抗原-6(KL-6)水平升高(1 302 U/mL),嗜酸性粒细胞占比略有升高,无贫血。患者的自身抗体检测结果为阴性。在停用达比加群后,进行支气管镜检查评估患者的病情进展。支气管肺泡灌洗液(BALF)无血性,细胞分类显示 71.5% 的巨噬细胞,8.0% 的中性粒细胞,17.7% 的淋巴细胞和 2.8% 的嗜酸性粒细胞。BALF 中淋巴细胞的 CD4/CD8 比值为 1.81。BALF 的微生物学检查结果未发现感染证据。经支气管肺活检标本提示组织性肺炎。支气管镜检查后,医师使用华法林替代达比加群治疗。2 个月后,患者的干咳和呼吸困难等症状完全消失,胸部 HRCT 显示肺部浸润消失。6 个月后,血清 KL-6 降至正常水平。因此,患者的间质性肺炎被诊断为由达比加群引起的药源性肺损伤。

思考

达比加群引起间质性肺炎的原因是什么?

解析

达比加群作为一种新型的直接凝血酶抑制剂,为临床提供了一种有效的抗凝治疗选择。然而,正如所有药物一样,它也可能带来不良反应,包括药源性肺损伤。本案例分析中,可观察到达比加群可能与间质性肺炎的发生有关。药源性肺损伤的诊断通常基于临床症状、放射学表现和组织学证据。本案例中,尽管未对患者进行达比加群诱导的淋巴细胞刺激测试,但患者的病理检查发现和临床过程与组织性肺炎的诊断相符。达比加群的抗凝效果虽然在很多情况下优于华法林,但已有少数关于肺泡出血、嗜酸性肺炎和组织性肺炎等不良事件的报告。

药源性肺损伤的表现形式多样,包括肺炎、肺纤维化、肺泡出血、嗜酸性肺炎等。在本案例中,患者的临床表现、实验室检测结果和影像学特征均与药源性肺损伤相符。达比加群引起的间质性肺炎可能与多种因素有关,包括个体的药物代谢差异、药物剂量、潜在的免疫介导反应以及可能的药物直接细胞毒性。此外,患者的年龄和基础疾病可能也增加了药品不良反应的风险。在 2011 年,日本已发出警告,指出达比加群的使用可能与间质性肺疾病相关。因此,在使用达比加群时应保持警觉,密切监测患者的肺部症状,并及时报告任何可疑的不良反应。

七、药源性神经系统损伤

案例 6‐4‐10　Ａ型肉毒杆菌毒素诱发临床重症肌无力

📖 案例概述

患者,男性,43 岁,既往病史无特殊,也无长期服用药物史,因双侧眼睑下垂和双眼复视逐渐加重 10 天而至急诊科就诊。最初症状较轻,但在几天内迅速发展至接近完全性眼睑闭合和眼外肌麻痹。症状出现前 6 周,患者曾接受过美容注射的 Ａ型肉毒杆菌毒素(Azzalure®；Galderma)治疗,注射部位包括眉间纹、前额和外眼角皱纹(在一次治疗中总共 84 U)。2 年前进行过类似注射,未出现不良反应。神经系统检查除了眼部体征外完全正常。常规血液检查、脑脊液分析和脑部 MRI 均正常。首次神经肌电图显示正常参数:正常神经传导速度和潜伏期(腓神经和胫神经),复合肌肉动作电位幅度正常,在 3Hz 的重复神经刺激下,面神经(鼻肌、眼轮匝肌)、右侧尺神经(小指外展肌)和桡神经(肘肌)的递减反应<10%。然而,左眼轮匝肌的单纤维研究显示神经肌肉传递严重受损(平均颤抖为112 μs,有 50% 的阻滞)。有趣的是,在大多数神经肌肉接头处,低放电频率(5 Hz)时的颤抖和阻滞比高放电频率(40 Hz)时更大,显示前突触性疾病。基于这些临床和电生理学数据,怀疑为 BoNT‐A 的局部不良反应。

最初,患者接受每天 240 mg 口服吡啶胆碱治疗无效。相反,皮下注射新斯的明(0.25 mg/2 h)症状迅速缓解,比入院时改善 50%。然而,由于明显的心动过缓,这种治疗在几天后被停止。2 周后,患者病情进一步恶化。眼睑下垂、吞咽困难和主观全身乏力的症状有所加重。3Hz 的重复神经刺激,所有测试肌肉中都显示递减反应(面积递减百分比分别为:右鼻肌 35%,左鼻肌 36%,右斜方肌 26%,右肘肌 24%,右小指外展肌 29%)。在1 min 的自愿收缩后,右小指外展肌的递减反应有所修复(从 29% 降至 6%),但在这一努力后 3 min,递减反应恶化(从 29% 增至 37%),表明这是一种突触后疾病。血清乙酰胆碱受体抗体(抗‐AChR)强阳性,为 6.4 nmol/L(正常值<0.5 nmol/L)。因此,诊断为重症肌无力。胸部 CT 检查未显示胸腺瘤。在无明显心动过缓的情况下,逐渐恢复吡啶胆碱治疗,

并与口服甲泼尼龙 1 mg/kg 联合使用。随后观察到缓慢的临床改善；吞咽困难和全身乏力在 4 周内完全缓解，而中度眼睑下垂和眼肌麻痹持续了 6 个多月。

思考

A 型肉毒杆菌毒素诱发患者不良反应的原因是什么？

解析

患者的临床表现和检查结果提示重症肌无力的诊断。重症肌无力是一种自身免疫性疾病，其特征是神经肌肉接头传递障碍。患者的症状在接受了 BoNT - A 注射后迅速加重，这可能与 BoNT - A 的作用机制有关。

A 型肉毒杆菌毒素（BoNT - A）可能诱发患者出现重症肌无力不良反应的原因在于，BoNT - A 的作用机制与重症肌无力的病理状态存在协同效应。BoNT - A 通过抑制神经肌肉接头的乙酰胆碱前突触释放，而重症肌无力患者体内存在的乙酰胆碱受体抗体则阻断了突触后侧的乙酰胆碱受体，两种因素共同作用导致神经肌肉传递受到更大损害。BoNT - A 注射在重症肌无力患者中可能引起系统性影响，即使剂量较低，也可能导致临床症状恶化。

此外，BoNT - A 注射后的毒素扩散是高度不可预测的，不同注射剂量之间差异显著，可能导致即使在常规剂量下也会出现严重的并发症。在重症肌无力患者中，这种敏感度增高，使得即使是低剂量的 BoNT - A 也足以触发症状。因此，对于有重症肌无力倾向的患者，使用 BoNT - A 须特别谨慎，并且在注射前应进行全面的病史和体格检查，评估是否存在潜在的重症肌无力风险。如果患者在 BoNT - A 注射后出现比较夸张的反应，尤其是对乙酰胆碱酯酶抑制剂有反应，应考虑重症肌无力的诊断。

治疗方面，溴吡斯的明作为一种抗胆碱酯酶药物，可以增加神经肌肉接头处的乙酰胆碱浓度，部分改善症状。新斯的明的短暂使用虽然迅速缓解了症状，但由于心动过缓的副作用而停止。随后的甲泼尼龙治疗有助于减轻炎症和免疫反应，使患者的症状得到显著改善。综上所述，患者重症肌无力可能是由 BoNT - A 注射诱发的。这种情况强调了在进行 BoNT - A 注射前评估患者神经肌肉健康状况的重要性，并在出现症状加重时及时调整治疗方案。

···参 考 文 献···

［1］Clauson K A. Drug-induced diseases: prevention, detection, andmanagement［M］. Bethesda: American Society of Health-System Pharmacists, 2006:148.

［2］王淑娟,郭晓霏,刘春峰,等. 浅解药源性疾病［J］.武警后勤学院学报(医学版),2014,23(1): 90 - 92.

［3］程经华,蔡皓东.药源性疾病及其诊治原则［J］.药品不良反应杂志,2002(2):114 - 119.

［4］徐杰,李扬.药源性医疗纠纷原因及处置思路探讨［J］.江苏卫生事业管理,2013,3(24):

138 - 140.

　　[5] 杨国锋. 浅谈药源性疾病的发生因素与防治[J]. 中外健康文摘,2012,9(24):64 - 66.

　　[6] 丁煜明,刘俊田. 美托洛尔的药理特性及不良反应分析[J]. 临床合理用药杂志,2018,11(10):108 - 110.

　　[7] Zhou S F, Xue C C, Yu X Q, et al. Clinically important drug interactions potentially involving mechanism-based inhibition of cytochrome P450 3A4 and the role of therapeutic drug monitoring [J]. Ther Drug Monit, 2007,29(6):687 - 710.

　　[8] Juurlink D N, Mandani M, Kopp A, et al. Drug-drug interactions among elderly patients hospitalized for drug toxicity [J]. JAMA, 2003,289(13):1652 - 1658.

　　[9] Youdim M B, Weinstock M. Therapeutic applications of selective and non-selective inhibitors of monoamine oxidase A and B that do not cause significant tyramine potentiation [J]. Neurotoxicology, 2004,25(1 - 2):243 - 50.

　　[10] 霍红艳. 导致药源性疾病的相关因素[J]. 中国中医药咨询,2011,3(6):328 - 329.

　　[11] 姜兰英,周亚春. 浅谈药源性疾病与饮食方法[J]. 中国医药指南,2012,10(27):368 - 369.

　　[12] Weinshilboum R M, Wang L. Pharmacogenomics: precision medicine and drug response [J]. Mayo Clin Proc, 2017,92(11):1711 - 1722.

　　[13] 徐秀菊,何培霖. 浅谈药源性疾病与合理用药[J]. 求医问药,2012,10(6):797 - 799.

　　[14] 毛桂龙,黄云龙,周卓巍. 药物性皮炎[J]. 中国实用乡村医师杂志,2017,24(6):23 - 25.

　　[15] 中华医学会消化系统疾病基层诊疗指南编写专家组. 药物性肝损伤基层诊疗指南(2019 年)[J]. 中华全科医师杂志,2020,19(10):868 - 875.

　　[16] 李嵘,王永星. 药物性肾损害[J]. 世界最新医学信息文摘,2015,15(25):98.

　　[17] 毛素芳. 我院药物应用现状调查与分析[J]. 中国医院用药评价与分析,2008,6:465.

　　[18] Timmermans G, Depierreux F, Wang F, et al. Cosmetic injection of botulinum toxin unmasking subclinical myasthenia gravis: a case report and literature review [J]. Case Rep Neurol, 2019, 11(2):244 - 251.

　　[19] Yanagihara T, Yamamoto N, Kotetsu Y, et al. Interstitial pneumonia caused by dabigatran [J]. Respir Med Case Rep, 2018(23):10 - 12.

　　[20] 汪群锋,梁朝朝,朱劲松,等. 头孢曲松钠致急性肾后性肾功能衰竭 1 例报告并文献复习[J]. 临床泌尿外科杂志,2015,30(3):3.

　　[21] 邓霞. 阿奇霉素联用复方甘草片导致患者死亡的病例分析[J]. 中医临床研究,2017,9(22):112 - 113.

　　[22] 颜楠,刁艳君,刘家云. 注射用头孢哌酮钠舒巴坦钠致凝血功能障碍 1 例[DB/OL]. 中国临床案例成果数据库,2023 - 05 - 19.

　　[23] 高凤兰,冀雅杰,李英芝. 阿莫西林过敏致剥脱性皮炎型药疹死亡 1 例护理教训[J]. 中国民康医学,2013,25(16):83.

第七章　特殊人群用药

学习要求

记忆:特殊人群的生理特点、用药原则、禁用或慎用的药物;老年人潜在不适当用药概念;药品的妊娠和哺乳安全分级。

理解:老年人潜在不适当用药的识别工具以及个体化用药的方法;影响药物自乳汁分泌的因素;不同的妊娠周期对临床用药方案的影响;哺乳期常用药物对乳儿的影响。

运用:老年人潜在不适当用药的识别和处理;能够根据药品的妊娠安全分级和哺乳安全分级合理用药;根据现有条件进行儿童用药剂量计算以及选择合适的给药方法。

第一节　特殊人群的药代动力学与药效动力学特点

一、老年人群

老年人生理机能减退、组织器官衰老,使其体内药代动力学、药效动力学、对药物的敏感性和耐受性都有所不同。

(一)老年人的生理与药代动力学特点

1. 药物的吸收

(1)胃酸分泌减少:药物口服后在胃中崩解,并主要在小肠中通过小肠毛细血管进入血液系统。药物分子跨血管壁等细胞膜的转运方式有滤过(水溶性扩散)、简单扩散(脂溶性扩散)、载体转运和膜动转运。其中滤过指水溶性药物借助于流体静压或渗透压被动转运。简单扩散指脂溶性药物溶解于细胞膜的脂质层,顺浓度差透过细胞膜,是一种被动转运方式,绝大多数药物按此种方式通过细胞膜。载体转运是依靠细胞膜上的跨膜蛋白和细胞外的药物分子结合、实现主动跨膜转运,也称药物的转运体转运。膜动转运主要针对大分子的转运,药物通过细胞膜的内陷形成小胞吞噬而进入胞内,称为胞饮(吞饮)。同样,通过胞裂外排把药物排出胞外,称为胞吐。

简单扩散在老年人群中可能会受到胃酸分泌减少的影响。老年人胃壁细胞功能减退,胃肠道黏膜萎缩,胃酸分泌减少,约30%的老年人胃液酸度降低,酸碱度 pH 值升高。对于在酸性环境中才能吸收的药物,如某些弱酸性药物,胃液 pH 值升高,会使其解离度增加,分子型药物减少,脂溶性降低,吸收减少。虽然胃内 pH 值升高通常对吸收的影响较小,且很少有临床意义。但值得注意的是,同时使用质子泵抑制剂(或其他增加胃 pH 值的药物)时,会使得这种吸收阻碍作用被加强,对某些药物的吸收速度和程度则会产生较大影响,影响药效发挥。此外,pH 值升高还可能导致肠溶缓释剂型过早溶解,导致药物降解或损伤胃黏膜,从而降低治疗效果或增加药品不良反应。老年人联合使用质子泵抑制剂时受到胃液 pH 值升高影响较大的药物参见表 7-1-1。

表 7-1-1　老年人联合使用质子泵抑制剂时吸收受胃液 pH 值升高影响较大的药物

药　　物	影响原因
阿扎那韦、厄洛替尼、达沙替尼、泊沙康唑、双嘧达莫、酮康唑、铁剂	胃液 pH 值升高,导致口服给药后溶出和吸收不完全,进而影响其生物利用度
柳氮磺吡啶肠溶制剂、美沙拉嗪肠溶制剂	肠溶缓释剂型胃中过早降解,药物不能定位释放,影响靶向局部作用
布洛芬肠溶制剂、呋喃妥因肠溶制剂	肠溶制剂在胃中提前降解,药物对胃黏膜损伤较大

(2)胃排空减慢、胃肠活动减弱:老年人胃肠血流减少,胃肠动力下降,胃排空减慢,使口服药物进入小肠的时间延迟,吸收速率降低,血药浓度达峰时间延迟,峰浓度降低,影响药效。例如,呋塞米是一种高效能的袢利尿剂,其活性代谢产物托拉塞米主要作用于肾脏髓袢升支粗段,存在明显的剂量-效应关系,即随着剂量加大,利尿效果明显增强。老年人对呋塞米的吸收程度无明显变化,但吸收速度可能会明显减慢,导致活性代谢物进入尿液的剂量—反应曲线无法达到正常的陡峭段,药物达峰时间延迟,达峰浓度下降,从而药效下降。

(3)胃肠、肝脏血流量减少:老年人随着心脏排血量减少,胃肠及肝脏血流量也随之减少,为正常成年人的40%~50%。衰老对肝脏的影响可能会减少药物首过代谢,从而增加进入系统循环的药物量。首过代谢也称首过效应或首过消除,是指某些口服药物在首次通过肠壁或经门静脉进入肝脏时,部分可被胃肠道酶和微生物、肝脏的肝药酶首次代谢,导致进入全身循环的药量减少。这可能对具有广泛首过代谢和狭窄治疗指数的药物或前药(需要代谢转化为活性形式)具有临床意义,吗啡、普萘洛尔和维拉帕米等药物最有可能受到影响,并可能降低代谢和增加毒性风险。与此同时,老年人肠道血流量的减少也可能影响药物的吸收。有研究显示,随着年龄的增长,通过被动扩散的药物吸收似乎没有改变,而通过载体介导转运的药物吸收减少,如营养素铁、钙和维生素 B_{12} 等。临床上很难区分吸收改变和首过代谢改变的综合影响。例如,药物的生物利用度在老年时可能保持不变,因为任何与年龄相关的肠道吸收减少都可以通过肠壁或肝脏首过代谢的减少来补偿。

(4) 皮肤老化:人体外层(角质层)是角质细胞,细胞膜由脂质、蛋白质和水组成,磷脂双分子层是细胞膜的主要成分。一定程度上,亲脂性药物比亲水性药物更容易被吸收。随着年龄的增长,皮肤萎缩、弹性下降、表皮变薄、干燥、皮脂腺活性下降,这些变化都可能影响透皮给药药物的吸收。首先,进行性皮肤萎缩伴随的皮肤毛细血管网络萎缩会导致皮肤的血液供应逐渐减少,从而降低经皮吸收药物的局部吸收效率。其次,皮肤的通透性屏障功能会随着年龄的增长而增加。一般来说,亲脂性药物受皮肤老化影响较小,易于吸收,如睾酮、雌二醇等;而亲水性药物在老化的皮肤上不易吸收,影响相对较大,如氢化可的松、苯甲酸、阿司匹林等。此外,皮肤老化,皮肤脆性增加可能会导致皮肤破裂,局部药物吸收增加。因此,皮肤老化对经皮药物吸收的影响是多方面的。

2. 药物的分布

(1) 机体组成:老年人机体组成变化主要体现在脂肪组织增加,肌肉组织和体内水分减少。研究显示:与 20 岁的年轻人相比,75 岁的老年人的总体液和细胞外液与体重的比例分别减少 15%～20% 和 35%～40%,体内脂肪比例增加 25%～40%。身体成分的这些变化可能会增加高度亲脂性药物(如地西泮)的分布量,导致其消除半衰期延长,可能导致蓄积和毒性。相反,高度亲水性药物(如地高辛、茶碱和西咪替丁)的表观分布容积可能会减少,导致给药后不久血浆浓度升高。因此,老年人使用地高辛和茶碱等治疗指数窄的药物要谨慎进行剂量调节,建议老年人减少地高辛负荷剂量以避免毒性。当然,药物的亲脂性不应作为预测表观分布容积变化方向或幅度的唯一因素。因为在某些情况下,这种变化可能是不可预测的,特别是在肥胖人群中。

(2) 血浆蛋白结合率:老年人血浆蛋白浓度下降 15%～20%,当营养状态差、虚弱或病情严重情况下,下降更加明显。这种变化对高蛋白结合的药物、治疗窗窄的药物、表观分布容积小的药物以及静脉注射的药物可能具有临床意义。假设一种药物的蛋白结合率为 99%,只有 1% 处于游离态,那么一旦与蛋白结合的药物比例下降至 98%,处于游离态的药物比例则升高至 2%;虽然仅增加 1%,但已经相当于游离态药物浓度翻倍,游离药物浓度的显著增加可能会带来相应的治疗风险。如老年人服用华法林,可因血浆游离药物浓度增加而诱发出血风险。事实上,蛋白结合率高的药物非常多。有研究者分析了 222 种药物的数据,发现其中一半药物的蛋白结合率为 90%～100%。临床上需重点关注的蛋白结合率>90% 的部分临床常用药参见表 2-2-3。从理论角度出发,一旦这些药物与蛋白结合的状况发生轻微改变,游离态药物水平即可能发生剧烈变化。然而,人体本身具有复杂的代偿能力,很多情况下不致造成严重后果;至于哪些情况下风险相对较高,需要综合考虑一系列因素,包括药物本身的治疗药物浓度范围、药物的分布容积、受影响的器官、生物利用度、清除情况,以及老年患者的疾病状态、联合用药情况以及营养状况等。

3. **药物的代谢**　随着年龄的增长,肝脏质量下降20%～30%,血流量减少20%～50%,肝微粒体酶活性下降。肝微粒体酶活性下降对药物代谢的限制通常被称为容量限制代谢,对不同药物会有所区别,具体根据药物在肝脏代谢类型的不同也有所不同。经Ⅰ相代谢的药物(消除、氧化、羟基化和去甲基化)的清除率有所降低或不变,因为体内药物清除研究证据表明Ⅰ相代谢的主要酶系细胞色素P450中的大多数随年龄增加而降低。而经Ⅱ相代谢的药物(结合、乙酰化、磺化和葡萄糖醛酸化)的清除率随年龄增长并无明显变化,因为Ⅱ相代谢酶谷胱甘肽转移酶和尿苷二磷酸葡萄糖醛酸转移酶的活性在老年人中没有变化,肝脏Ⅱ相代谢能力并没有随年龄增长显著降低。如地西泮经Ⅰ相代谢形成去甲地西泮、奥沙西泮、替马西泮等活性代谢产物,经Ⅱ相代谢形成灭活的葡萄糖醛酸结合物,在20岁成人体内的半衰期为20 h,而在80岁老年人体内的半衰期为90 h,血药浓度增高,作用时间延长。苯巴比妥、对乙酰氨基酚、氨茶碱、三环类抗抑郁药的血药浓度在老年人中也明显升高,也是因为这些药物经历Ⅰ相代谢,清除率降低。

同时,临床用药也要考虑合并用药时老年人肝脏代谢能力的改变可能会使药物相互作用更易发生。当底物药物与其酶抑制剂联用时,酶抑制剂对肝药酶的抑制作用叠加老年人本身Ⅰ相肝药酶活性的降低,会使底物药物的清除更加降低,血药浓度升高。例如,伏立康唑是CYP3A4、CYP2C9等多种酶抑制剂,可同时抑制多种底物药物的代谢,如环孢素、西沙必利、麦角生物碱、奥美拉唑、他汀类药物、他克莫司、华法林等。反之,当底物药物与其酶诱导剂联用时,酶诱导剂对肝药酶的诱导作用反而可能会减轻老年人本身肝药酶活性降低对药物清除率的影响。另外,当2种或2种以上药物联合使用,而这些药物又同时竞争同一种药物代谢酶时,也会导致另一种药物清除率的降低。

此外,需要注意的是,肝功能正常并不代表药物代谢能力正常。目前尚无令人满意的评估肝代谢功能的定量指标,故老年人的用药剂量个体化非常重要。

4. **药物的排泄**　随着年龄增长,肾脏重量减轻、肾血流量减少、肾小球滤过率下降、肾小管主动分泌功能降低,这将导致许多经肾脏排泄的药物血浆半衰期延长。对于主要经肾脏代谢和排泄的药物,可能会导致部分药物出现蓄积,增加药品不良反应的风险,特别是那些高度依赖肾脏排泄的药物(表7-1-2),老年人使用需注意剂量调整。另外,由于老年患者肾脏储备功能的下降,使用肾毒性药物时,易出现急性肾损伤(acute kidney injury, AKI)。抗菌药物是造成药源性肾损伤的主要药物,占药源性肾损伤的30%～40%;其次为利尿剂、中药、非甾体抗炎药(NSAIDs)等。近年来,质子泵抑制剂、新型抗肿瘤药物和造影剂引起AKI的报道越来越多,因此临床应用时需特别关注。

表 7-1-2　高度依赖肾脏排泄的药物*

分类	药物名称
抗微生物用药	氨基糖苷类、头孢菌素(大多数)、喹诺酮类(大多数)、青霉素(大多数)、亚胺培南、氟康唑、两性霉素B、氨曲南、磺胺甲噁唑、甲氧苄啶、万古霉素

（续表）

分类	药 物 名 称
心血管系统用药	阿哌沙班、阿替洛尔、卡托普利、可乐定、达比加群酯、地高辛、艾多沙班、赖诺普利、纳多洛尔、阿米洛利、利伐沙班、普鲁卡因胺、螺内酯、噻嗪类利尿剂、氨苯蝶啶、呋塞米
神经系统用药	金刚烷胺、度洛西汀、加巴喷丁、左乙拉西坦、锂、普瑞巴林、溴比斯的明
其他用药	乙酰唑胺、别嘌醇、秋水仙碱、甲氧氯普胺、西咪替丁、尼扎替丁、法莫替丁、甲氨蝶呤、曲马多

注　*：该列表并不包括所有高度依赖肾脏排泄的药物。

（二）老年人的药效动力学特点

虽然人们对衰老过程中的药代动力学变化进行了充分的研究，但与年龄相关的药效动力学变化数据却相对较少。药效动力学改变可能是受体对药物亲和力的变化、受体后事件（如细胞膜受体到细胞核的信号）或稳态控制机制改变的结果。衰老过程中的正常及与疾病相关的生理变化会极大地影响身体对药物治疗的反应，可增强或阻碍药物作用，导致药品不良反应的增加或无法达到预期疗效。

老年人对多种药物作用变得敏感，与某些类别药物的不良反应风险增加有关，并且这种关联与合并用药和老年人的药代动力学改变无关。对中枢神经系统药物敏感性增加，如对咪达唑仑的中枢神经系统影响更敏感；对抗胆碱能作用敏感，导致抗胆碱能药物副作用增加，表现为精神错乱等；对利尿剂敏感，治疗引起的体位性低血压增加；压力受体的功能较弱，导致血压急剧下降，患者摔倒，并增加其骨折风险。在一项针对 100 例老年精神科门诊患者的研究中，约 40% 的患者主诉服用精神药物后出现眩晕或跌倒；与 NSAIDs 相关的不良反应也容易在老年人身上发生，如上消化道出血或穿孔、高血压、肾功能损害等。此外，即使是罕见且可能是特异质的不良反应，如与 H_2 受体拮抗剂相关的间质性肾炎和肝炎也主要在老年人身上发生。

许多药效动力学改变是老年人药品不良反应发生比例增加和临床反应夸大或减弱的直接原因。迫切需要对衰老的影响和药物反应进行更多的研究。在了解衰老的药效动力学变化之前，我们必须对老年患者的治疗和不良结果进行警惕性监测。

综上所述，老年人药代动力学的改变表现在吸收、分布、代谢和排泄的各个方面，而药效动力学的改变使药品不良反应更易发生在老年人身上。基于这些变化，临床用药中老年人应谨慎或避免使用某些药物，或者在剂量调整上须根据这些变化做相应的改变。加之老年人多药共用情况增多，药物相互作用的发生率也更高，而大多数对老年人产生不利影响的药物相互作用都涉及药代动力学和药效动力学机制。因此，临床用药时需充分了解老年人用药的药代动力学和药效动力学效应，并做出相应的处方调整和积极的用药监测，避免可预防的药物相关问题的发生。

二、妊娠期和哺乳期人群

妊娠期和哺乳期女性属于特殊人群。一方面,妊娠期和哺乳期女性,在生理等方面与一般人群相比存在着明显差异,导致了机体对药物的药效动力学、药代动力学的差异,对母体生理变化的忽视可能会影响药物的疗效和安全性,并且最终影响妊娠过程。另一方面,妊娠期和哺乳期的用药研究涉及伦理、医学、法律,以及胎儿安全等多方面问题,以致于研究者很少在该类人群中进行药效动力学、药代动力学研究或临床试验,药物临床试验中,由于新药不良反应的不确定性,为避免对胎儿产生不良影响,试验的入排标准中通常对妊娠、哺乳状态有明确的要求,即入组的女性受试者通常应未处于妊娠、哺乳状态。因此,上市药品说明书的适应证、用法用量、不良反应等都是基于非妊娠期、非哺乳期人群的研究结果,而妊娠期和哺乳期女性的用药安全依据主要来自动物试验或回顾性临床总结,治疗方案缺乏循证医学的证据。因此,美国上市的大多数药物的说明书上都有下列声明:"没有在妊娠期女性中进行充分的研究,因为动物生殖研究不能完全预示人的反应,此药仅在必需时才可用于妊娠期女性"。

对于妊娠期和哺乳期女性的用药,面对的是两个个体:母体和子体。绝大多数情况下,临床用药都要综合二者考虑。对妊娠期患者进行用药治疗,可能会影响胎儿,产生畸胎或导致流产,或对胎儿疾病有治疗作用;不予治疗,虽可避免药物可能引起的胎儿危险,但疾病本身可能会对孕妇和胎儿产生危害。鉴于此,医师在评估药物治疗的获益和风险方面肩负着重要责任,应依据循证医学原则,充分运用医药学专业知识,权衡治疗利弊,最大限度地减轻孕妇的病痛,并尽量减少药物治疗过程对胎儿的不利影响。

(一) 妊娠期的生理和药代动力学特点

1. 母体的生理和药代动力学特点

(1) 药物的吸收:对于口服药物,妊娠早期和中期,胃酸、胃蛋白酶分泌减少,且孕激素的分泌又会导致胃平滑肌张力减退,胃肠蠕动减慢,排空延迟,使口服药物的吸收延缓,达峰时间延长,且峰浓度降低。早孕反应呕吐亦可导致药物吸收减慢、减少;孕晚期胃部受胎儿体积的挤压,进食量减少,排空延迟,口服药物吸收亦减少。难溶性药物(如地高辛)因肠道排空延迟,药物通过肠道的时间延长而生物利用度提高。

对于皮下或肌内注射的药物,由于妊娠期外周血管扩张,导致血流量和组织血液灌流量显著提升。这一变化可能促使肌内或皮下注射的吸收量有所增加。但在妊娠中晚期,下肢静脉血流速度减慢,循环不良,经下肢部位注射给药的吸收可能减慢。

对于吸入性药物,妊娠期由于生理性肺通气过度,使得更多的药物微粒能够抵达肺泡,且心输出量的增加带动了肺血流量的相应上升,吸入性药物的吸收量可能进一步增加。

对于通过皮肤、黏膜给药的药物,妊娠期心输出量的增加促使皮肤及黏膜局部毛细血管发生扩张,血流量随之增加,这一变化对于于皮肤用药、滴鼻、阴道黏膜给药等途径的药物吸收均表现出促进作用。

（2）药物的分布：妊娠期女性循环系统和血液成分的变化会影响到药物分布。循环系统的改变主要是指血容量、心输出量、细胞外液量和总体液量的增加。从妊娠的第 6～8 周起，血容量开始增加，在怀孕 32～34 周达到顶峰，分娩后这些指标均会下降至基础水平。妊娠单胎女性的血容量比未孕女性高出 40%～45%，平均增加约 1 450 mL，血浆平均增加 1 000 mL，总体液量增加 5～8 L（表 7-1-3）。多胎妊娠女性的血容量增加幅度更大，且药物还会经胎盘向胎儿分布。因此在同样的给药剂量下，妊娠期药物的总体分布容积增加，出现生理性稀释，血药浓度低于非妊娠期。若药物的清除率、维持剂量不变，要得到相同的治疗疗效，妊娠期女性的给药剂量应适当地增加。

表 7-1-3　妊娠女性和非妊娠女性的体液容量

患者	体重(kg)	血浆容量(mL/kg)	细胞外液(L/kg)	总体水分(L/kg)
未妊娠女性	<70	49	0.189	0.516
	70～80		0.156	0.415
	>80		0.151	0.389
妊娠女性	<70	67	0.257	0.572
	70～80		0.255	0.514
	>80		0.240	0.454

血液成分的改变主要是指血浆蛋白（尤其是白蛋白）浓度的降低。妊娠期血容量增加，并且血浆蛋白的清除率增加造成血浆蛋白浓度逐渐降低，孕晚期可减少 20% 左右，导致药物与血浆蛋白的结合减少，游离药物浓度增加。药物在体内存在两种状态，一种是游离态，一种是与血浆蛋白结合的结合态，结合态的药物无法离开血浆达到作用部位发挥药效，只有游离态药物可以到达作用部位发挥药效。有的药物（如地西泮）虽在妊娠期给药后体内总血药浓度降低，但是由于妊娠期血浆白蛋白浓度亦降低，使得药物游离态浓度基本保持不变，可认为不需要调整给药剂量；有的药物（如苯妥英钠）尽管在妊娠期总血药浓度基本不变，但蛋白结合率下降，游离药物浓度显著增加，药效和毒副作用会有明显变化。因此，应重视血浆蛋白浓度的变化，尤其对于治疗窗窄且蛋白结合率高的药物（如华法林、阿司匹林、苯妥英钠、卡马西平、地西泮等药物），应监测其游离浓度而不是总血药浓度。

此外，妊娠期由于脂肪组织的增加，脂溶性药物在脂肪组织中蓄积增加，药物分布容积增加，血药浓度降低。

（3）药物的代谢：肝脏是主要的代谢器官。妊娠期肝脏的血流量基本保持不变，但随着雌激素和孕激素的增加，部分肝脏药物代谢酶（简称肝药酶）的活性会发生变化，药物的代谢亦发生变化，因此给药剂量需要适当调整。例如，抗癫痫药拉莫三嗪通过葡萄糖醛酸转移酶代谢，且该药副作用小，被妊娠期患者广泛使用。有学者研究发现，妊娠期拉莫三嗪的清除率增加 50%，原因是妊娠期雌二醇增加，使葡萄糖醛酸转移酶活性增加，拉莫三嗪代谢加快。因此，为了保证有效的药物浓度，妊娠后期的剂量调整为非妊娠期的 3.6 倍，分娩前更是达到 6 倍。妊娠期肝药酶活性变化参见表 7-1-4。

表 7-1-4 妊娠期活性变化的肝药酶及其代谢底物表

肝药酶	妊娠期活性变化	对 应 底 物
UGT	增强	拉莫三嗪、倍他米松、水杨酸、吗啡、对乙酰氨基酚、齐多夫定
CYP3A4	增强	咪达唑仑、美沙酮、甲硝唑、硝苯地平、他克莫司、洛伐他汀、长春碱、氯硝西泮、苯巴比妥、西地那非、阿莫西林、皮质激素、环孢素、地西泮、利多卡因、雌激素
CYP2B6	增强	美沙酮、拉贝洛尔、环磷酰胺
CYP1A2	降低	咖啡因、茶碱、丙米嗪、美西律、非那西汀
CYP2C19	降低	氯胍、质子泵抑制剂、苯妥英钠、伏立康唑、氯吡格雷、阿米替林、西酞普兰
CYP2C9	增加	苯妥英钠、格列本脲、华法林
NAT2	降低	咖啡因、异烟肼、普鲁卡因胺、肼屈嗪、磺胺类、对氨基苯甲酸、对氨基水杨酸
CYP2D6	纯合子个体与强代谢杂合子个体增加;纯合子弱代谢个体降低	右美沙芬、美托洛尔、普萘洛尔、丙米嗪、普罗帕酮、帕罗西汀、阿米替林、文拉法辛、奋乃静、氟哌啶醇、他莫昔芬、可待因、曲马多
CYP2A6	增强	丙戊酸钠、尼古丁、双香豆素、异环磷酰胺

注 CYP:细胞色素酶 P450;UGT:葡萄糖醛酸转移酶;NAT:N-乙酰基转移酶。

另外,妊娠期雌激素水平升高,还会导致胆汁在肝脏内淤积,药物在肝脏的清除速度减慢。

同时,雌激素、孕激素本身也是肝药酶的代谢底物,其在妊娠期的增加可与某些药物产生竞争性抑制作用,降低药物的清除率。例如,雌激素水平的增加可能会与华法林竞争肝药酶,导致华法林代谢减慢;孕激素水平的增加可能会与苯妥英钠在肝脏的代谢过程中产生竞争,降低苯妥英钠的代谢。

此外,小肠中也含有部分与药物代谢相关的酶(如 CYP3A 酶),由于妊娠期肠道排空延迟,导致某些在小肠可被代谢的药物(钙通道阻滞剂如维拉帕米、地尔硫䓬等,抗生素如红霉素、克拉霉素等)吸收进入体循环的量降低。

(4)药物的排泄:肾脏是大多数药物排泄的重要器官。随着妊娠期心输出量的增加,肾血流量增加 25%～50%,肾小球滤过率增加 50%左右,经肾脏排泄的药物清除率增加。对于主要由肾脏清除的药物,如硫酸镁、地高辛、肝素、碳酸锂、氨苄西林、苯唑西林、红霉素、庆大霉素、头孢呋辛、卡那霉素、阿米卡星、妥布霉素等,为维持妊娠期有效的血药浓度,必须适当上调给药剂量。

有些药物除了通过肾脏排泄,也有少量可经胆汁排泄。妊娠期由于雌激素、孕激素的水平升高,导致胆汁分泌减少,胆囊排空能力降低,对该类药物的排泄有一定影响。例如,地高辛、红霉素等也通过胆汁排泄,这些药物在妊娠期的排泄速率降低,可能导致体内蓄积,增加发生副作用的风险。

2. 胎儿的生理和药代动力学特点

(1)药物的吸收:母体摄入的大部分药物可经过胎盘转运进入胎儿体内,多数是通过单纯扩散的方式通过胎盘进入胎儿体循环,影响因素包括药物的分子质量、脂溶性、电离度等。通常相对分子量<600的物质容易通过胎盘,而相对分子量>1 000的药物不太容易通过胎盘,不带电的化合物和脂溶性物质也容易通过胎盘。也有少量药物经羊膜转运入羊水中,由于羊水中的蛋白质含量仅为母体血浆蛋白浓度的1/20～1/10,所以药物主要以游离型存在。而在妊娠12周后,胎儿通过吞饮羊水的方式,使羊水中所含的少量药物经胃肠道被吸收。胎儿肾脏逐渐形成后,排入羊水的药物和代谢产物也可以随胎儿吞饮羊水被重吸收,形成羊水循环。

此外,胎盘上广泛分布着一种P糖蛋白酶,负责把某些药物从胎儿转运回母体循环,属于主动转运,从而保护正在发育的胎儿免受一些潜在有害物质的影响。例如,大多数蛋白水解酶抑制剂(如奈非那韦、茚地那韦、利托那韦、沙奎那韦)、免疫抑制剂(如环孢素A)、质子泵抑制剂等都是P糖蛋白的底物,在可检测的水平不能透过胎盘,不会对胎儿造成影响,孕妇可安全使用。

(2) 药物的分布:胎儿的肝脏相对较大,血流量多,所以肝内药物分布较多,容易产生首关效应。胎儿的脑相对较大,血-脑脊液屏障发育不全,药物易进入中枢神经系统。胎儿的血浆蛋白含量较母体低,游离药物浓度较高。此外,妊娠12周前,胎儿体内的脂肪组织较少,可影响某些脂溶性药物的分布,随着胎龄增长至妊娠晚期,脂肪含量逐渐增加,脂溶性药物分布相应增加。

(3) 药物的代谢:胎儿对药物的代谢能力有限。早在妊娠7～8周时,胎儿就能通过肝脏代谢药物。胎儿16～24周时,肝药酶数量与成人类似,但活性仅为成人的30%～50%。尤其是缺乏催化结合反应的酶,如葡萄糖醛酸转移酶,可对水杨酸盐和巴比妥等药物进行代谢。此外,谷胱甘肽转移酶可催化谷胱甘肽与外源性或内源性物质结合,形成溶于水或毒性较小的络合物排出体外,起到解毒作用,这些酶的缺乏导致胎儿体内有毒物质的蓄积。药物的代谢规律是将极性小、脂溶性高的药物代谢为极性大、亲水性大的物质。与药物在成人体内的代谢相似,多数药物在胎儿体内代谢后活性下降,但有些药物经代谢后可变为有生物活性的药物,如可的松变为氢化可的松,非那西丁转变为对乙酰氨基酚等。但有些药物代谢后代谢产物毒性增强,如苯妥英钠在胎儿中代谢为对羟基苯妥英,可干扰叶酸代谢,具有致畸作用;硝普钠的代谢产物为氰化物,对胎儿有毒性作用,仅适用于其他降压药物无效的高血压危象孕妇;异烟肼经代谢转变为异烟酸和乙酰肼,乙酰肼能与肝细胞大分子共价结合,导致肝细胞坏死,这些都应该引起注意。

此外,胎儿还存在肝外代谢途径,主要发生在胎盘和肾上腺。胎盘中含有多种药物代谢酶,可将母体的类固醇激素代谢为活性较低的产物,保护胎儿免受高浓度激素的影响。例如,氢化可的松及泼尼松通过胎盘后转化为失活的11-酮衍化物,而地塞米松通过胎盘时不发生代谢。

(4) 药物的排泄:与出生后明显不同。药物一旦进入胎儿肠道,即以胎粪的形式保留在原处直至出生,胎儿出生后通常24 h内会将墨绿色的胎粪排出体外。胎儿的肾小球滤过率极低,肾脏排泄药物功能较差,更易引起药物及代谢物的蓄积。例如,四环素、氯霉素从胎儿体内排泄的速率明显比母体慢，当反复、大量使用时可能因蓄积而产生毒副反应。胎儿进行药物消除的主要方式是将药物及其代谢物经胎盘返回母体，由母体消除，即胎儿借助母体排泄药物。但药物在胎儿体内经代谢后脂溶性降低，较难通过胎盘返回母体，易在胎儿体内蓄积造成毒副作用，如历史上著名的"反应停"事件，就是妊娠期女性为缓解孕吐服用沙利度胺，其在胎儿体内产生的亲水性代谢物无法通过胎盘返回母体进行排泄，大量蓄积于胎儿体内产生致畸作用导致的。再如，地西泮的活性代谢物去甲地西泮，可在胎儿肝脏产生蓄积，抑制胎儿的肝药酶合成、血浆蛋白合成和血-脑屏障发育，易导致黄疸和胆红素脑病。

综上，孕妇的药代动力学特点是由妊娠期母体的生理变化所决定的，妊娠期合理用药需要综合考虑孕妇的生理变化和药代动力学特点，制订个性化的用药方案，并密切监测与评估药物反应和治疗效果，通过多学科合作和充分沟通，最大限度地确保孕妇和胎儿的安全与健康。

（二）哺乳期的生理和药代动力学特点

几乎所有药物均能进入乳汁并可被乳儿吸收，但大多数药物在乳汁中的浓度较低，乳汁中药物含量仅为母体摄药量的 $1\%\sim2\%$，小于乳儿的治疗剂量，一般不会对乳儿产生不良影响。但也有些药物自乳汁中分泌较多，对乳儿影响较大。例如，甲硝唑、异烟肼、红霉素和磺胺类药物在乳汁中可达乳母血药浓度的 50%，而新生儿肝脏的代谢能力和肾脏的排泄能力都较差，可因蓄积导致中毒。

机制以被动扩散为主。影响药物自乳汁排泄的因素如下。①药物方面：脂溶性高、蛋白结合率低、分子量小、解离度低的弱碱性药物更容易进入乳汁；②母体方面：由母体的用药剂量、用药方法等决定；③乳儿方面：乳儿每日哺乳量、哺乳时间、胃肠黏膜成熟状态及胃肠 pH 值等因素都影响乳儿所摄入的药量。

三、儿童的生理和药代动力学特点

儿童是处于迅速生长发育过程中的不成熟机体，具有独特的生理特点，药物在儿童中引起的药效和不良反应与成人有所不同，其后果也往往比成人严重。因此，不能单纯地把儿童视为成人的缩小版。不仅儿童与成人有很大差异，不同年龄阶段的儿童之间也存在一定差异。从伦理学上讲，儿童不宜作为临床研究受试者，不少药物缺乏儿童用药的临床资料和安全性数据。因此，儿童合理用药必须引起关注和重视。

儿科用药的对象广义上包括新生儿（出生后 28 天内）、婴儿（1 个月至 1 岁）、幼儿（1～3 岁）、学龄前儿童（3 岁至入学前）、学龄期儿童（入学后至 10 岁）到青春期儿童（10～18 岁）。这里我们以新生儿和婴幼儿为主进行介绍。

（一）药物的吸收

1. 胃肠功能对口服药物吸收的影响　口服给药是儿童用药的主要方式。刚出生的新生儿由于胃中有碱性羊水，胃液为中性，随着年龄的增长，胃酸分泌逐渐增加，胃液 pH 值逐渐降低，至 2～3 岁才趋近于成人水平。胃酸缺乏可影响新生儿和婴幼儿时期的药物溶解和解离，影响药物的吸收，如酸敏感药物青霉素、氨苄西林等，因胃酸减少使其分解破坏减少,吸收更加完全,生物利用度增加;该时期的胃肠蠕动慢,会使口服药物达到有效治疗血药浓度的时间延长;另外,新生儿胆汁分泌减少,导致对脂肪的消化能力不足,脂溶性维生素吸收较差,同时由于主动转运机制尚未发育健全,使得主要靠该机制吸收的药物(如维生素 B_2 等)的吸收减少。

2. **胃肠道外给药** 新生儿和婴幼儿的肌肉组织发育不完全、皮下脂肪少、局部血流灌注不足、末梢血循环欠佳。因此,皮下注射和肌内注射均会导致药物吸收不良。静脉给药达峰速度快且药效可靠,是危重患儿首选的给药途径。新生儿皮肤角化层薄且相对体表面积较成人大,某些药物(如激素类、硼酸、水杨酸)局部外用可能因吸收快而多引起药品不良反应,应慎用避免中毒。

(二) 药物的分布

1. **机体构成** 儿童(尤其是新生儿及婴幼儿)的机体组成中水的比例较成人高,过多的水分主要存在于细胞外液,水溶性药物在婴幼儿体内具有更大的分布体积。

儿童体内脂肪含量随年龄增长而变化,早产儿一般消瘦,脂肪仅占 3%,足月新生儿脂肪含量达到 12%,以后随年龄增长脂肪含量逐渐增加。体内脂肪含量的变化影响脂溶性药物的分布。新生儿中脂溶性药物不能充分分布于脂肪组织,导致游离血药浓度升高,这是新生儿易致药物中毒的重要原因。

2. **血浆蛋白结合率** 新生儿及婴幼儿血浆蛋白浓度低,血浆蛋白结合率降低。新生儿体内存在许多内源性物质(如胆红素),可以与血浆蛋白竞争性结合,使游离药物浓度增加。例如,新生儿(特别是早产儿)体内的胆红素水平高于成人,通常在出生后的 1~2 周逐渐降至正常水平,血浆蛋白结合率高的药物(如磺胺类药物、阿司匹林、维生素 K、新生霉素、牛磺酸、吲哚美辛、地西泮等),可将已结合血浆蛋白的胆红素置换出来,增加游离型胆红素浓度,导致高胆红素血症;严重者游离胆红素透过血-脑屏障造成胆红素脑病(核黄疸),导致脑组织永久性损伤。故新生儿禁止使用上述药物(表 7-1-5)。

表 7-1-5 血浆蛋白结合率高的药物在新生儿与成人中的数值比较

药物名称	血浆蛋白结合率(%)	
	新生儿	成 人
水杨酸盐	63~84	80~85
保泰松	65~90	96~98
地西泮	≤84	94~98
苯妥英钠	80~85	89~92
丙米嗪	≤74	85~92
地昔帕明	64~71	80~94

(三) 药物的代谢

影响代谢的主要器官是肝脏,儿童的肝脏代谢功能不足,尤其是新生儿和早产儿肝药酶系统发育不成熟,易造成药物在体内的代谢延长、蓄积而引起血药浓度升高和毒性作用(表7-1-6)。新生儿药物代谢能力最低,随年龄增长,代谢酶系统迅速发育,约6个月时与成人水平相当。

表7-1-6 经氧化途径代谢消除的药物在新生儿及成人的血浆半衰期对比

药物	半衰期(h)	
	新生儿	成 人
戊巴比妥	17~60	12~27
丁哌卡因	25	1.3
咖啡因	95	4
卡马西平	8~28	21~36
地西泮	25~100	15~25
吲哚美辛	14~20	2~11
哌替啶	22	3~4
茶碱	24~36	3~9

例如,新生儿葡萄糖醛酸转移酶数量不足,需该酶参与代谢的药物如氯霉素、磺胺类药物等在新生儿体内代谢减慢,半衰期延长,易造成蓄积中毒。灰婴综合征即是由于新生儿使用氯霉素导致的蓄积性中毒;磺胺类药物引起新生儿核黄疸也与葡萄糖醛酸转移酶不足有关。

此后儿童的肝药酶活性继续增加且超过成人,某些药物(如苯妥英钠、保泰松、安替比林等)的代谢速率高于成人。

(四) 药物的排泄

儿童药物排泄主要途径是肾脏。新生儿肾功能发育不全,药物消除能力较差,导致血浆药物浓度增高,半衰期延长,增加了不良反应的风险。新生儿的肾功能要到1~2岁才接近成人水平。故对于一些主要以原型形式经肾消除的药物,如青霉素、氨基糖苷类、磺胺类、多黏菌素、异烟肼、巴比妥类、阿昔洛韦、地高辛等,新生儿用药剂量宜少,用药间隔应适当延长(表7-1-7)。

表7-1-7 婴儿、儿童与成年人药物半衰期的比较

药物	半衰期(h)		
	婴儿	儿童	成年人
庆大霉素	3~6	1~3	1~2.5
地高辛	35~88	—	30~60
青霉素G	3	—	0.5

综上所述,儿童特别是新生儿及婴幼儿的合理用药,应遵循安全、有效的基本原则,以及以控制疾病为目标,避免盲目用药影响儿童生长发育。应做好明确诊断、个性化用药、按时适量并注意药物配伍禁忌,根据体重、年龄、体表面积等因素进行计算和调整,并可通过血药浓度监测来确保用药的精准、科学。

第二节 特殊人群的药物警戒

一、老年人群

2020 年第七次全国人口普查结果显示,65 岁及以上人口为 1.91 亿,占全国人口的 13.50%。到 2050 年,我国老年人口将达到 4 亿。随着我国老龄化形势严峻,老年人的健康与疾病问题也得到全社会重视。全球 65 岁以上老年人的共病率为 40%～56%。《中国老年疾病临床多中心报告》指出,我国老年住院患者快速增加,多病共患尤为突出,人均患病 4.68 种,共病比例达 91.36%。对于多病共患的老年人,常需要联合使用药物进行治疗。鉴于老年人本身生理机能减退、组织器官衰老,在多病共存、多药共用的情况下,潜在不适当用药导致的不合理用药发生率提高,而由其带来的药物不良事件的风险也随之增加。潜在不适当用药指使用此类药物的潜在不良风险可能超过预期获益,是一类高风险药物。目前国际上应用最广泛的判断潜在不适当用药的标准是 Beers 标准和老年人潜在不适当处方筛查工具/处方遗漏筛查工具(STOPP/START 标准),警示老年人可能存在的不合理用药。《中国老年人潜在不适当用药判断标准》于 2017 年发布。这些标准可以为我们日常开展老年人群的药物警戒提供高级别的循证依据。

(一)《中国老年人潜在不适当用药判断标准》

1991 年,美国老年医学专家 Beers 等首次发表了主要针对门诊和长期照护患者的老年人潜在不适当用药标准,被称为 Beers 标准。2017 年之前,我国临床多以 Beers 标准警戒老年人可能存在的潜在不适当用药,但由于我国药品市场供应情况及临床诊疗与其他国家、地区的差异,Beers 标准使用受限。2017 年,由中国老年保健医学研究会老年合理用药分会等机构在参考 Beers 标准的基础上,根据我国的实际用药情况,共同研发并发布了《中国老年人潜在不适当用药判断标准》。此项标准包含了 Beers 标准中较为核心的两部分。

1. **第一部分** 共纳入 13 大类 72 种/类药物,每种/类药物附 1～6 个用药风险点(表 7-2-1),并对药物进行风险强度分类:①高风险药物,老年人需避免应用,计 28 种/类;②低风险药物,老年人需慎用,计 44 种/类。用药风险点集中了严重、易发、常见的风险,部分药物还增加了关注点和用药建议,有助于临床医师和药师准确、快速地识别每种药物的风险。

表 7-2-1 中国老年人潜在不适当用药判断标准

药物名称	用药风险点/使用建议	风险强度
神经系统用药		
硝西泮	神经系统不良反应(镇静时间延长、健忘、认知功能障碍、行为异常、谵妄、抑郁);呼吸抑制;跌倒和骨折;低血压;呼吸抑制	高
阿普唑仑	老年人体内半衰期延长;神经系统不良反应(镇静时间延长、嗜睡、健忘、共济失调、认知功能障碍、情绪激动、烦躁不安、幻觉、精神错乱、抑郁);跌倒和骨折;低血压;呼吸抑制	高
精神药物		
多塞平	较强的抗胆碱能不良反应(便秘、口干、尿潴留、青光眼);神经系统不良反应(镇静时间延长、嗜睡、意识不清、认知功能障碍、谵妄);过量产生心脏毒性;体位性低血压;跌倒;风险大于获益	高
喹硫平	避免用于痴呆患者行为异常的治疗,仅在非药物治疗失败或患者对自己或他人造成威胁时应用;增加痴呆患者的脑血管意外	低
解热、镇痛、抗炎和抗风湿药		
≥2 种 NSAIDs 合用	未见疗效提高,但发生不良反应的风险增加	高
布洛芬	消化道出血、溃疡;肝损伤;肾损害;高血压	低
心血管系统用药		
多沙唑嗪	体位性低血压、脑血管和心血管疾病;尿失禁/排尿障碍;神经系统不良反应(眩晕、轻微头晕、嗜睡)	高
抗过敏药		
氯苯那敏	抗胆碱能不良反应(便秘、口干、尿潴留);神经系统不良反应(镇静时间延长、嗜睡、意识不清、谵妄);心电图变化(Q-T间期延长);老年人变态反应首选非抗胆碱能抗组胺药	低
内分泌系统用药		
胰岛素	低血糖风险(谨慎增加剂量)	低
血液系统用药		
华法林	个体差异大,蛋白结合率高,过量易致大出血;老年人服用药物多,且生理状态改变,可能的相互作用及单药导致的不良反应风险增加;常规监测凝血指标	低
泌尿系统用药		
托特罗定	抗胆碱能不良反应(便秘、口干、加重青光眼);神经系统不良反应(谵妄、认知功能障碍)	低
呼吸系统用药		
茶碱	心脏不良反应(心房纤维化、心房扑动和心动过速等);神经系统不良反应(癫痫、失眠、易激惹);恶心及腹泻(剂量相关性)	低

（续表）

药物名称	用药风险点/使用建议	风险强度
消化系统用药		
莨菪碱类	疗效不确切；抗胆碱能作用强；避免使用（特别是长期使用）	高
麻醉药与麻醉辅助用药		
曲马多	神经系统不良反应（癫痫发作、谵妄、眩晕）；呕吐；便秘	低
骨骼肌松弛药		
巴氯芬	跌倒；神经系统不良反应（健忘、意识障碍、嗜睡、谵妄、头痛、镇静）	低
抗感染药物		
加替沙星	血糖异常改变（高血糖、低血糖）；神经系统不良反应（头晕、痉挛、抽搐、晕厥、意识模糊、昏迷、癫痫、精神异常）；心脏不良反应（心悸、心动过缓、Q-T间期延长）	低

注　表中并未列出《中国老年人潜在不适当用药的判断标准》中的所有药物。

2. 第二部分　共纳入 27 种疾病状态下 44 种/类药物。根据疾病状态将药物进行整理，便于比较与检索；并标注了用药风险点和使用建议（表 7-2-2）。

表 7-2-2　中国老年人疾病状态下潜在不适当用药判断标准

疾病状态	潜在不适当药物	用药风险点	使用建议
神经系统			
癫痫或癫痫发作	抗精神病药	降低癫痫发作阈值	谨慎使用
痴呆或认知功能受损	苯二氮䓬类	中枢神经系统不良影响	避免使用
帕金森病	抗精神病药、甲氧氯普胺、异丙嗪	加重帕金森病症状	避免使用
认知功能受损	抗胆碱药	中枢神经系统不良反应，增加痴呆患者的卒中及死亡风险	避免使用
心血管系统			
心力衰竭	NSAIDs、地尔硫草、维拉帕米、吡格列酮、罗格列酮、西洛他唑	液体潴留，加重心力衰竭	避免使用
高血压	NSAIDs	水钠潴留，导致高血压	换用对乙酰氨基酚或阿司匹林，密切监测血压
凝血障碍或接受抗凝治疗	氯吡格雷、NSAIDs	延长凝血时间或抑制血小板聚集，增加潜在出血风险	采用非药物治疗，换用对乙酰氨基酚，与胃黏膜保护剂同用

(续表)

疾病状态	潜在不适当药物	用药风险点	使用建议
泌尿系统			
肾功能不全	NSAIDs	水钠潴留,加重或导致肾衰竭	避免使用
尿路症状、前列腺增生	抗胆碱药	尿流变细,尿潴留	避免用于男性
消化系统			
消化性溃疡	NSAIDs	加剧原发溃疡,导致新溃疡	避免长期使用,仅在其他药物疗效不佳且同时服用胃黏膜保护剂时才可使用
慢性便秘	抗精神病药、三环类抗抑郁药、托特罗定、抗胆碱药、氯苯那敏、氯马斯汀	加重便秘	避免使用,除非无其他选择
呼吸系统			
慢性阻塞性肺疾病(史)	苯二氮䓬类	呼吸抑制	谨慎使用
内分泌系统			
骨质疏松	糖皮质激素	加速骨流失	谨慎使用
其他			
痛风	噻嗪类利尿药	加重或导致痛风	换用其他降压药

注 表中并未列出《中国老年人疾病状态下潜在不适当用药判断标准》中的所有药物。

潜在不适当用药可增加老年人药品不良反应/事件的发生风险及其他风险,导致再住院率和病死率增加。因此,对于《中国老年人潜在不适当用药判断标准》中所列药物,在老年患者的治疗中,应采取避免使用、减少剂量或加强监测的措施。鉴于临床治疗的复杂性,尚需结合实际情况,综合考虑用药的合理性。

(二) Beers 标准

Beers 标准由 Beers 等于 1991 年提出,当时的主要适用人群为养老机构中病情较重及体质较弱的老年人;1997 年的更新版中将适用人群的标准统一为年龄≥65 岁的老年患者,目前已适用于所有门、急诊和住院(除外临终关怀和姑息治疗)的 65 岁及以上老年患者。美国老年医学会(American Geriatrics Society,AGS)于 2011 年开始接管 Beers 标准,对其进行维护并及时更新。2023 版 AGS Beers 标准是该标准建立至今的第 7 次更新,主要内容分五大版块,包括:①老年人潜在不适当用药;②某些疾病或综合征情况下的潜在不适当用药;③需谨慎使用的药物;④潜在的不适当的药物相互作用;⑤根据肾功能调整剂量的药物。《中国老年人潜在不适当用药判断标准》将其前面两大核心板块的内容进行了本土化修改。本节介绍后面 3 个板块。

1. 需谨慎使用的药物 2023 版 AGS Beers 标准中需谨慎使用的药物主要包括部分抗凝药、抗抑郁药和钠-葡萄糖协同转运蛋白 2(sodium-dependent glucose transporters 2,SGLT-2)抑制剂等(表 7-2-3),强调积极监测患者服用药物可能出现的不良反应,谨慎使用。

表 7-2-3　需谨慎使用的药物

药　物	原　因	建　议
达比加群	达比加群用于 NVAF 或 VTE 的长期治疗;与华法林相比,消化道出血的风险增加(基于头对头临床试验);与阿哌沙班相比,老年人消化道出血和大出血的风险增加(基于观察性研究和荟萃分析)	长期治疗 NVAF 或 VTE 时,谨慎选择达比加群
普拉格雷、替格瑞洛	与氯吡格雷相比,两者会增加老年人大出血的风险,尤其在年龄≥75 岁的人群中。然而,这种风险可能会被特定患者的心血管获益所抵消	谨慎使用,尤其是年龄≥75 岁;如果使用普拉格雷,建议年龄≥75 岁的患者用较低剂量(5 mg)
抗抑郁药(米氮平、SNRIs、SSRIs、TCAs);抗癫痫药(卡马西平、奥卡西平);抗精神病药;利尿剂;曲马多	可能加重或引起 SIADH 或低钠血症,在老年人开始使用或改变剂量时应密切监测血钠水平	谨慎使用
右美沙芬-奎尼丁	对有痴呆行为症状的患者疗效有限(此标准不适用于假性延髓情绪的治疗);可能增加跌倒的风险,警惕药物相互作用,心力衰竭患者谨慎使用	谨慎使用
TMP-SMZ	当与 ACEI、ARB 或 ARNI 同时使用且 CCR 降低时,高钾血症的风险增加	原因所示患者,应谨慎使用
SGLT-2 抑制剂(卡格列净、达格列净、恩格列净、艾托格列净)	老年人患泌尿生殖系统感染的风险可能增加,尤其在治疗第 1 个月后的女性。在老年人中也观察到发生糖尿病酮症酸中毒的风险增加	谨慎使用,监测患者泌尿生殖系统感染和酮症酸中毒

注　选择直接口服抗凝药的种类和剂量时,重点考虑肾功能、适应证和体重;NVAF:非瓣膜性房颤;VTE:静脉血栓栓塞症;SNRIs:5-羟色胺及去甲肾上腺素再摄取抑制剂;SSRIs:选择性 5-羟色胺再摄取抑制剂;TCAs:三环类抗抑郁药;TMP-SMZ:复方磺胺甲噁唑;ACEI:血管紧张素转换酶抑制剂;ARB:血管紧张素受体阻滞剂;ARNI:血管紧张素受体脑啡肽酶抑制剂;CCR:肌酐清除率;SIADH:抗利尿激素分泌不当综合征。

2. 药物-药物相互作用 除考虑药物-疾病相互作用外,Beers 标准还强调药物-药物相互作用的临床意义。最主要的相互作用是多种抗胆碱能药物或多种中枢神经系统活性药物同时使用,不良反应会极大增加,应避免联合使用(表 7-2-4)。

表7-2-4　老年人应避免的潜在临床重要药物相互作用

药物或类别	相互作用的药物或类别	原　因	推　荐
RAS抑制剂（ACEI、ARB、ARNI）；保钾利尿剂（氨苯蝶啶）	另一种RAS抑制剂或保钾利尿剂	高钾血症风险增加	避免常规使用≥2个RAS抑制剂，或RAS抑制剂和保钾利尿剂；避免同时在CKD-3a期及以上患者中使用
阿片类药物	苯二氮䓬类	过量和不良事件风险增加	避免使用
阿片类药物	加巴喷丁普瑞巴林	严重镇静相关不良事件风险增加，包括呼吸抑制和死亡	避免使用；除外从阿片类药物过渡到加巴喷丁或普瑞巴林，或使用加巴喷丁等减少阿片类药物剂量，但建议在所有情况下应谨慎使用
抗胆碱能	抗胆碱能	使用≥1种具有抗胆碱能特性的药物会增加认知能力下降、精神错乱、跌倒或骨折风险	避免使用；尽量减少抗胆碱能药物的数量
茶碱	环丙沙星	增加茶碱中毒的风险	避免使用
华法林	胺碘酮、环丙沙星、大环内酯类药物（不含阿奇霉素）、TMP-SMZ、SSRIs	增加出血风险	尽可能避免使用；如果一起使用，请密切监测INR

注　此表并未完整列出与老年人相关的所有药物相互作用；RAS:肾素-血管紧张素系统；CKD:慢性肾脏病；INR:国际标准化比值。

3. 基于肾功能水平的潜在不适当用药　基于老年患者肾功能水平应避免或减少剂量的药物主要包括抗感染药物，如环丙沙星、呋喃妥因和复方磺胺甲噁唑，心血管药物中主要强调了抗栓药物，中枢神经系统药物和镇痛药也涉及多种药物（表7-2-5）。

表7-2-5　基于老年人肾功能水平下应避免或减少剂量的药物标准

药　物	CCR（mL/min）	原　因	建　议
抗感染			
环丙沙星	<30	CNS反应（如癫痫发作、意识模糊）和肌腱断裂的风险增加	减量使用
呋喃妥因	<30	可能出现肺毒性、肝毒性和周围神经病变，尤其是长期使用	避免使用
TMP-SMZ	<30	肾功能恶化和高钾血症的风险增加，尤其合并使用ACEI、ARB或ARNI	减量或避免使用

（续表）

药　物	CCR (mL/min)	原　因	建　议
心血管系统和抗栓药			
达比加群	<30	缺乏 CCR<30 mL/min 的有效性和安全性证据。	减量或避免使用
艾多沙班	<30	缺乏 CCR<30 mL/min 的有效性和安全性证据	减量或避免使用
依诺肝素	<30	增加出血风险	减量使用
磺达肝癸钠	<30	增加出血风险	避免使用
利伐沙班	<30	在 CCR<30 mL/min 患者中缺乏疗效或安全性证据	减量或避免使用
螺内酯	<30	高钾血症	避免使用
中枢神经系统和镇痛药			
加巴喷丁	<30	CNS 不良影响	减量使用
左乙拉西坦	<80	CNS 不良影响	减量使用
NSAIDs（非选择性的，COX‑2 选择性的、非乙酰化水杨酸盐，口服和肠外）	<30	可能增加急性肾损伤的风险，以及肾功能进一步下降	避免使用
普瑞巴林	<60	CNS 不良影响	减量使用
曲马多	<30	CNS 不良影响	速释剂型：减量使用；缓释剂型：避免使用
胃肠道			
法莫替丁	<50	精神状态改变	减量使用
高尿酸血症			
秋水仙碱	<30	胃肠道、神经肌肉和骨髓毒性	减量使用；监测不良反应

注　此表并未完整列出肾功能不全的老年人应避免使用或调整剂量的所有药物。CNS：中枢神经系统；COX‑2：环氧化酶‑2。

（三）STOPP/START 标准

　　该标准是欧洲最早且最常用的老年人潜在不适当用药判断标准，并于 2023 年进行了第 3 次更新。STOPP/START 标准中的 STOPP 部分帮助识别处方中的潜在不适当用药，可作为老年人潜在不适当处方的筛查工具。而 START 部分则指出了处方的药物疏漏，即某些应该使用有益药物的情况而没有使用，这是 Beers 标准所没有涵盖的部分，也是不适当处方的另一个至关重要的方面，即尽管有明确的适应证，但治疗不足或未能开具适当的药物,可作为老年人处方遗漏的筛查工具。STOPP/STRART 标准均主要以生理系统为基础进行归类阐述,可作为老年人多重用药处方审核的常规标准(表 7 - 2 - 6、表 7 - 2 - 7)。

表 7 - 2 - 6　老年人潜在不适当处方筛查工具(STOPP 用药审核提示表)

器官系统/药品	不适当处方	理　由
心血管系统	(1) 肾功能损害者长期应用日剂量大于 $125\,\mu g$ 的地高辛;	增加毒性
	(2) 使用袢利尿药治疗无心力衰竭临床表现的依赖性踝部水肿;	无有效性证据,使用弹力袜通常更有效
	(3) 单一使用袢利尿药作为高血压的一线治疗方案;	有更加安全有效的供选方案
	(4) 有痛风史的患者使用噻嗪类利尿药;	可能加重痛风
	(5) COPD 患者使用非心脏选择性的 β 受体阻断药;	增加支气管痉挛的风险
	(6) β 受体阻断药与维拉帕米合用;	存在心脏阻滞的风险
	(7) NYHA 分级 Ⅲ 级或 Ⅳ 级心力衰竭者使用地尔硫䓬或维拉帕米治疗;	加重心力衰竭
	(8) 慢性便秘者使用钙通道阻滞药;	加重便秘
	(9) 联合使用阿司匹林和华法林,却未同时使用 H_2 受体阻断药或质子泵抑制药	西咪替丁除外
中枢神经系统和精神药物	(1) 痴呆患者使用三环类抗抑郁药;	存在加重认知损伤的风险
	(2) 青光眼者使用三环类抗抑郁药;	可能加重或恶化青光眼
	(3) 心脏传导异常者使用三环类抗抑郁药;	有致心律失常作用
	(4) 便秘者使用三环类抗抑郁药;	可能加重便秘
	(5) 三环类抗抑郁药和阿片类药物或钙通道阻滞药联用;	有出现严重便秘的风险
	(6) 有前列腺疾病或尿潴留病史者使用三环类抗抑郁药;	存在尿潴留的风险
	(7) 长期(超过 1 个月)使用诸如氯氮䓬、氟西泮、硝西泮等长效苯二氮䓬类药物或地西泮这类具有长效代谢产物的苯二氮䓬类药物;	存在延长镇静作用、意识错乱、损伤平衡或摔倒的风险
	(8) 帕金森病患者长期(超过 1 个月)使用抗精神病药物;	可能加重椎体外系反应
	(9) 癫痫患者使用吩噻嗪类药物;	可能降低癫痫发作阈值

（续表）

器官系统/药品	不适当处方	理　由
	（10）长期（超过1周）使用诸如苯海拉明、氯苯那敏、异丙嗪等第一代抗组胺药	可能导致镇静或出现抗胆碱药不良反应
胃肠道系统	（1）使用磷酸可待因治疗不明原因的腹泻；	存在延缓诊断的风险，可能加重伴有腹泻的便秘、可能使炎性肠病发生中毒性巨结肠、可能延缓某些未确诊胃肠炎的痊愈
	（2）使用磷酸可待因治疗严重的感染性胃肠炎如血性腹泻、高热或严重的全身中毒；	存在加重感染或延长感染病程的风险
	（3）帕金森病患者使用甲氧氯普胺；	存在加重帕金森病的风险
	（4）使用最大治疗剂量的质子泵抑制剂治疗消化性溃疡病超过8周；	应减量或停药
	（5）慢性便秘患者使用抗胆碱类解痉药	存在加重便秘的风险
呼吸系统	（1）单一使用茶碱作为COPD的治疗方案；	有更加安全、有效的治疗方案可以选择
	（2）使用全身作用的糖皮质激素而非吸入性糖皮质激素作为中重度COPD的维持治疗；	这种长期暴露于全身性甾体类激素会产生副作用，且无获益
	（3）青光眼患者使用异丙托溴铵气雾剂	可能加重青光眼
肌肉骨骼系统	（1）有消化性溃疡史或消化道出血史的患者使用NSAIDs，除非同时使用H_2受体拮抗药、质子泵抑制剂或米索前列醇；	有消化道溃疡复发风险
	（2）中重度高血压使用NSAIDs；	存在高血压加重的风险
	（3）心衰患者使用NSAIDs；	存在心力衰竭加重的风险
	（4）长期（＞3个月）使用NSAIDs治疗骨关节炎引起的轻微关节疼痛；	选择单纯的镇痛药通常对缓解疼痛更有效，是更好的选择
	（5）同时使用华法林与NSAIDs；	有消化道出血风险
	（6）慢性肾功能衰竭患者使用NSAIDs	存在肾功能减退的风险
泌尿生殖系统	（1）痴呆患者使用抗胆碱能药物；	有增加精神错乱、焦虑的风险
	（2）慢性青光眼患者使用抗胆碱能药物；	存在急剧加重青光眼的风险
	（3）慢性便秘患者使用抗胆碱能药物；	存在加重便秘的风险
	（4）慢性前列腺疾病患者使用抗胆碱能药物；	存在尿潴留的风险
	（5）频繁尿失禁的男性患者使用α受体阻断药	有尿频或加重尿失禁的风险
内分泌系统	（1）频繁（≥1次/月）发生低血糖的糖尿病患者使用β受体阻断药	有掩盖低血糖症状的风险
	（2）子宫完整的患者在不补充孕激素的情况下使用雌激素	存在子宫内膜癌的风险

（续表）

器官系统/药品	不适当处方	理　由
可能引起跌倒的药物（在过去3个月有超过1次的跌倒记录）	（1）苯二氮䓬类；	镇静作用，引起感觉系统功能降低，损伤平衡力
	（2）抗精神病药；	可能引起步态失常、帕金森病
	（3）第一代抗组胺药；	镇静，可能损伤感觉中枢
	（4）持续性体位性低血压使用已知的血管扩张药；	存在昏厥、跌倒的风险
	（5）反复发生跌倒的患者长期使用阿片类药物	存在嗜睡、体位性低血压、眩晕的风险
镇痛药	（1）长期使用强阿片类作为轻中度疼痛的一线治疗；	WHO 镇痛阶梯治疗未推荐
	（2）未服用轻泻药的情况下，慢性便秘患者规律使用阿片类药物治疗超过2周；	存在加重便秘的风险
	（3）非姑息治疗或中重度慢性疼痛的痴呆患者长期使用阿片类药物	有加重认知损伤的风险
同类药物重复使用	任何定期重复的同类药物处方，如同时使用两种阿片类、NSAIDs、选择性5-羟色胺再摄取抑制药、袢利尿药、ACEI 等（应在观察到某类药物单药治疗最优方案的疗效之后再考虑其他类的药物）这不包括长期医嘱可能需要的药物重复处方，比如同时吸入长效和短效的 β 受体激动药治疗哮喘或 COPD，使用阿片类药物控制爆发性疼痛等	

注　此表并未完整列出《老年人潜在不适当处方筛查工具》的所有药物。COPD：慢性阻塞性肺疾病。

表 7-2-7　老年人处方遗漏筛查工具（START 用药审核提示表）

器官系统	用 药 提 示
心血管系统	（1）慢性房颤者应接受华法林抗凝治疗； （2）对华法林存在禁忌证的慢性房颤者应接受阿司匹林抗凝治疗； （3）有冠状动脉粥样硬化、脑血管或周围血管疾病病史且窦性心律者应接受阿司匹林或氯吡格雷治疗； （4）收缩压>160 mmHg（1 mmHg＝0.133 kPa）者应接受抗高血压治疗； （5）有冠状动脉、脑血管或周围血管病病史且日常行动独立、预期寿命>5年者应接受他汀类治疗； （6）慢性心力衰竭患者或急性心肌梗死后应接受 ACEI 类药物治疗； （7）稳定型心绞痛应接受 β 受体阻断药治疗

（续表）

器官系统	用 药 提 示
呼吸系统	（1）轻中度哮喘或 COPD 患者应规律使用吸入的 β_2 受体激动药或抗胆碱药； （2）中重度哮喘或 COPD 患者（$FEV_1 < 50\%$）应规律吸入糖皮质激素
中枢神经系统	（1）原发性帕金森病并伴有明确的功能障碍和残疾者应接受左旋多巴治疗； （2）持续至少 3 个月的中、重度抑郁状态者应接受抗抑郁药物治疗
胃肠道系统	严重的胃食管反流病或需要进行扩张手术治疗的消化道狭窄者应接受质子泵抑制剂治疗
肌肉骨骼系统	（1）活动性的中、重度风湿病持续超过 12 周，应接受缓解病情的抗风湿药物； （2）骨质疏松患者应接受钙和维生素 D 的补充治疗
内分泌系统	（1）2 型糖尿病无论有无代谢综合征均应接受二甲双胍治疗（无肾功能损伤）； （2）糖尿病肾病（有明显尿蛋白或尿微蛋白＞30 mg/24 h）的患者无论血清生化指标是否提示肾损伤都应接受 ACEI 或 ARB 治疗； （3）糖尿病患者如果同时存在 1 个或多个主要心血管风险因素应接受抗血小板治疗； （4）糖尿病患者如果同时存在 1 个或多个主要心血管风险因素应接受他汀类药物治疗

注　此表并未完整列出《老年人潜在不适当处方遗漏筛查工具》的所有药物。

二、妊娠期和哺乳期人群

（一）妊娠期人群的药物警戒

1. 不同妊娠周期对药物的敏感性　妊娠周期对于决定治疗方案至关重要（表 7 - 2 - 8）。受精后 2 周内，也就是受精卵形成到着床这段时间，药物对胚胎影响的结果是"全"或"无"，"全"表现为胚胎早期死亡导致妊娠终止，"无"表现为胚胎继续发育无异常，这段时间称不易感期。第 3～8 周是大多数器官分化、发育、形成的阶段，最容易受药物影响产生形态上的异常，并出现畸形，这段时间是致畸高危期。具体地说，神经组织于受精后 15～25 天，心脏于受精后 21～40 天，肢体和眼睛于受精后 24～46 天易受药物影响。第 9 周至足月阶段，尽管大多数器官已基本完成分化，但中枢神经系统、生殖器官和牙齿等少数器官仍在继续分化，特别是神经系统的分化、发育和增生在妊娠晚期达到高峰。尽管此时属于低敏感期，但孕妇在用药时仍需格外谨慎，以防药物可能导致的生长受限、出生体重偏低或功能行为异常等。例如，孕妇服用己烯雌酚可致女性胎儿生殖道畸形或阴道腺癌的风险，这种风险可能在青春期才逐渐显现。再如，妊娠 20 周后服用四环素，可使胎儿牙齿黄染、牙釉质不全、骨生长障碍。

表 7 - 2 - 8　不同妊娠周期对药物的敏感性

妊娠周期/周	敏感性	影响药物
1～2	不易感期	"全"或"无"

(续表)

妊娠周期/周	敏感性	影响药物
3～8	致畸高危期	乙醇、苯妥英钠、异维A酸、沙利度胺、丙戊酸钠、甲氨蝶呤、锂等
9～40	低敏感期	四环素、己烯雌酚、烟草、重金属、一氧化碳、咖啡因、抗抑郁药等

从妊娠开始到妊娠12周末为孕早期,此阶段是胚胎器官发育形成的关键时期,是胎儿形态发育期,亦称畸形临界期,构成生命威胁或需要外科干预的重大先天畸形(例心脏发育畸形、神经管缺陷、泌尿生殖道畸形、骨骼畸形和腰裂等)常发生在该期。在该阶段使用有致畸性的药物易造成胎儿器官结构异常和缺陷,如抗癌药、抗生素、中枢神经系统药物等,均可使染色体断裂;妊娠16～36周是胎儿体内酶形成及完善期,使用某些药物会造成酶形成不全而引起基因突变,致使物质代谢停止于某阶段而发生机体功能缺陷。

2. 妊娠期用药原则 ①用药必须有明确的诊断和用药指征:应遵循妊娠期没有特殊原因不要用药的原则。②暴露剂量越大对胎儿的危害越大;当暴露剂量尚未对母体有明显影响时,可能已对胎儿产生不良影响。小剂量使用即有效的情况下尽量避免大剂量使用,药物单用即有效的情况下尽量避免联合用药。③孕早期应尽量避免服用药物,若需要药物治疗,尽量在病情允许的情况下,推迟到妊娠足16周以后再用药。④应选用结论比较肯定的药物,避免使用对致畸性尚未充分了解的较新的药物。⑤孕早期用过明显有致畸作用的药物,应考虑终止妊娠。⑥相同用药剂量下,长期慢性暴露的致畸风险比短暂暴露显著增加。因此,妊娠期用药应尽可能缩短用药时间,注意及时停药。⑦对准备妊娠的生育期女性患者用药亦应慎重,并将药物的生殖毒性和停药后多久可安全备孕的信息告知患者。

3. 妊娠期患者的安全用药分类 为更好地指导医药专家在妊娠期女性治疗过程中进行药物选择,美国FDA于1979年就将药物按危险等级分为5类,分别用5个字母A、B、C、D、X表示,即五字母妊娠分类系统(表7-2-9)。

表7-2-9 妊娠期药物的危险级别

类别	危 险 性
A类	有足够的临床试验证据表明孕妇使用后对胎儿没有致畸危险
B类	在动物的生殖研究是安全的,但没有足够的临床证据证明孕妇使用后对胎儿是安全的,或动物试验有一定副作用,但临床试验未发现对胎儿有危险
C类	动物生殖研究证实药物对胎仔有危害(致畸或使胚胎死亡或其他),但尚无临床对照研究,或在临床和动物研究中无可利用的资料;本类药物仅在权衡对孕妇和胎儿的获益大于危害时可用
D类	在临床试验或观察中证明对胎儿有危险性,但治疗获益可能超过潜在危险
X类	在动物试验、临床试验或观察中证明能导致胎儿异常,对孕妇禁用

但是这个分类是相对的,一方面药物作用有剂量依赖性,不能脱离剂量谈毒性,而分类仅以常用剂量为代表。例如,维生素 C 缺乏多数情况下被归为 A 类,但孕妇服用维生素 C,胎儿体内药物浓度高于母体数倍,长期应用会引起出生后婴儿代偿性的维生素 C 缺乏症(又称坏血病),此时应用则为 C 类。另一方面,胎儿发育的不同时期,对药物敏感性也有差异,评价时还需具体问题具体分析。例如,布洛芬胶囊,妊娠前 30 周应用为 C 级,妊娠 30 周后应用为 D 级,说明书中特别声明孕妇不要在妊娠最后 3 个月内使用布洛芬。再如,硝苯地平妊娠前 20 周禁用,但妊娠 20 周后可用于孕妇的高血压及假性宫缩治疗。欧洲和澳大利亚也有类似分类系统,但归类方法与美国 FDA 略有出入。我国国家药品监督管理局目前没有对孕妇用药的安全性分级,大部分药品说明书的信息来源于美国 FDA 的分级(表 7 - 2 - 10)。

表 7 - 2 - 10　常用药物的妊娠期安全分级

药品分类	级别	药 品 名 称
抗感染药物	B	青霉素类、头孢菌素类、美罗培南、氨曲南、头孢西丁、头孢美唑、厄他培南、红霉素、阿奇霉素、林可霉素、克林霉素、乙胺丁醇、甲硝唑、阿昔洛韦
	C	亚胺培南、庆大霉素、克拉霉素、氯霉素、利奈唑胺、万古霉素、制霉菌素、酮康唑、氟胞嘧啶、环丙沙星、洛美沙星、左氧氟沙星、司帕沙星、氧氟沙星、诺氟沙星、氟康唑、伊曲康唑、卡泊芬净、米卡芬净、更昔洛韦、金刚烷胺、膦甲酸钠、奥司他韦、拉米夫定、恩替卡韦、齐多夫定、阿德福韦酯
	X	利巴韦林
	D	四环素类、伏立康唑、羟氯喹、奎宁、乙胺嘧啶
抗肿瘤药物	C	贝伐珠单抗、利妥昔单抗
	D	紫杉醇、顺铂、卡铂、多西他赛、奥沙利铂、替莫唑胺、索拉非尼、环磷酰胺、多柔比星、博来霉素、他莫昔芬、吉非替尼、厄洛替尼、长春新碱、卡培他滨
	X	甲氨蝶呤、氟尿嘧啶(D/X)、阿那曲唑
抗高血压药物	B	甲基多巴
	C	拉贝洛尔、硝苯地平、肼屈嗪
抗心律失常药物	B	利多卡因
	C	地高辛、奎尼丁、普鲁卡因胺、维拉帕米
	D	胺碘酮
抗凝药物和溶栓药物	B	达肝素钠、依诺肝素钠、尿激酶、利伐沙班
	C	肝素、链激酶
	X	香豆素类
抗血小板药物	B	氯吡格雷
	C	替格瑞洛、阿司匹林

（续表）

药品分类	级别	药 品 名 称
阿片类镇痛药物	B	可待因、吗啡、哌替啶、美沙酮
	C	曲马多、喷他佐辛、芬太尼、纳洛酮
解热镇痛药物	B	对乙酰氨基酚、吲哚美辛
	C	阿司匹林、布洛芬（C/D）、水杨酸钠、塞来昔布（C/D）、美洛昔康（C/D）、巴氯芬、氯唑沙宗
抗癫痫药物	C	拉莫三嗪、托吡酯
	D	卡马西平、丙戊酸钠（D/X）
镇静催眠药物	B	苯巴比妥
	C	异戊巴比妥、戊巴比妥、司可巴比妥、水合氯醛、奥沙西泮
	D	地西泮、氯硝西泮、氯氮卓、阿普唑仑、咪达唑仑、劳拉西泮
	X	艾司唑仑、三唑仑
抗抑郁药物	B	马普替林
	C	西酞普兰、氟西汀、伏氟沙明、舍曲林、文拉法辛、度洛西汀、米氮平、阿米替林、多塞平
	D	帕罗西汀
降脂药	C	非诺贝特、依折麦布、考来烯胺
	X	阿托伐他汀、瑞舒伐他汀、普伐他汀、辛伐他汀
降糖药物	B	胰岛素（短效/速效）、二甲双胍、阿卡波糖、西格列汀
	C	胰岛素（长效）、格列苯脲、达格列净、罗格列酮
抗过敏药物	B	氯雷他定、西替利嗪、孟鲁司特钠
	C	奥洛他定
甲状腺用药物	A	左甲状腺素钠
	D	丙硫氧嘧啶、甲巯嘧啶

　　妊娠期用药应选用对胚胎、胎儿危害较小的药物，如有 B、C 级药物可用，则尽量选用 B 级药，在无 A、B 级药物可选时则应慎用 C 级药，D 级药物只在无其他药物可选且孕妇病重危急时才选用，但仍应权衡利弊，患者充分知情同意。X 级药物在妊娠期绝对禁用，对未经动物实验及临床资料报告证实是否有危害的药物，应尽量不用。然而，即使是 B 级药物，也只是在动物研究中标明对胎儿无害，并未在人类中得以证实。

　　但传统 ABCDX 分类方法存在一定的局限性，常不能为专业人员或患者提供全面、详细地评估用药风险/获益的信息。首先，只有 40% 的药物纳入了该分类系统，数据尚不完善；其次，该系统过于简化笼统，不能明确地告知药物在妊娠期的使用风险，以及药物对男女生殖能力方面的不良影响，容易使医疗决策者产生误解，用药咨询较为困难。美国 FDA

一直收到要求改进妊娠处方药标签内容和格式的请求。2014年，美国FDA发布了新的《妊娠与哺乳标示规则（Pregnancy and Lactation Labeling Rule，PLLR）》，并于2015年6月30日正式生效。

在新的"妊娠与哺乳标示规则"下，药品说明书中的相应项目较之前有所调整。该标示规则中，药品说明书特殊人群用药项下应包括"妊娠期（包括分娩）"、"哺乳期"、"女性和男性生育力的影响"三部分。与旧的标示规则相比增加了"女性和男性生育力的影响"，以提供药物治疗前、治疗期间或治疗后进行妊娠测试或避孕建议的相关信息，以及人类或动物研究中药物对生育能力影响的相关信息。

根据美国FDA的要求，妊娠与哺乳标示规则适用于处方药（非处方药不适用）及生物制品（包括但不局限于：疫苗、过敏原制剂、细胞和基因治疗）。2001年6月30日之后通过申请的药品应逐步按新规则修订相应内容，2001年6月30日之前通过申请的药物应在新规则生效后逐步删除其说明书中的妊娠ABCDX分类标签。2015年6月30日—2019年6月30日，美国FDA批准的符合妊娠与哺乳标示规则的药物已有1300多个。新规则的实施将是一个长期的过程，相较于ABCDX分类，新规则旨在利用现有数据对药物的已知风险进行更完整的陈述，帮助医务人员做出处方决策，并为使用药物的患者提供妊娠、哺乳咨询。虽然新规则下的药品说明书可以为寻求药物治疗的孕妇提供更好的知情决策，但在大多数情况下并不能提供明确的"是"或"否"的答案，临床用药仍然需要结合患者个体情况。

（二）哺乳期人群的药物警戒

1. 哺乳期用药的安全等级分类　哺乳期用药安全分级［即L分级，L代表哺乳（lactation）］最早由美国儿科学教授Thomas W. Hale率先提出，将药物等级分类分为L1~L5五个等级（表7-2-11），其中L1~L3级别的药物是比较安全的，使用时不必停止母乳喂养。使用L4、L5级别的药物时则需要停止哺乳，何时恢复哺乳需要咨询医师。

表7-2-11　药物的哺乳安全分级

分级	安全性	药物举例
L1	最安全	对乙酰氨基酚、肾上腺素、阿莫西林、氨苄西林、氯雷他定、布洛芬
L2	较安全	甲硝唑、阿昔洛韦、阿米卡星、氨曲南、硝苯地平、奥美拉唑、考来烯胺、西替利嗪、奥洛他定、泼尼松
L3	中等安全	氨茶碱、两性霉素B、阿司匹林、硫唑嘌呤、阿托伐他汀、地塞米松、更昔洛韦、非诺贝特、他汀类、依折麦布、孟鲁司特钠、利伐沙班
L4	有数据证明可能有风险	甲氨蝶呤、利妥昔单抗、贝伐珠单抗、索拉非尼、氟尿嘧啶、博来霉素、利巴韦林
L5	禁忌	替莫唑胺、奥沙利铂、顺铂、紫杉醇、多西他赛、环磷酰胺、多柔比星、他莫昔芬、厄洛替尼、卡铂、长春新碱、卡培他滨、阿那曲唑

（1）L1 级：最安全，许多哺乳期女性在服用药物后，没有观察到该药物对乳儿的副作用会增加。在哺乳女性身上进行的对照研究没有证实对乳儿有危险，可能对哺喂乳儿的危害甚微，或者该药物不能被乳儿口服吸收利用。这类药物通常经过大量研究，证明在哺乳期女性用药后并不会出现副作用，或者没有增加副作用。同时，也没有发现药物对乳儿有害。就算乳儿口服药物，也不能吸收，不会产生伤害。

（2）L2 级：较安全，在有限数量的针对哺乳期女性用药的研究中没有证据显示副作用增加。哺乳期使用该种药物有危险性的证据很少。在针对这类药物的研究中，有限的证据表明对乳儿没有伤害，同时，关于药物危险性的研究证据也很少。

（3）L3 级：中等安全，没有在哺乳期女性中进行相关的对照研究，哺喂乳儿出现不良反应的危害性可能存在，或者对照研究仅显示有轻微的非致命性的副作用。本类药物应在权衡对乳儿的利大于弊后方可使用，使用时应严格控制药量。另外，一些没有发表相关数据的新上市药物会自动划分到这个级别，不管其安全与否。

（4）L4 级：有数据证明，可能有风险，有研究证明对哺喂乳儿的危害性。但哺乳期女性用药后的益处大于对乳儿的危害。例如，乳母处在危及生命或严重疾病的情况下，而其他较安全的药物不能使用或无效的情况下，可选用该级别药物。

（5）L5 级：禁忌，目前的研究已证实，对哺乳的婴儿有明显的危害或者该药物对乳儿产生明显损害的危险性高。本类药物禁用于哺乳期女性。经过大量实验和研究，证明这一级别的药物对母子都有明显的危害，一旦使用，弊大于利。

2. 哺乳期用药原则 ①必须严格掌握适应证，控制用药剂量，限制用药时间，并告知可能发生的任何不良反应。②尽量选用药物代谢特点比较清楚，且已有一定依据证明对乳儿无明显损害的药物。③时间尽量选择于哺乳刚结束后，并尽可能将下次哺乳时间间隔≥4 h，以避开药物浓度高峰期哺乳；也可根据药物半衰期调整用药与哺乳的最佳时间。④如果乳母正在接受抗凝剂治疗，而乳儿因某种原因须接受手术治疗，必须在手术前测定乳儿的凝血酶原时间（PT）。⑤治疗药物也能用于治疗新生儿疾病者，一般不影响哺乳。⑥药物的治疗剂量较大或疗程较长时可能对母儿产生不良影响，应监测血药浓度。⑦基本原则是尽可能减少药物对乳儿的影响，必须用药又不能证实药物对乳儿安全时，则应实行人工喂养，暂停哺乳。停药 5 个半衰期后再恢复哺乳。

3. 哺乳期常用药物对乳儿的影响

（1）中枢神经系统抑制药：癫痫病乳母服用苯妥英钠和苯巴比妥，可使乳儿出现高铁血红蛋白症、全身瘀斑、嗜睡和虚脱；服用地西泮可使新生儿体重下降并发生高胆红素血症；服用甲丙氨酯可导致新生儿中毒；服用溴化物和扑米酮可引起乳儿嗜睡、皮疹等。哺乳期妇女应避免服用这类药物。

（2）甲状腺激素与抗甲状腺药物：乳汁中的甲状腺激素不会对乳儿产生明显影响，而丙硫氧嘧啶、甲巯咪唑可进入乳汁，乳母服用此药可造成乳儿甲状腺功能减退和甲状腺肿，使用这类药和放射性碘时应预先停止哺乳。

（3）抗菌药物：不同的抗菌药物自乳汁中排泄差异很大，乳母应用某些抗菌药物（如卡那霉素和异烟肼)后可能致乳儿中毒,应考虑禁用。磺胺类药物可从血浆蛋白中置换胆红素而导致新生儿黄疸,喹诺酮类药物可引起哺乳动物骨关节软骨组织损伤,哺乳期女性应尽量避免使用。青霉素和头孢菌素乳汁浓度低,口服不吸收,对乳儿较安全,哺乳期女性应用此类药物时可不停止哺乳(表 7-2-12)。

表 7-2-12　哺乳期抗菌药物的选择

药物类别	可 选 用	避免使用
青霉素类	青霉素 G、阿莫西林、氯唑西林、氨苄西林、哌拉西林	
头孢类	头孢噻吩、头孢氨苄、头孢唑林、头孢替坦、头孢克洛、头孢西丁、头孢曲松、头孢他啶、头孢噻肟、头孢吡肟	
氨基糖苷类	庆大霉素、妥布霉素、阿米卡星	
大环内酯类	红霉素、阿奇霉素、克拉霉素	罗红霉素、琥乙红霉素
四环素类		多西环素、四环素
喹诺酮类		所有喹诺酮类
磺胺类	避免用于早产儿和未满月婴儿。监测婴儿的不良反应——溶血和黄疸。避免用于葡萄糖-6-磷酸脱氢酶缺乏的婴儿	
抗真菌类	制霉菌素、克霉唑、咪康唑	氟康唑、伊曲康唑、两性霉素酮康唑、氟胞嘧啶
抗病毒药	阿昔洛韦	泛昔洛韦、金刚烷胺、拉米夫定
抗结核药	利福平、乙胺丁醇	异烟肼、吡嗪酰胺
其他	氨曲南、甲硝唑、万古霉素、夫西地酸、阿苯达唑	氯霉素、替硝唑、克林霉素、林可霉素、呋喃妥因、亚胺培南、美罗培南

（4）吗啡等成瘾性镇痛药,较易进入乳腺内,乳儿呼吸中枢对吗啡非常敏感,可引起呼吸抑制,应考虑禁用。

（5）其他药物:抗凝药物、抗癌药物、麦角制剂等在乳汁中浓度较高,哺乳期应禁用。类固醇激素、避孕药、利尿药、抗组胺药、水杨酸、蒽醌类泻药等在乳母用量大时,可对乳儿产生影响。此外,乳母吸烟过多可造成乳儿烟碱中毒,乳母饮酒过量可造成乳儿嗜睡。

三、儿童

（一）儿童用药剂量的计算

1. 按千克体重剂量计算　许多儿科常用药的千克体重剂量是已知的,对这类药物的计算比较简单,即儿童用量＝儿童的千克体重剂量×体重。

如果患儿没有实测体重,也可以按下列公式推算估计:①1～6 个月体重(kg)＝3＋月龄×0.6;②7～12 个月体重(kg)＝3＋月龄×0.5;③1 岁以上体重(kg)＝8＋年龄×2。

按千克体重剂量计算有时也并不是很准确。年长儿童,特别是学龄前儿童计算的结果往往略高,幼儿计算的结果往往偏低。

注意:还需根据儿童营养状态适当增减,营养不良要适当减少用量,肥胖要适当增加用量。Ⅰ度营养不良,减少15%~25%;Ⅱ度营养不良,减少25%~40%;Ⅲ度营养不良,减少40%以上;肥胖患儿,酌情增加剂量。

2. 按成人剂量计算　如果不知道每千克体重用量、只知道成人剂量时,则计算公式如下:①小儿剂量=成人剂量×儿童年龄(岁)/20;②婴儿剂量=成人剂量×婴儿月龄(月)/150;③小儿剂量=成人剂量×儿童体重(kg)/成人体重(按60 kg)。值得注意的是,按成人剂量估算会比按小儿千克体重计算的用量偏低,对新生儿更为突出。

3. 按体表面积计算　大多数药物采用体表面积计算用量更接近临床实际用量,前提是需要准确知道儿童身高与体重。

体表面积计算公式:体表面积$(m^2)=0.0061×$身高$(cm)+0.0128×$体重$(kg)-0.1529$,或体表面积$(m^2)=$体重$(kg)×0.035+0.1$。

注意:以上公式仅限于体重≤30 kg的儿童;30 kg以上儿童,体重每增加5 kg,体表面积增加0.1 m^2;50 kg以上儿童,每增加10 kg,体表面积增加0.1 m^2。

求得体表面积后代入成人剂量进行折算。公式:小儿剂量=成人剂量×儿童体表面积$(m^2)/1.73$。

4. 利用儿童的药代动力学参数计算　按照药代动力学参数计算是目前更为科学合理的给药方法,其原理是根据血药浓度的监测结果计算出药物的各种药代动力学参数,用药时再根据这些参数计算出所需的给药剂量。

$$C=\frac{D \cdot F/\tau}{V_d \cdot K_e}$$

式中:C:血药浓度;D:剂量;τ:给药间隔;F:生物利用度;V_d:分布容积;K_e:消除速率常数。

最终根据血药浓度测定结果进行调整,使患儿体内的药物浓度尽可能达到有效治疗范围内而又不引起毒性反应,并能在该浓度维持一定时间。但由于成本、时间、设备等一系列的原因,该方法的临床推广受到一定限制,目前仅获得少数药物的药代动力学参数,然而这终将是儿童个体化给药的方向。

这种方法适用于需要进行血药浓度监测的药物,包括:①治疗指数低、安全范围窄,容易中毒的药物,如地高辛、氨茶碱、胺碘酮、庆大霉素、甲氨蝶呤、环孢素等。②具有非线性动力学特性的药物,如苯妥英钠、普萘洛尔、阿司匹林、双香豆素等。此类药物血药浓度随剂量不成比例地激增,常伴有清除半衰期明显延长,易发生、积蓄中毒;③需长期服用而又容易发生毒性反应的药物,如卡马西平、丙戊酸钠、苯妥英钠。

(二) 儿童给药方法

1. 口服给药　是儿童最常用的给药方法。新生儿和婴儿的吞咽能力较差,吞服片剂有一定的困难,且大多不愿服药,稍有不慎还会误入气管,因此最好给予滴剂;对于幼儿可给予糖浆剂、冲剂、水剂、合剂、混悬剂等液体制剂;学龄儿童和青少年已具备较完善的吞咽功能,可口服片剂、胶囊等剂型,给药方法近似于成人。婴幼儿喂药时宜将其抱起使头抬高,以免引起呛咳。

2. 注射给药　较口服给药起效快,重症、急症或呕吐患儿多用此法,非病情必需尽量不采用。肌内注射多选择臀大肌外上方,刺激性较大,注射次数过多可造成臀肌挛缩症,影响下肢功能;静脉滴注可使药物迅速达到有效血药浓度;静脉推注多在抢救时应用。

3. 外用　使用涂剂、软膏、洗剂等外用制剂时,要防止儿童用手抓摸药物误入口、眼。栓剂是小儿常用的剂型,特别是用于小儿解热镇痛的药物(如布洛芬、对乙酰氨基酚等)均被制成栓剂,便于小儿使用。栓剂对于服药后易呕吐、吞咽困难或昏迷、哭闹不肯服药的儿童仍可给药,并可降低对胃部的刺激性,但缺点是剂量不易调整、多次用药可刺激肛门、易引起腹泻等。另外,放置栓剂的位置要正确(进入后距离肛门约 2 cm 处),位置不正确将大大影响药效。

4. 其他方法　雾化吸入治疗对于儿童呼吸道感染疾病尤为常见,优点是局部给药,药物直接到达作用部位发挥药效,避免全身用药带来的副作用。灌肠法优点是解决了中药吞咽困难的情况,并减少药物对胃的刺激;缺点是灌肠前需排空肠道,灌肠过程对体位也有要求,需要患儿配合,且易对肠黏膜造成损伤,此法现已不多用。

(三) 儿童用药原则

1. 谨慎选择药物　由于婴幼儿的肝、肾功能发育尚未完全,对某些药物的代谢和排泄能力较弱。因此,在选择药物时应根据儿童的年龄、体重和病情等因素,针对病因谨慎选择适当的药物,避免影响婴幼儿的正常发育。

2. 严控用药剂量　婴幼儿的用药剂量通常需要根据其体重或年龄进行调整。过量使用可能导致药物中毒或其他不良反应,而剂量不足则可能无法达到治疗效果。因此,必须严格按照医嘱或药品说明书上的推荐剂量进行用药,做到少而精。

3. 注意给药方式　对于婴幼儿来说,口服给药通常是最安全和最方便的方式。然而在某些情况下,需要使用其他给药方式,如静脉注射或肌内注射。在选择给药方式时,应充分考虑婴幼儿的年龄、病情以及药物的特性。

4. 避免长期用药　除非必要情况,否则应避免对婴幼儿进行长期用药。长期用药可能会增加不良反应的风险,并可能对儿童的生长发育产生不良影响。抗生素一般不用于预防感染,长期使用提倡序贯疗法。

5. 密切观察反应　在用药期间,应密切观察婴幼儿的反应,包括药物的疗效和不良反应。如发现任何异常情况,应及时调整用药方案,立即停药并咨询医师,确保及时采取干预措施。对治疗窗窄的药物进行治疗药物监测。

(四) 儿童用药注意事项

1. 解热镇痛药　是儿童最常用的退热、止痛类药物,临床应用广泛。但由于个体差异,药物反应各不相同,经常出现不良反应。所以儿童解热镇痛用药应根据患儿个人的病情、体质、家族遗传病史和药物成分进行全面分析,准确选择适合的药物,做到对因治疗。

对乙酰氨基酚和布洛芬是目前应用最广的非甾体类解热镇痛药,疗效好、不良反应小,口服吸收迅速、完全,均可作为患儿退热的首选药物。两者退热原理和效果相似,但对乙酰氨基酚起效速度快,而布洛芬作用维持时间长。二者均有相应的栓剂可以外用。

儿童使用解热镇痛药时应特别关注如下问题:①对乙酰氨基酚和布洛芬不应联合使用,也不推荐两者交替使用,只有在患儿单用一种药物仍高热持续不退或使用一种药物出现严重不良反应时,才考虑在间隔 4~6 h 后换用另外一种退热药物;②在选择复方制剂退热时,应明确其中所有的药物成分,避免重复用药;③非甾体类药物存在交叉过敏性,使用期间应密切观察;④使用含阿司匹林的制剂易引发瑞氏综合征,15 岁以下儿童禁用;⑤有哮喘史的孩子优先选择对乙酰氨基酚;⑥半岁以内的婴儿优先选择对乙酰氨基酚;⑦安乃近可致再生障碍性贫血和爆发性紫癜,应禁用;⑧退热药作为一种缓解症状的药物,并不能根治疾病,退热药服用的同时还应排查发热原因,及早对症治疗以免耽误病情。解热镇痛消炎药应在儿童体温>38.5 ℃时使用,且服药时间间隔最短不低于 4 h,24 h 内不超过 4 次,退热药不宜在短时间内重复服用。

2. **抗生素** 儿童使用抗生素应特别关注以下问题:①喹诺酮类药物可影响软骨发育,18 岁以下儿童禁用;②四环素类药物能影响骨骼与牙齿发育,并能使颅内压升高、智力下降,8 岁以下儿童禁用;③氯霉素易致造血功能抑制,引起再生障碍性贫血等,应慎用或禁用;④氨基糖苷类药物可引起永久性耳聋和急性肾衰竭,应慎用或避免使用;⑤除非重症感染,儿童通常不提倡抗生素的联合用药;⑥抗生素一般不用于儿童的预防感染;⑦抗生素应用时间较长时,建议序贯疗法,以减少副作用。

3. **止咳药** 儿童使用止咳药应特别关注以下问题:①哮喘或肺炎患儿可雾化吸入 β_2 受体激动剂类药物和 M 胆碱受体拮抗剂类药物止咳平喘;②避免选用药效机制拮抗的品种,如止咳药和祛痰药联合使用,会导致积痰不易排出,易继发感染,并阻塞呼吸道引起窒息;③含阿片类(如可卡因)成分的药品禁用于 12 岁以下儿童各种类型的咳嗽;④蜂蜜由于可能含有致命的肉毒杆菌,禁用于 1 岁以下婴儿。

4. **中枢神经系统用药** 儿童使用中枢神经系统药物应特别关注如下问题:①长期使用硫必利等治疗儿童多动症的药物会影响学习和智力,应慎用;②抗癫痫药使用时通过抑制神经递质合成和释放减少癫痫发作,但同时也会影响突触可塑性,导致认知功能下降、记忆力下降;③某些抗癫痫药物如卡马西平、苯巴比妥等能引起明显的中枢神经系统抑制作用,因此会导致患者出现嗜睡的情况;④丙戊酸钠易引起肝功能损伤,特别是 2 岁以下儿童在合用其他抗癫痫药物时更易发生,用药期间应监测肝功能。

5. **激素类** 肾上腺皮质激素用于许多儿童病症,如过敏性疾病、重症感染、某些血液病、自身免疫性疾病、肾病综合征等。儿童应当谨慎使用皮质激素,在综合判断疾病程度、潜在副作用等因素的基础上决定给药剂量,尤其在病因不明时应避免短期大剂量给药导致遮盖病情。儿童使用糖皮质激素引起的副作用与成人相近,其中儿童胃溃疡与骨质疏松的发生率较低,精神失常较多见但容易漏诊。长期使用糖皮质激素会抑制骨骼生长、影响体格发育和代谢,并降低免疫力,应严格控制剂量和时间,能局部用药的情况下(如哮喘、某些皮肤病)避免全身给药。雄性激素避免长期使用,会导致男童性早熟,女童男性化特征。

6. 矿物质、微量元素和维生素 需科学指导儿童补充矿物质、微量元素和维生素。然而,出于对孩子健康的关心,家长可能会因为信息不对称或误解而选择不恰当的补充方式。一个典型的误区就是"多多益善",即部分家长倾向于给孩子过量补充各种营养素。但必须指出的是,过量摄入某些矿物质、微量元素或维生素有可能引发中毒或其他严重的健康问题。因此,在进行儿童营养补充时,家长们必须谨慎行事,避免盲目过量补充。例如,儿童贫血使用铁剂会引起牙齿轻微染色,且儿童对铁剂耐受性差,婴幼儿服用 1 g 即可引起严重中毒反应,2 g 以上可致死;长期过量使用含有维生素 A 的制剂(如鱼肝油、维生素 AD 胶丸等)会引起维生素 A 的毒副作用,表现为前囟门隆起、颅内压增高症、皮肤潮红、结膜充血、心跳加快;维生素 D 滥用中毒表现为疲倦、恶心、呕吐、腹泻、便秘、心肌损害、多尿、蛋白尿等。

第三节 特殊人群个体化用药

由于患者的生理病理特点、合并用药情况、遗传因素及环境因素等多方面的差异,同一药物在不同个体中的药代动力学及药效动力学过程各不相同。反映在临床药物治疗中,即使患者的诊断相同、一般症状相同、用药相同,但疗效不同的情况多见。由于老年人、孕产妇和儿童的特殊生理病理特点,加之共病和(或)多药情况的普遍存在,相对更需要个体化用药,即根据特殊人群的个体因素选择最佳的药物治疗方案。从而保证或提高药物治疗的安全性、有效性、经济性和方便性。而针对不同患者,采用个体化的给药方案是临床药物治疗的重点和难点。

本节介绍帮助实现个体化用药的主要技术手段。通过对治疗药物监测、药代动力学-药效动力学结合模型和群体药代动力学模型等个体化用药技术手段的深入解析和扩展阐述,我们可以更加全面、准确地理解这些技术在特殊人群(老年人、妊娠期及哺乳期女性、儿童)个体化用药中的应用价值。这些技术手段不仅提高了药物治疗的有效性和安全性,还促进了临床合理用药的发展。

未来,随着药物基因组学、生物信息学、大数据和人工智能等技术的不断发展和完善,个体化用药的研究将不断深入和拓展。有理由相信,在未来的临床实践中,个体化用药将成为一种常态化的治疗模式,为患者提供更加精准、有效的治疗方案和更加安全、有效的用药体验。

一、治疗药物监测

治疗药物监测(therapeutic drug monitoring)是以药代动力学与药效动力学原理为基础,通过运用各种灵敏的现代分析手段,定量分析生物样品(如血液、尿液、脑脊液、唾液等)中的药物及代谢物的浓度,探讨患者体内血药浓度与疗效及毒性之间的关系,从而确定个体的最佳治疗剂量及最佳用药方案,以提高药物疗效和减少不良反应。治疗药物监测在我国已经较广泛地实践了几十年时间,已发展成个体化给药不可或缺的重要手段。同样剂量的药物给予不同的患者可能检测到不同的血药浓度,因此对大多数药物而言,与给药剂量相比,血药浓度与药物效应之间有着更好的相关性。治疗药物监测能够帮助医师精确掌握患者体内药物浓度,及时调整剂量,避免中毒或治疗不足。

治疗药物监测的实施依赖于先进的分析技术,包括光谱分析、色谱分析、免疫分析、药理活性分析等,这些技术能够提供准确、可靠的药物浓度数据。具体实施又包含前期多项准备工作、采样过程及后期的结果评价等复杂的步骤。老龄患者、孕产妇及婴幼儿,生理病理特点与成人有差异,易引起药代动力学参数改变,存在以下情况可考虑进行治疗药物监测:①治疗窗窄、安全性差的药物(如地高辛、氨茶碱、甲氨蝶呤、环孢素、卡马西平、苯巴比妥、苯妥英钠等);②呈非线性动力学特征的药物(如苯妥英钠等);③药代动力学个体间差异大的药物(如他克莫司);④用于长期预防(如华法林)或治疗的药物(如抗癫痫药);⑤联合用药可能产生严重不良反应的药物(如红霉素与茶碱联用会使茶碱浓度增高,奎尼丁与地高辛联用会使地高辛浓度增加)。表7-3-1为临床进行治疗药物监测的常见药物及治疗窗。

表7-3-1 临床进行治疗药物监测的常见药物及治疗窗

监测药物	治疗窗
环孢素	50～300 ng/mL
他克莫司	5～20 ng/mL
西罗莫司	与环孢素合用:4～12 ng/mL;不与环孢素合用:12～20 ng/mL
地高辛	0.5～2.0 ng/mL
丙戊酸钠	50～100 μg/mL
卡马西平	4～12 μg/mL
万古霉素	谷浓度10～20 μg/mL;峰浓度20～40 μg/mL
甲氨蝶呤	$C_{42/48h} < 1 \mu$mol/mL
伏立康唑	1.0～5.5 μg/mL
替考拉宁	10～30 μg/mL

制订临床用药方案时,也不能仅根据血药浓度确定,应充分考虑患者的年龄、并发症、联合用药情况、临床症状等多方面因素综合分析,正确判断患者用药剂量是否达到最佳疗效,并及时调整方案。

二、药代动力学/药效动力学与个体化用药

药代动力学研究的核心在于探究药物剂量与达到所需浓度之间的关联,尤其强调二者之间的关系。通过药代动力学原理,可以精确地确定给药的剂量以及给药的时间间隔。

具体来说，包括以下几个方面：①根据药物的半衰期确定给药时间间隔。当用药间隔时间与药物半衰期相等时，可以确保药物使用的安全性和有效性。该原则对大多数药物均适用。此外，药品说明书中所提供的药代动力学参数，如半衰期等，可以为特定人群提供个体化的用药建议。②根据平均稳态血药浓度确定给药的剂量和周期，稳态血药浓度的数据可以通过治疗药物监测获得。③设计给药方案时，需要考虑稳态血药浓度的波动，将最低有效血药浓度设定为最低稳态血药浓度，而将稍低于最低中毒浓度的值设定为最高稳态血药浓度。这两个浓度之间的范围，就是安全有效浓度。④对于具有非线性药代动力学特征的药物，需要进行治疗药物监测以制订个体化的给药方案。

近年来，药效动力学的研究已经深入揭示血药浓度与实际疗效之间并非总是直接相关的线性关系。实际上，许多药物在疗效显现上存在一定的时间滞后。除了血药浓度，药物在作用部位的浓度也影响着药物的疗效。更重要的是，不同个体和种族在药物反应上存在显著差异。这种差异意味着，即使在作用部位的药物浓度相同，不同个体上的药效体现也不尽相同。因此，不仅要关注药物剂量与血药浓度的关系，还需要更深入地探索血药浓度与实际疗效之间的内在联系。

利用药效动力学指标作为调整个体化治疗剂量的依据时，须满足：①所选药物的药效动力学指标必须客观、可靠；②指标简单易测，以便临床操作；③指标能直接反映药物的临床效果。

在以下几种情况下，要特别强调药效动力学指标在个体化药物治疗中的重要性。①对于那些血药浓度与疗效、毒性无明确相关性的药物，需要依赖药效动力学指标来确定合适的给药剂量。以华法林为例，由于其血药浓度与抗凝作用之间的相关性较弱，临床上更倾向于监测国际标准化比值（INR）或凝血酶原时间（PT）等更直接的药效反应指标来调整用药剂量。②在某些情况下，综合某些药效动力学指标会比单纯的药代动力学指标更具指导意义。例如，在使用抗菌药物时，需要综合考虑抗菌药后效应、体外最低抑菌浓度等药效动力学指标来优化治疗方案。③对于那些药代动力学参数难以获取的药物，如钙制剂、内源性激素以及生物大分子药物，由于常规方法无法准确测定其血药浓度，需要依赖药效动力学指标，如血压、心率、生化指标以及疼痛评分等，来实现给药方案的个体化调整。这样的做法不仅更具实用性，也更能确保患者的治疗安全与效果。

药代动力学-药效动力学结合模型（pharmacokinetic-pharmacodynamic model，PK-PD）是综合研究体内药代动力学过程与药效量化指标的动力学过程，是将两种形式过程复合为统一体，其本质是一种药量与效应之间的转换过程。

三、群体药代动力学与个体化用药

群体药代动力学（population pharmacokinetics）是将经典的药代动力学模型与群体统计学模型结合，研究药物体内过程的群体规律、药代动力学参数的统计分布及其影响因素的一门学科。群体药代动力学模型是一种基于群体数据的药代动力学研究方法，通过收集大量患者的药代动力学数据，运用统计学方法分析药物在群体中的药代动力学参数分

布特征及其变异性(确定性变异和随机性变异)。群体药代动力学模型不仅能够提供个体
化的药代动力学参数估计值,还能够揭示群体中的共性规律和个体差异,为临床合理用药
提供更加全面的信息支持。通过群体药代动力学模型的应用,医师能够更加精准地掌握
患者的药代动力学特征,制订出更加合理的用药方案,提高治疗效果并减少不良反应的
发生。

群体药代动力学也可用于个体化治疗方案设计,群体药代动力学模型在多种药物的
个体化用药方案设计中得到了广泛应用。例如,氨基糖苷类抗生素、抗癫痫类药物、茶碱、
地高辛、环孢素、他克莫司和华法林等药物的个体化给药方案设计均采用了群体药代动力
学模型。

贝叶斯反馈法是群体药代动力学模型中应用广泛的一种参数估计方法,可满足个体
化给药的需要。它利用已有的群体药代动力学参数作为先验信息,根据患者的个体特征
(如年龄、性别、体重等)设计初始计量,结合少量实测药物浓度数据(1~2 个时间点),通过
贝叶斯统计方法估算出患者个体的药代动力学参数及预测血药浓度,进而优化给药方案。
这种方法不仅能够减少患者采样次数和成本,还能够提高参数估计的准确性和可靠性。

(一) 经典药代动力学-药效动力学结合模型

1. EMAX 模型　用于描述药物效应与药物浓度之间的非线性关系。它假设药物效
应在一定浓度范围内呈饱和状态,即随着药物浓度的增加,效应增加的速度逐渐减慢。
EMAX 模型广泛应用于评估药物的最大效应及其与药物浓度的关系。

2. Sigmoid EMAX 模型　在 EMAX 模型的基础上进行了改进,更加细致地描述了效
应曲线的饱和特征。它引入了形状参数(如希尔系数)来描述效应曲线上升或下降的陡峭
程度,使得模型更加符合实际情况。

3. 间接响应模型　适用于描述药物通过中间产物发挥作用的场景。它假设药物首先
作用于某个中间产物(如酶活性、受体占有率等),再通过中间产物产生最终的临床效应。
间接响应模型能够更加准确地描述这类药物的药效动力学过程。

(二) 群体药代动力学模型库

1. NONMEM 软件　是一款广泛应用于群体药代动力学建模的软件工具。它支持复
杂的非线性混合效应模型构建和参数估计方法,能够处理大量患者的药代动力学数据并
揭示群体中的共性规律和个体差异。NONMEM 软件在药物研发、临床试验和个体化用
药方案设计等领域发挥着重要作用。

2. Stan 软件开发平台　是一款新兴的统计建模和计算平台,近年来在群体药代动力
学模型构建中得到了广泛应用。它提供了强大的统计和计算功能支持复杂的模型构建和
参数估计过程,并且能够处理大规模数据集和高维模型。Stan 平台的灵活性和可扩展性
使其成为群体药代动力学模型研究的有力工具之一。

四、基因多态性与个体化用药

近年来,随着人类基因组计划的实施,个体化用药相关的基因多态性问题逐渐被重视

起来,药物基因组学的研究得到迅速发展。2015 年,国家卫生和计划生育委员会发布了《药物代谢酶和药物作用靶点基因检测技术指南(试行)概要》,为临床实验室药物相关基因检测提供指导。编码药物代谢酶、转运体、作用靶点等的基因多态性会影响体内药物浓度及靶组织的药物敏感性,导致不同个体对同一药物的反应出现差异。因此,分析、检测基因组生物标志物有利于指导临床个体化用药。越来越多的药物基因组生物标志物及其检测方法应用于临床,不仅提高了药物治疗的有效率和疗效,还降低了严重不良反应的发生风险,从而为个体化给药作出贡献。

对于老年患者而言,了解其用药风险基因信息对改善当前药物治疗问题、优化药物治疗方案和促进临床合理用药尤为重要。2023 年发表的一项研究通过循证药学信息和真实世界数据,结合问卷调查,遴选出了 100 种需个体化给药的老年人常用药物,制订了《药物基因组学指导的老年患者个体化用药目录》,可为老年患者临床合理用药提供指导。目录中作用于中枢神经系统的药物数量最多(44 种),其中抗抑郁药物 16 种,质子泵抑制剂和临床常用的抗血小板聚集药物氯吡格雷也为重点药物。质子泵抑制剂主要经过 CYP2C19 和 CYP3A4 代谢,与其他经 CYP2C19、CYP3A4 代谢的药物或者酶诱导剂、酶抑制剂或底物(如华法林、地西泮、地高辛、氯吡格雷、伏立康唑和他克莫司等)合用可能会产生相互作用。氯吡格雷的风险也值得关注,血液系统及神经系统不良反应为其主要风险点,临床上常采用 CYP2C19 基因位点检测来预测疗效,制订个体化给药方案,防控风险。

对于妊娠期患者而言,基因多态性同样指导着临床个体化用药。例如,在妊娠期患者当中,代谢酶 CYP2D6 的活性变化是由遗传决定的。在纯合子个体与强代谢杂合子个体的妊娠期,其活性是增加的,导致通过其代谢的底物(如右美沙芬)血药浓度降低;然而这个酶的活性在纯合子弱代谢者的妊娠期是下降的,会造成底物浓度蓄积升高,需进行基因多态性检测从而调整用药方案。再如,参照《中国居民膳食营养素参考摄入量》和美国疾病预防控制中心(CDC)建议,对备孕期及妊娠前 3 个月的女性,可通过补充服用叶酸(400 μg/d)以预防胎儿神经管缺陷。然而叶酸的具体摄入量需根据基因检测决定,对于 MTHFR CC 型孕妇,只需按推荐剂量每日补充 400 μg 叶酸即可;对于 MTHFR CT 型,尤其是 TT 型孕妇,建议增加每日叶酸补充剂量并延长补充时间,但每日叶酸最高摄入量不宜超过 1 000 μg,此外还应加强膳食中叶酸的摄取。

在儿童患者中,亦有很多关于基因多态性指导个体化用药的例子。例如,6‐巯基嘌呤治疗儿童急性淋巴细胞白血病(acute lymphoblastic leukemia,ALL),6‐MP 代谢酶和转运体酶的基因多态性是影响 6‐巯基嘌呤个体化治疗 ALL 患儿疗效和不良反应的重要因素;儿童 CYP2C19 的基因多态性导致了伏立康唑给药剂量及达目标浓度范围所需时间的差异;儿童 CYP3A5 基因多态性对活体肝移植术后他克莫司给药剂量、血药浓度的影响亦有差别;托莫西汀治疗小儿多动症时,CYP2D6 慢代谢型人群的给药剂量为快代谢型人群临床常规剂量的 25%～50%。

第四节 特殊人群药物警戒案例与解析

一、老年人群药物警戒案例与解析

案例 7‐4‐1 胆碱酯酶抑制剂与抗胆碱能药物间的药理拮抗

案例概述

患者,女性,87 岁。2014 年 4 月患者因尿失禁就诊,医师处方酒石酸托特罗定缓释片进行治疗。4 个月后患者又被诊断患有阿尔茨海默病,医师处方美金刚进行治疗。同年 12 月,患者尿失禁症状好转,停用托特罗定。约 3 年后(2017 年 8 月),患者痴呆症加重,医师加用盐酸多奈哌齐片进行治疗。4 个月后(2017 年 12 月),患者尿失禁复发,医师再次处方托特罗定。

思考

酒石酸托特罗定缓释片是否诱发或加重该患者的阿尔茨海默病? 盐酸多奈哌齐片是否诱发或加重该患者的尿失禁? 有没有更好的解决方案?

解析

托特罗定为强抗胆碱能药物,《中国老年人疾病状态下潜在不适当用药判断标准》指出,认知功能受损的老年人,避免使用抗胆碱能药物,风险点在于中枢神经系统不良反应,可增加痴呆患者的卒中及死亡风险。STOPP/START 标准中也指出痴呆患者使用抗胆碱能药物有增加精神错乱、焦虑的风险。患者在服用托特罗定 4 个月后被诊断为痴呆,可能与托特罗定对认知功能的损害有关,至少加速了患者认知损害的进程。

多奈哌齐为第二代胆碱酯酶抑制剂,通过抑制乙酰胆碱酯酶,增加受体部位的乙酰胆碱含量,同样也可引起外周胆碱增多而引发尿失禁,说明书中明示尿失禁发生率≥1%。患者第 2 次尿失禁发作是在服用多奈哌齐 4 个月后。

显然,托特罗定和多奈哌齐存在药理作用拮抗。但患者的尿失禁较为严重,保守治疗已不足以控制,目前国内上市的治疗尿失禁的药物有限,基本只有托特罗定和索利那新两种。尽管索利那新也是强抗胆碱能药物,但索利那新对膀胱逼尿肌的选择性已证明比托特罗定大,对认知的损害也鲜有报道。因此,考虑到患者的实际情况,暂时选择索利那新进行治疗,待症状有所好转后再以其他保守治疗方式为主。这也体现了潜在不适当用药标准的治疗原则之一:避免使用并非绝对不适当,需要考虑临床治疗的复杂性。

案例 7-4-2　噻嗪类利尿剂引起的尿酸升高

案例概述

患者,男性,70 岁,高血压,服用缬沙坦氢氯噻嗪片降压已 5 年,血压控制稳定,1 年前体检示尿酸 420 μmol/L,患者未予就诊处理。现体检示尿酸 518 μmol/L。近期发现膝关节时有不适,其他体检指标无特殊。

思考

案例中患者膝关节不适和尿酸升高是否要考虑药物因素导致?

解析

氢氯噻嗪是一种利尿药,具有降血压、利尿作用。氢氯噻嗪通过排钾利尿,长期应用可能导致体内钾元素缺乏,也可能损伤肾小管,影响体内的尿酸排泄,从而导致尿酸增高。尿酸增高后患者可能会出现关节疼痛、活动受限等不适症状,也可诱发痛风。

STOPP/START 标准提示,有痛风史的患者使用噻嗪类利尿药,有加重痛风的可能。《中国老年人疾病状态下潜在不适当用药判断标准》提示,痛风患者避免使用噻嗪类利尿药,有加重或导致痛风的风险,建议换用其他降压药。本例患者虽尚未确诊痛风,但尿酸已经升高,应考虑氢氯噻嗪的影响,建议换用其他降压药,避免噻嗪类利尿剂引起的伤害。

案例 7-4-3　未进行抗凝治疗的房颤患者突发脑梗

案例概述

患者,女性,93 岁。因"突然晕倒"入急诊。既往有慢性房颤病史,无其他高血压、糖尿病等慢性病史,平日独居,生活自理,未服用任何药物。急诊诊断:脑梗死。预后:患者卧床失能,并于 6 个月后离世。

思考

患者突发脑梗的诱因是什么? 慢性房颤患者不用药对吗?

解析

慢性房颤最常见的主要并发症为脑梗死,房颤并发脑梗死患者病情较非房颤脑梗死患者严重,且预后相对较差,应早期进行抗凝治疗、降低脑梗死发生率。根据老年人处方遗漏筛查工具,慢性房颤者应接受华法林抗凝治疗,对华法林存在禁忌证的慢性房颤者应接受阿司匹林抗凝治疗。

二、妊娠期和哺乳期女性药物警戒案例与解析

案例 7－4－4　妊娠期流行性感冒用药

📋 案例概述

　　患者,女性,30岁。自述怀孕7月余,因高热伴咽痛、全身酸痛2天,体温39.5℃,白细胞计数 $5.9 \times 10^9/L$,淋巴细胞占比65%,中性粒细胞占比52%,心率82次/分,呼吸24次/分,诊断为甲型流感。医嘱:布洛芬缓释胶囊,每次1粒(0.3g),每日2次,口服(早晚各一次,发热38.5℃以上时使用);玛巴洛沙韦片40mg,单次口服。

❓ 思考

　　案例中妊娠期流行性感冒是否需要用药干预? 如需要干预是否可以使用玛巴洛沙韦?

📖 解析

　　玛巴洛沙韦属于国内新上市的抗流感药,适用于患有单纯性甲型和乙型流感但既往健康的成人和5岁及以上儿童,或存在流感相关并发症高风险的成人和12岁及以上儿童。该药的妊娠用药安全性分级未明确,说明书中明确标识:"尚未在妊娠期女性中进行充分且对照良好的临床研究。本品对妊娠女性的潜在风险尚未可知。妊娠期内应避免使用本品,除非潜在获益大于对胎儿的潜在风险。"《成人流行性感冒诊疗规范急诊专家共识(2022年)》中指出:"在流感流行季节,妊娠期女性出现流感样症状或确诊流感后,不管病程长短,排除其他可能病因后,应尽快给予标准剂量的奥司他韦抗病毒治疗。免疫功能低下的妊娠期病例确诊流感后,应尽早给予标准剂量奥司他韦抗病毒治疗并适当延长治疗时间,同时需要警惕耐药性可能。"一项前瞻性、观察性研究表明,妊娠期间使用扎那米韦和奥司他韦对胎儿和妊娠是安全的,未发现明显不良妊娠结局。对奥司他韦上市后的资料分析显示,2128例妊娠流感患者使用奥司他韦抗病毒治疗,流产和早产发生率均低于同期孕妇(包括感染和未感染流感病毒的孕妇),胎儿的出生缺陷也与药物无关。

　　布洛芬缓释胶囊的妊娠分级:妊娠30周前为C级、妊娠30周后为D级。说明书中明确指出:"由于布洛芬可能会给未出生胎儿带来问题或者导致分娩过程中出现并发症,除非医师明确指导用药,孕妇不要在妊娠的最后3个月内使用布洛芬。解热镇痛抗炎药中,对乙酰氨基酚片的安全性较好,属于妊娠B级用药。已发表的关于怀孕期间口服对乙酰氨基酚的流行病学研究没有报告使用对乙酰氨基酚与出生缺陷、流产或不良母体或胎儿结果之间的明确联系。"

　　妊娠期女性属于甲型流感的易感人群,该孕妇目前处于妊娠30周后阶段,因甲型流感高热不退,如不及时干预会有发展为重症可能,对孕妇和胎儿造成不良影响,因此应及时给予退热和抗病毒治疗,但医嘱用药不适宜妊娠期。给药方案宜调整为对乙酰氨基酚

片退热治疗(每次 0.5 g,口服;若持续发热,每 4～6 小时重复用药 1 次)和奥司他韦抗病毒治疗(每次 75 mg,每天 2 次,口服,共 5 天),并结合多休息、多饮水、营养膳食的方式,加重或长时间不愈再次就医。

案例 7‑4‑5　癫痫患者备孕用药

📖 案例概述

患者,女性,30 岁,患有癫痫 10 余年。一直服用丙戊酸钠缓释片,患者自述用药后七八年未发病,中间试过两次停药都复发,遂一直服用不敢间断。而最近有备孕计划,来孕前咨询是否可以停药以备孕。

❓ 思考

约 40% 的女性癫痫患者处于育龄期,关于抗癫痫药物的致畸风险、选药方案等一系列问题时常困扰女性癫痫患者。妊娠期及备孕期抗癫痫治疗该如何调整用药方案? 丙戊酸钠是否可用于妊娠抗癫痫治疗?

📑 解析

丙戊酸钠缓释片说明书中明确写道:丙戊酸钠具有高潜在致畸性,不宜处方给育龄期或妊娠期女性;如患者计划怀孕,如可能应在怀孕前尽一切努力转至其他合适的治疗。

《中国围妊娠期女性癫痫患者管理指南(2021 年)》在孕前咨询部分指出:"①建议育龄期女性癫痫患者至少无发作 9 个月再计划妊娠(B 级推荐)。②如果患者最近 3～5 年均无发作,且脑电图正常,参照癫痫减停抗癫痫药的一般原则,可考虑逐步停药,但应事先充分告知患者癫痫可能复发及其对患者和胎儿的影响(D 级推荐)。③考虑到女性生育的黄金年龄较短,且大多数低剂量抗癫痫药的致畸风险较低,对于正在联合治疗的女性,临床上并不建议完全停药后再怀孕,而应依据患者的具体情况进行调整:a. 改为低剂量单药;b. 替换高致畸型药物;c. 维持原方案但减少剂量(D 级推荐)。④建议在怀孕前检测抗癫痫药的血药浓度,建立妊娠期间药物剂量调整的参考基线值(C 级推荐)。

同时,在计划妊娠和孕早期管理部分推荐:①建议在备孕时,优先选择新型抗癫痫药,尽可能避免使用丙戊酸钠,尽量保持单药治疗的最低有效剂量(A 级推荐)。②对于已经在使用丙戊酸钠的女性患者,建议重新评估,尽量改用其他抗癫痫药替代后再考虑怀孕(C 级推荐)。③推荐患癫痫女性从备孕时开始每天补充叶酸,并至少持续到孕 12 周(A 级推荐)。若未服用抗癫痫药,建议叶酸日剂量为 0.4 mg;如正在服用叶酸拮抗药或既往有流产史曾生产过神经管畸形儿,建议叶酸日剂量为 5 mg(D 级推荐)。"

因此,建议该患者在临床医师的指导下,在受孕前完成抗癫痫药调整,逐渐降低丙戊酸钠用量,用妊娠期安全等级较高的拉莫三嗪逐渐替代,并通过血药浓度监测将剂量调整至最低有效剂量维持治疗,在癫痫发作控制稳定 9 个月后开始备孕,且妊娠前 1 个月和早期妊娠阶段给予大剂量叶酸(5 mg/d)口服。

案例 7‑4‑6　妊娠期高血压用药

案例概述

患者,女性,32 岁,既往有高血压史。备孕期起开始口服拉贝洛尔(每次 100 mg,每天 2 次)控制血压。目前妊娠 3 个月,2 天前出现头晕症状,拉贝洛尔控制效果不佳,血压峰值可达 160/108 mmHg。医师将拉贝洛尔替换为硝苯地平控释片(每次 30 mg,口服,每日 1 次)。

思考

妊娠期高血压是孕产妇和围产儿死亡的主要原因之一,妊娠期高血压治疗该如何用药?

解析

妊娠期高血压会增加孕妇出现先兆子痫、妊娠糖尿病、早产和分娩并发症的风险,增加胎儿出现宫内生长受限和宫内死胎的风险。因此,应当对妊娠期高血压引起重视,据情况进行干预。

根据《妊娠期高血压疾病诊治指南(2020 年版)》,常用的口服降压药物有拉贝洛尔、硝苯地平或硝苯地平缓释片等;如口服药物血压控制不理想可使用静脉用药(有条件者使用静脉泵入方法),常用的有拉贝洛尔、酚妥拉明;妊娠期一般不使用利尿剂降压,以防血液浓缩、有效循环血量减少和高凝倾向。不推荐使用阿替洛尔和哌唑嗪。硫酸镁不作为降压药使用。妊娠期禁止使用血管紧张素转换酶抑制剂和血管紧张素 I 受体拮抗剂。

治疗妊娠期高血压可选择肾上腺素受体阻滞剂(拉贝洛尔,妊娠安全 C 级)或长效钙通道阻滞剂(硝苯地平,妊娠安全 C 级)。但孕妇现处于妊娠 3 个月的阶段,硝苯地平控释片说明书中明确提到:"怀孕 20 周以内的孕妇禁用。"因此,尚不适宜将拉贝洛尔替换为硝苯地平,建议加大拉贝洛尔片的剂量控制血压,每次 200~400 mg,每日 2 次口服。

案例 7‑4‑7　妊娠期抗抑郁治疗用药

案例概述

患者,女性,34 岁,既往抑郁症 5 年(中度),长期服用氯硝西泮(每日 2 mg)治疗,近来发现意外怀孕 5 周。患者想要这个孩子,询问能否继续服药?

思考

妊娠期是否要继续抗抑郁治疗？选用何种药物较为安全？

解析

妊娠女性的抑郁治疗方案包括心理治疗和药物治疗。母亲有中至重度抑郁症时，对母亲和胎儿来说，不治疗的风险常常超过抗抑郁治疗的风险。氯硝西泮属于苯二氮䓬类，妊娠分类是 D 级，有危害人类胎儿的明确证据，孕妇慎用。

《抑郁症基层诊疗指南(2021年)》中提及："关于妊娠或计划妊娠妇女是否继续服用抗抑郁药物，需要权衡药物治疗对母亲和胎儿的获益与不治疗的风险，并向患者及家属交代清楚。对症状较轻的患者给予健康教育、支持性心理治疗即可；对轻度至中度抑郁症患者，可给予认知行为治疗和人际心理治疗；对重度或有严重自杀倾向的患者可以考虑抗抑郁药治疗，目前孕妇使用最多的是选择性5-羟色胺再摄取抑制剂类药物。研究显示，除帕罗西汀外，孕期使用选择性5-羟色胺再摄取抑制剂类抗抑郁药并未增加胎儿心脏疾病和死亡风险，但可能增加早产和低体重风险。5-羟色胺及去甲肾上腺素再摄取抑制剂类药物和米氮平可能与发生自然流产有关。"

因此，如果权衡利弊后该患者仍需服抗抑郁药，建议改用选择性5-羟色胺再摄取抑制剂，如氟西汀、舍曲林。

案例 7-4-8　围妊娠期糖尿病用药

案例概述

患者，女性，32岁，有多年2型糖尿病病史。一直在服用二甲双胍缓释片(每日2次，每次0.5g，随餐口服)，血糖控制良好，空腹血糖5.2mmol/L，随机血糖8.7mmol/L，糖化血红蛋白(HbA1c)6.0%。最近有备孕打算，前来孕前咨询备孕期间和妊娠期是否要换药？

思考

该患者属于孕前糖尿病——指孕前确诊的1型糖尿病、2型糖尿病或特殊类型糖尿病。备孕期间该做何准备？妊娠期选用何种药物降糖较为安全？

解析

《中国2型糖尿病防治指南(2020年版)》指出，"关于计划妊娠的糖尿病患者孕前药物应用：对二甲双胍无法控制的高血糖及时加用或改用胰岛素控制血糖，停用二甲双胍以外的其他类别口服降糖药；而孕期降糖药物可选用胰岛素和二甲双胍。除二甲双胍外，其他口服降糖药均不推荐应用于孕期。多项二甲双胍与胰岛素在妊娠期应用的头对头研究及荟萃分析,提示使用二甲双胍在控制餐后血糖、减少孕妇体重增加以及新生儿严重低血糖的发生方面都有益处,孕早期二甲双胍暴露并不增加任何先天畸形的风险。对采用二甲双胍治疗的育龄期2型糖尿病患者,可在服用二甲双胍的基础上怀孕。怀孕后是否停用二甲双胍,需视血糖及患者意愿综合判断,酌情继续应用或加用二甲双胍。由于我国尚无二甲双胍孕期应用的适应证,需在知情同意的情况下应用,不推荐妊娠期单用二甲双胍,需在胰岛素基础上联合应用。"

由此,建议该患者继续服用二甲双胍正常备孕。同时定期监测血糖,有异常及时随访调整给药方案。

案例 7‑4‑9　围妊娠期甲亢用药

案例概述

患者,女性,35岁,有甲亢病史多年,服用甲巯咪唑(2.5 mg/d)病情控制稳定。甲状腺常规检查:总 T_3 1.332 nmol/L,总 T_4 86.44 nmol/L,促甲状腺激素 1.13 mIU/mL,FT_3 6.26 pmo/L,FT_4 21.35 pmol/L,甲状腺过氧化物酶抗体<8.28 IU/mL,反 T_3 0.87 nmol/L,甲状腺球蛋白抗体 12.70 IU/mL,促甲状腺素受体抗体<0.80 IU/L,甲状腺球蛋白 42.80 ng/mL。患者现有备孕计划,前来孕前咨询是否进行用药调整。

思考

围妊娠期控制甲亢如何选择药物?

解析

常用的抗甲状腺药物有两种:甲巯咪唑和丙硫氧嘧啶,均为妊娠安全 D 级药物,均可能有副作用。《妊娠和产后甲状腺疾病诊治指南(2019 年版)》中明确指出,甲巯咪唑致胎儿发育畸形已有报告,主要是皮肤发育不全和甲巯咪唑相关的胚胎病(包括皇后孔闭锁、食管闭锁、颜面畸形等)。妊娠 6~10 周是抗甲状腺药物导致出生缺陷的危险窗口期,甲巯咪唑和丙硫氧嘧啶均有影响。丙硫氧嘧啶相关畸形发生率与甲巯咪唑相当,只是程度较轻。所以在妊娠前和妊娠早期优先选择丙硫氧嘧啶。美国 FDA 报告,丙硫氧嘧啶可能引起肝脏损害,甚至导致急性肝衰竭,建议仅在妊娠早期使用丙硫氧嘧啶,以减少造成肝脏损伤的概率。抗甲状腺药物的剂量取决于 T_4 升高的程度和症状的严重程度,甲巯咪唑与丙硫氧嘧啶的等效剂量比为 1:(10~20),在丙硫氧嘧啶和甲巯咪唑转换时应当注意监测甲状腺功能变化及药品不良反应,特别是血常规和肝功能。

鉴于抗甲状腺药物有导致胎儿出生缺陷的风险,建议正在接受抗甲状腺药物治疗的女性一旦确定妊娠,立即检测甲状腺功能和促甲状腺激素受体抗体,并在妊娠早期密切监测甲状腺功能,根据 FT_4 和 FT_3 水平,决定是否应用抗甲状腺药物治疗,尽量在致畸关键期(妊娠 6～10 周)之前停药。有些患者在妊娠早期停用抗甲状腺药物后甲亢可能复发或加重。尽管有些患者有复发的风险,是否应用抗甲状腺药物,要取决于妊娠期 FT_4 水平和患者的临床症状。

据此,建议该患者备孕期将用药调整为丙硫氧嘧啶(每次 25 mg,每日 2 次,口服),妊娠后根据甲状腺功能确定是否继续服药;如需继续,则妊娠前 3 个月继续服用丙硫氧嘧啶,妊娠 4 个月后可改为甲巯咪唑(每次 2.5 mg,每日 1 次,口服),产后 6 周复查各项甲状腺指标制订后续治疗方案。

案例 7‑4‑10　哺乳期禁用喹诺酮类药物

📖 案例概述

患者,哺乳期女性,30 岁,因腹痛、呕吐、腹泻前来就诊。血常规检查:白细胞计数 $12.98×10^9/L$,中性粒细胞占比 78.3%,C 反应蛋白 12 mg/L。临床诊断:急性胃肠炎。医嘱给予注射用头孢曲松 2 g,250 mL 0.9%氯化钠注射液,静脉滴注,每日 1 次,症状无明显好转。第 2 天改用左氧氟沙星注射液,每日 1 次,每次 500 mg,缓慢静脉滴注。

❓ 思考

哺乳期能用哪些抗生素抗感染治疗?

📋 解析

患者正处于哺乳期,首先考虑较为安全的 β 内酰胺类抗生素,给予三代头孢效果较差换为喹诺酮类药物。喹诺酮类药物对消化道感染的抗菌效果优于头孢类,但喹诺酮类药物对未成年动物可致软骨损伤,且该药半衰期长,可经乳汁排泄。左氧氟沙星注射液说明书中明确标注:"根据其他氟喹诺酮和左氧氟沙星有限的数据,推测左氧氟沙星应可以分泌至人类母乳中。由于左氧氟沙星可能会对母乳喂养的婴儿产生严重不良反应,因此哺乳期女性禁用。只有当对哺乳期女性潜在益处大于潜在危险时才能将左氧氟沙星用于哺乳期女性,但应暂停哺乳。"因此,建议患者暂停哺乳,换为奶粉喂养,奶水弃去,最后一次给药后 5 个半衰期之后,恢复哺乳。

案例 7‑4‑11　哺乳期抗凝药的选用

📖 案例概述

患者,哺乳期女性,35 岁。因肿瘤切除手术预防静脉血栓需要,原定每天给予依诺肝素钠40 mg,皮下注射,持续7～10天。医师现致电药师咨询是否减量使用或暂停母乳。

思考

低分子肝素是否会通过乳汁分泌被乳儿摄入,造成乳儿出血等不良反应? 是否可以替代其他抗凝药进行静脉血栓的预防?

解析

根据《2021中国静脉血栓栓塞症防治抗凝药物的选用与药学监护指南》中对哺乳期女性预防静脉血栓栓塞抗凝药物选用的说明:"新型口服抗凝药(利伐沙班等)通过乳汁分泌,可在乳汁中检测到相应的含量,因此禁用于哺乳期妇女。若必须使用应停止哺乳。磺达肝癸钠可泌入大鼠乳汁中,目前尚不知道磺达肝癸钠是否会泌入人乳中,在使用磺达肝癸钠期间不推荐哺乳。根据目前的研究结果,华法林、普通肝素和低分子肝素在哺乳期使用对新生儿是安全的。推荐哺乳期患者使用华法林、普通肝素、低分子肝素进行静脉血栓栓塞的预防,不影响母乳喂养。对于母乳喂养的妇女,不推荐使用直接凝血酶抑制剂(阿加曲班、达比加群酯)和Ⅹa因子抑制剂(利伐沙班等);使用磺达肝钠期间不推荐哺乳。"

依诺肝素钠相对分子量为3 000～9 000,不易向乳汁转运,也不会被乳儿从母乳中吸收,每天给予依诺肝素钠40 mg,不会对母乳喂养的乳儿造成不良影响。而低分子肝素发挥抗凝作用应根据体重确定剂量,不应随意更改,因此无须做方案调整。

三、儿童药物警戒案例与解析

案例7-4-12　碳青霉烯类在婴儿化脓性脑膜炎中的不合理应用

案例概述

患者,男性,9个月。因间断发热4天就诊。4天前患儿无明显诱因出现发热,体温最高39.9 ℃,伴非喷射性呕吐,胃内容物无咖啡样或血样物质,无咳嗽、腹泻及抽搐。查体:四肢肌张力正常,双侧腱反射正常存在,双巴氏征阳性,凯尔尼格征、布鲁辛斯基征阴性。实验室检查:白细胞计数$12×10^9$/L,C反应蛋白102 mg/L。脑脊液常规:微混,白细胞计数$110×10^6$/L,余未见明显异常。脑脊液生化检查:葡萄糖1.9 mmol/L,蛋白0.56 g/L,余未见明显异常。诊断:化脓性脑膜炎。

医嘱:亚胺培南西司他丁钠每次0.15 g,每6小时1次,静脉滴注;20%甘露醇5 g静脉滴注,每8小时1次;注射用奥拉西坦1 g+5%葡萄糖注射液100 mL静脉滴注,每日1次。

思考

哪些药物能透过血-脑屏障发挥抗菌作用? 碳青霉烯类药物的临床应用有何限制?

解析

化脓性脑膜炎治疗以尽早、足量给予血脑屏障通透性强的药物为主，目前病原菌未查明，宜给予三代头孢为佳，且亚胺培南西司他丁易引起中枢神经系统副作用，不适用于脑膜炎的治疗，应改为头孢曲松 0.8 g＋0.9％氯化钠注射液 50 mL 静脉滴注，每日 1 次。

治疗 5 天后，复查脑脊液：无色透明，白细胞计数 $57×10^6$/L，余未见明显异常。脑脊液生化未见明显异常。实验室检查：白细胞计数 $9.4×10^9$/L，C 反应蛋白 22 mg/L。

案例 7-4-13　新生儿高胆红素血症合并败血症的抗生素选用

案例概述

患者，男性，早产儿。36 周早产出生后 4 天开始出现黄疸，并日渐加重，医嘱茵栀黄注射液退黄，第 12 天患儿高热 39 ℃，并伴有心动过速、反应差、喂养差、水肿、腹胀、腹泻、呼吸困难、发绀等症状，白细胞计数 $22×10^9$/L，C 反应蛋白 13 mg/L，降钙素原 5.5 ng/mL，经检查诊断为新生儿败血症。

医嘱：0.9％氯化钠注射液 300 mL＋苯唑西林 600 mg，每日 2 次，静脉滴注。

思考

高胆红素血症的发病机制是什么？败血症临床用药应避免哪些药物？

解析

根据《新生儿败血症诊断及治疗专家共识（2019 年版）》，晚发败血症（＞3 日龄）的新生儿在得到血培养结果前，考虑到凝固酶阴性葡萄球菌以及金黄色葡萄球菌较多，经验性选用苯唑西林、萘夫西林（针对表皮葡萄球菌）或万古霉素。如怀疑铜绿假单胞菌感染，则用头孢他啶治疗。

由于苯唑西林和萘夫西林的血浆蛋白结合率都较高（分别为 94.2％和 89.9％），能与胆红素竞争与血清蛋白的结合，从而加重新生儿黄疸，有黄疸的新生儿应慎用。故改用与血浆蛋白结合率低的万古霉素（约 50％），每次 10～15 mg/kg，每 12 小时 1 次，缓慢静脉滴注。

医师接受建议，3 天后患者感染控制，黄疸症状亦好转。

案例 7-4-14　小儿单纯性腹泻的药物选用

案例概述

患者，男性，5 岁。主诉腹痛，腹泻伴下坠感。血常规检查：白细胞计数 $8.9×10^9$/L，中性粒细胞占比72.1%,淋巴细胞占比23%,血红蛋白130 g/L。大便常规检查:黄色水样便,镜检白细胞少许。诊断:单纯性腹泻。

医嘱:复方地芬诺酯100片,每次半片,口服,每日2次。双歧杆菌三联活菌散1 g×9包,每次1包,口服,每日2次;蒙脱石散10袋,每次1袋,每日2次,口服。

思考

应对单纯性腹泻如何进行药物选择? 不同种类药物之间是否有相互作用?

解析

复方地芬诺酯是地芬诺酯与阿托品的复方制剂,用于急、慢性功能性腹泻。地芬诺酯具有较弱的阿片样作用,小儿对本品敏感,应用时出现迟发性地芬诺酯中毒,可能出现呼吸抑制及昏迷,易成瘾,2岁以下儿童禁用。另外,门诊处方限量为7天量,100片剂量超量。同时,蒙脱石散为物理性吸附药,与双歧杆菌三联活菌散同时服用会使后者失去药效,两者宜间隔2 h以上错时给药。

因此,建议停用复方地芬诺酯,且蒙脱石散和双歧杆菌三联活菌散两者间隔服用。

案例7-4-15 复方制剂联合退热时避免重复用药

案例概述

患者,女性,12岁,体重40 kg。感冒后出现发热、鼻塞、流涕、咽痛,为缓解症状,医嘱口服氨酚伪麻美芬片/氨麻美敏片Ⅱ(每次1片,每日3次)+对乙酰氨基酚片(每次0.5片,发热38.5℃以上每4~6小时1次),联合中成药感冒灵颗粒(每次10 g,每日3次),医师处方被药师拦截致电。

思考

复方制剂当中是否有重复用药的成分? 叠加使用是否超过每日极量造成毒副作用?

解析

氨酚伪麻美芬片/氨麻美敏片Ⅱ(日片)每片成分中含有对乙酰氨基酚0.5 mg+盐酸伪麻黄碱30 mg+氢溴酸右美沙芬15 mg。夜片中多了马来酸氯苯那敏2 mg;对乙酰氨基酚片每片成分中含有对乙酰氨基酚0.5 g;感冒灵颗粒每袋10 g中含有对乙酰氨基酚0.2 g、咖啡因4 mg、马来酸氯苯那敏4 mg。

3种药里均含有对乙酰氨基酚,使剂量叠加至每日3.6 g,而口服1日最大剂量不应超过2 g,超剂量使用会增加不良反应发生率,易出现严重肝损伤。遂建议重新调整用药方案,停用其中2种,单用1种(如氨酚伪麻美芬片/氨麻美敏片Ⅱ)即可。

案例 7-4-16　儿童支原体肺炎抗菌药物的选用

案例概述

患者,男性,12岁,因"发热、咳嗽"3天入院治疗。查体见咽红,体温38.4℃,双肺呼吸音粗,闻及湿啰音。血常规检查显示:白细胞计数$7×10^9$/L,中性粒细胞计数$7.55×10^9$/L,C反应蛋白1.6 mg/L。胸部平片显示支气管炎并右下肺感染。支原体IgM胶体金法检测阳性,诊断为支原体肺炎。医师给予阿奇霉素(10 mg/kg,静脉滴注,每日1次)、氨溴索、维生素治疗,并辅以布地奈德、特布他林、异丙托溴铵雾化治疗。连续3天后体温未退,白细胞计数$9×10^9$/L,中性粒细胞计数$8.9×10^9$/L。

思考

在我国,阿奇霉素治疗肺炎支原体感染的耐药率约高达90%。大环内酯类药物治疗支原体肺炎失败后的二线替代药物有哪些?是否可用于儿童支原体肺炎的治疗?

解析

肺炎支原体肺炎是我国5岁及5岁以上儿童最主要的社区获得性肺炎。如何早期发现重症和危重症病例合理救治、避免死亡和后遗症的发生是肺炎支原体肺炎诊治的核心和关键问题。大环内酯类药物无反应性肺炎支原体肺炎指肺炎支原体肺炎患儿经过大环内酯类抗菌药物正规治疗72 h,仍持续发热,临床征象及肺部影像学无改善或呈进一步加重的肺炎支原体肺炎。原因与支原体肺炎耐药、异常免疫炎症反应以及混合感染等有关。

以阿奇霉素为代表的大环内酯类药物本为儿童肺炎支原体肺炎的首选药,但近年来耐药现象普遍。新型四环素类抗菌药物(主要包括多西环素和米诺环素)和喹诺酮类抗菌药物(如左氧氟沙星和莫西沙星)是治疗肺炎支原体肺炎的替代药物,对耐大环内酯类肺炎支原体肺炎具有确切疗效。然而二者皆有儿童用药的禁忌问题。四环素类由于可能导致牙齿发黄和牙釉质发育不良,仅适用于8岁以上儿童;如8岁以下儿童使用属超说明书用药。米诺环素的作用相对较强,多西环素的安全性较高,在推荐剂量和疗程内,尚无持久牙齿黄染的报道。喹诺酮类由于存在幼年动物软骨损伤和人类肌腱断裂的风险,禁用于18岁以下儿童;如18岁以下儿童使用属超说明书用药。若采用超说明书用药,需充分评估利弊,并取得家长知情同意。

该患儿12岁,可优先尝试四环素类抗支原体治疗,遂建议医师改用多西环素,每次2 mg/kg,每12小时1次,静脉滴注。

案例 7-4-17 对1例癫痫患儿的用药纠正

案例概述

患者,男性,1岁,体重10 kg。有癫痫史,平日口服苯巴比妥,每日2次,每次25 mg,母亲擅自做主,给患儿联合服用中药制剂"癫克星胶囊",每次1/3粒,每日3次。因近期多次癫痫发作来医院就诊。医师致电药师询问。

思考

患者的"多次癫痫发作",是体内药物浓度未达标所致的癫痫复发,还是另有原因?

解析

苯巴比妥的儿童日剂量为3~5 mg/kg,该患儿体重10 kg,日剂量应控制在30~50 mg。按照原定医嘱用药,苯巴比妥的日剂量为50 mg,属安全范围。然而患儿母亲通过广告得知购买"纯中药制剂"癫克星胶囊,认为中药对孩子的副作用小,中西医结合疗效更好,因此私自给孩子添加抗癫痫用药。但经查询发现,癫克星胶囊中有3种抗癫痫西药成分:苯巴比妥、苯妥英钠和卡马西平,使苯巴比妥剂量叠加,怀疑导致中毒反应症状。

经血药浓度检测分析,苯巴比妥浓度为50.37 μg/mL,超出有效治疗浓度范围(10~40 μg/mL)。以此判定患儿癫痫发作不是剂量不足导致浓度过低,而是剂量过大导致中毒反应。建议停用外购制剂,遵原医嘱用药。

案例 7-4-18 儿童禁止肌内注射含有苯甲醇的注射剂

案例概述

患者,男性,12岁,因颅内肿瘤状况不佳收治入院。起因为颅内水肿,给予20%甘露醇(250 mL,每12小时1次)治疗。当晚第一次出现手背粒状红色皮疹,手掌心风团状皮疹,无明显不适感,给予曲安奈德乳膏外用涂抹后好转;次日一早再次给予甘露醇静脉滴注,皮疹范围扩大至腹部、腿部、颈部和脸部,形成红色斑块状皮疹。诊断为药物性皮疹。

医嘱:复方倍他米松注射液(1 mL),立即肌内注射;炉甘石硫洗剂,外用涂抹,每日3次;氯雷他定口服液(10 mL),每晚睡前口服。至过敏症状消失可停药。

思考

哪些注射剂的辅料中含有苯甲醇,禁用于儿童肌内注射?

🔍 **解析**

2012 年,国家食品药品监督管理总局通过药品不良反应监测,发现个别儿童使用含苯甲醇的注射液肌内注射后出现臀肌挛缩症的病例报告,再次发布通知,明确规定:要求处方中含有苯甲醇的注射液,必须在说明书上明确标注"本品含苯甲醇,禁止用于儿童肌内注射";并要求凡使用苯甲醇作为溶媒的注射剂,其说明书必须明确标注"本品使用苯甲醇作为溶媒,禁止用于儿童肌内注射"。复方倍他米松注射液中含有苯甲醇,肌注苯甲醇过多可引起臀肌挛缩症,髋关节外翻,步态失常,甚者还可导致肌肉坏死,留下瘢痕。说明书中明确规定禁用于儿童肌内注射。

儿童药物性皮疹应首先考虑局部使用糖皮质激素,同时给予抗组胺药,若效果不理想再应用糖皮质激素全身给药。故应先停用复方倍他米松注射液,可改为地塞米松磷酸钠注射液 3 mg 静脉注射。

··· 参 考 文 献 ···

[1] O'Mahony D, Cherubini A, Guiteras A R, et al. STOPP/START criteria for potentially inappropriate prescribing in older people: version 3[J]. Eur Geriatr Med, 2023,14(4):625 - 632.

[2] 李俊. 临床药物治疗学总论[M]. 北京:人民卫生出版社,2015.

[3] 封宇飞,胡欣. 实用临床药物治疗学[M]. 北京:人民卫生出版社,2020.

[4] 中国老年保健医学研究会老年合理用药分会,中华医学会老年医学分会,中国药学会,等. 中国老年人潜在不适当用药判断标准(2017 年版)[J]. 药品不良反应杂志,2017,20(1):2 - 8.

[5] 李欣亚,吴晶晶,纪立伟,等. 药物基因组学指导的老年患者个体化用药目录构建[J]. 中国药房,2023,34(3):257 - 262.

[6] 朱愿超,张亚同,胡欣. 老年人用药风险管理原则和措施[J]. 中国药物警戒,2023,20(9):1031 - 1034.

[7] Thürmann P A. Pharmacodynamics and pharmacokinetics in older adults [J]. Curr Opin Anaesthesiol, 2020,33(1):109 - 113.

[8] Delafuente J C. Pharmacokinetic and pharmacodynamic alterations in the geriatric patient [J]. Consult Pharm, 2008,23(4):324 - 34.

[9] Maher D, Ailabouni N, Mangoni A A, et al.. Alterations in drug disposition in older adults: a focus on geriatric syndromes [J]. Expert Opin Drug Metab Toxicol, 2021,17(1):41 - 52.

[10] Andres T M, McGrane T, McEvoy M D, et al.. Geriatric pharmacology: an update [J]. Anesthesiol Clin, 2019,37(3):475 - 492.

[11] 张幸国,胡丽娜. 临床药物治疗学各论(下册)[M]. 北京:人民卫生出版社,2015.

[12] 杨勇,陈诚,刘心霞. 妊娠期药物在母体和胎儿的药代动力学特点与用药安全[J]. 医药导报,2017,36(9):951 - 955.

[13] 王卫平,孙锟,常立文. 儿科学[M]. 北京:人民卫生出版社. 2018.

[14] 刘建平. 生物药剂学与药代动力学[M]. 5 版. 北京:人民卫生出版社,2016.

[15] 谢幸,孔北华,段涛. 妇产科学[M]. 北京:人民卫生出版社,2018.

[16] 赵志刚. 医院药师日记[M]. 北京:人民卫生出版社,2014.

[17] 张志清,殷立新. 临床不合理用药案例评析[M]. 北京:人民卫生出版社,2016.

[18] 赵志刚. 临床安全合理用药案例分析 500 例[M]. 北京:人民卫生出版社,2009.

[19] 阳国平,郭成贤. 药物基因组学与个体化治疗用药决策[M]. 北京:人民卫生出版社,2016.

第八章 超药品说明书用药

第一节 超药品说明书用药概述

一、药品说明书和超说明书用药的定义

药品说明书是经国家药品监督管理部门批准,载明药品安全性、有效性的重要科学数据、结论和信息的技术性材料,一般在新药注册时由药品生产企业提供。药品说明书具有法律效力,是药品信息最基本、最主要的来源,也是评判用药行为是否得当以及处理医疗纠纷的法律依据之一。通常情况下,医务人员和患者都应按照药品说明书进行药物治疗。

超药品说明用药(off-label drug use,简称"超说明书用药"),又称药品未注册用法、药品说明书之外用法或医疗机构药品拓展性临床应用等,是指药品的适应证、剂量、疗程、途径或人群等未在国家药品监督管理部门批准的说明书记载范围内。因此,所有超出说明书所载规定的用药均属于超说明书用药,包括有指南推荐但未被说明书收录的适应证或用法、国外已批准但国内尚未批准的适应证或用法等。

本章所讨论的超说明书用药是发生在临床诊疗活动中的特殊情形,是以临床诊疗需求为前提、以临床医师为主导的特殊用药。对于以科学研究或临床试验为目的的超说明书用药,如增加适应证、改变用法用量等,应严格遵循临床研究原则进行管理。

二、超说明书用药的现状和原因

国内外超说明书用药现象具有普遍性,不同国家和地区,不同人群的比例也有区别。美国曾对 1.5 亿张处方进行调查,大约有 21% 存在超说明书用药,其中成人 7.5%~40%,儿童占 50%~90%,且超说明书用药依据不足的比例为 73%。2006—2015 年美国的一项门诊数据显示,未成年人发生超说明书用药的比例为 18.5%,新生儿比例最高,占 83%。欧盟数据显示,72%~95% 的成人接受过超说明书处方,而儿童的比例更是高达 95%。我国目前尚无全国来源的超说明书用药数据,但多项调查表明超说明书用药十分普遍。

超说明书用药产生的原因是多方面的,既有客观因素,又有主观原因,具体包括以下几个方面。

(一) 药品说明书更新滞后

1. 医学实践的发展客观上导致说明书滞后　医学是一门在实践和科学研究中不断发展的学科。一种新药同样也需要经过时间的验证才能被发现更多的功效。新药批准时通常基于有限的临床数据,而上市后真实世界的广泛应用往往会有新的发现和经验。例如,阿司匹林初始上市时仅作为 NSAID,其抗血小板作用是后来在临床实践中发现,经科学研究和临床试验确认后才最终增加了这一新适应证并写入说明书;同样,米索前列醇初始上市时应用于治疗消化性溃疡,现亦用于产科治疗稽留流产、不完全流产、终止妊娠、宫腔手术,并被 WHO 和多项指南推荐。

2. 制药企业的利益权衡主观上导致说明书滞后　由于新药的研发进程缓慢且有专利保护期,而临床试验又耗时较长,一般制药企业在新药申报时都会倾向于选用较易进行的临床试验或针对未来经济利益空间更大(如治疗费用高、罹患疾病者多等)的某种疾病,即集中资源申请企业意向的适应证和用法用量等,对于使用该药可能获益的其他患者并没有进行试验。在考虑是否增加新的适应证时,企业也会综合考虑获益风险比,决定是否值得花费大量人力、物力和时间成本开展新的试验以完成药品说明书相关内容的更新。

(二) 药品说明书自身的局限性

1. 特殊人群疗效与安全数据信息不足　新药上市审核批准需要经过严格的 1~3 期临床试验,完成对有效性和安全性方面的验证。药企或研究者基于伦理、试验难度、风险等考虑,往往将未成年人、妇女和老年人这类特殊患者排除在临床试验之外,因此药品上市申请时,这类人群也不纳入药品说明书中适应证的适宜人群,而常常使用"尚不明确""该人群中的疗效和安全性尚未得到证实"等描述,使特殊人群的药物使用无说明书支持。

2. 罕见病相关药品说明信息不足　罕见病相关药品可分为两类:①孤儿药,即专门用于治愈或治疗罕见疾病的特效药物;②扩大适应证的已上市药品,如泼尼松、人免疫球蛋白等激素及免疫调节剂等。罕见病受限于患者数量少、疾病异质性强等原因,相关新药临床试验开展难度大,临床研究经验缺乏,新批准的孤儿药的药品说明书难以提供详细、全面的疗效和安全信息。另外,已上市药品说明书更新速度缓慢,也加剧了罕见病相关药品说明信息不足这一客观情况。

(三)临床医师经验用药

很多超说明书用药都源于临床医师的经验用药,但动机和原因有所不同。绝大多数经验用药是基于循证支持的临床经验。例如,由于说明书的滞后性和局限性,医师在面对临床实际需求(如罕见疾病、特殊患者等),药品说明书没有涵盖所有的症状或者推荐剂量不适合患者,医师便会基于最新临床研究成果、专家共识等临床经验进行用药决策,即超说明书用药。可以说,这种超说明书用药是医学科技进步和发展的产物,但也有部分经验用药完全来自医师的个人临床经验,缺乏循证支持。例如,部分医师对超说明书用药及风险的认知程度较低,再加上自身知识储备不够、更新不及时,存在一些错误的用药理念,临床决策时过分依赖个人临床经验而随意超说明书用药,如中药注射剂超适应证应用、营养类辅助用药用量过大、中成药超功能主治使用等。

(四)利益驱动下执业行为的不规范

存在某种商业或经济利益驱动的条件下,从业人员不规范的执业行为也是造成超说明书用药的重要原因,主要包括药品企业和临床医师。药品企业为了扩大市场份额和提高销量,在药品推广宣传时有时会夸大疗效、扩大适应证、隐瞒或淡化副作用。这种过分宣传可能会误导医师或患者产生错误的认知,导致超说明书用药,增加用药风险。一些药企还会利用经济利益有意诱导医师超说明书用药。如果临床医师没有抵抗住诱惑,那么受药品回扣等个人经济利益驱动,他们可能会倾向性、频繁地使用某些药品,导致超说明书用药。对于利益驱动下不规范行为导致的超说明书现象,应坚决打击并避免。

三、超说明书用药是临床医学实践必然面对的问题

临床医学实践通常是在经验总结与科学进步的基础上,将一般经验用于具体个体的过程。基于具体的个体间差异,临床医学实践本身带有一定的探索性和冒险性。说明书所载药品信息是经过严格的药物临床试验验证后的结论,超说明书用药由于在说明书记载范围之外,其安全性和有效性的不确定性更大,即在一定程度上是对临床医学实践探索性和冒险性的进一步加深,因此超说明书用药也是临床医学实践在发展过程中必然面对的问题。

超说明书用药可能获益但同时也存在极大的风险。当现有的药品不能满足某种特殊疾病或特殊患者的诊疗需求时,尤其在肿瘤、儿科、老年科、产科等领域,如有充分的循证依据,超说明书用药常常会增加新的治疗机会以及争取更好的预后。但如果超说明书用药缺乏可靠依据,则会使患者处于无效治疗或受到更大伤害,包括产生新的严重不良反应等。据统计,超说明书用药总体发生药品不良反应风险是说明书用药的 1.44 倍,每增加 1 种超说明书用药,不良反应风险增加 8%;高质量证据的超说明书用药的不良反应发生率与正常用药无差异,缺乏高质量证据的超说明书用药不良反应风险是正常用药的 1.54 倍。同时,无限制地允许超说明书用药,势必会架空药品审批制度,给药品安全以及患者

带来风险。因此,超说明书用药涉及医学、药学、伦理、法学等诸多方面,既与患者结局、用药安全密切相关,又与医学伦理、医疗责任紧密相关,是临床实际诊疗中必须面对和决策的现实问题。

四、国内外对于超说明书用药的政策和法规

由于药品说明书具有法律效力,超说明书用药属于探索性治疗,其安全性、有效性尚未得到充分论证,容易引发医疗损害责任纠纷。因此,建立超说明书用药的相关法律体系,对超说明书用药进行规范管理,使其合法合规,最大化减少超说明书用药给医患带来的风险,是社会和医药学界一直重视并不断为之努力的工作。

(一) 国外对于超说明书用药的政策和法规

1964 年,世界医学协会(World Medical Association,WMA)在芬兰赫尔辛基召开联合大会通过《赫尔辛基宣言》,并于之后进行多次修订。该宣言是涉及人类受试者的医学研究伦理原则,宣言认为,"个体患者治疗过程中,经证实的干预措施不存在或其他已知的干预措施无效时,如果根据医师的判断,未经证实的干预措施有希望挽救生命、恢复健康或减轻痛苦,那么医师在征求专家意见、征得患者或其合法授权代表人知情同意后,可以使用该干预措施"。

绝大多数的国家和地区都通过法律或政府指导性文件对超说明书用药进行规范。目前全球有超说明书用药相关立法的国家共 7 个,其中美国、印度、新西兰 3 个国家从法律层面明确规定是否允许超说明书用药,美国和新西兰明确允许超说明书用药,印度明确禁止超说明书用药。美国 FDA 早在 1982 年就超说明书用药明确表态,不强迫医师必须完全遵守官方批准的药品说明书用法,药品上市后,医师的诊疗方案可合理地调整甚至可以超说明书规定使用。1997 年的《食品和药品管理现代化法案》明确了超说明书用药信息传播方式,允许药品生产企业向医师或者其他医疗保健行业从业者发放讨论药品新用法的书面资料。2005 年美国国会修正了《美国联邦食品、药品和化妆品法案》,允许有限度的超说明书用药。同时,美国的一些学术团体如美国卫生系统药师协会(ASHP)、美国医疗保险协会(Health Insurance Association of America,HIAA)等也致力于为超说明书用药寻找循证医学证据,用以指导临床医师合理使用药物。德国、意大利、荷兰和日本等国家因其法律中未明确禁止超说明书用药,且有对超说明书用药的相关规范,一般认为其允许超说明书用药(表 8-1-1)。

表 8-1-1 国外超说明书用药相关立法情况

国家	是否允许超说明书用药	政策或法规	颁布年份
美国	是	《食品和药品管理现代化法案》	2005
新西兰	是	《药品法》(1981)	2010
		《健康与残疾服务消费者权利守则》	2004

（续表）

国家	是否允许超说明书用药	政策或法规	颁布年份
印度	否	《印度医学委员会法案》	2001
德国	是	《联邦委员会药品法》	2010
意大利	是	《法令》	2003
		第94/98号法律	1998
		第648/96号法律	1996
荷兰	是	《荷兰药品法》	2007
日本	是	《临床试验的实施基准》	2010
		《药事法》	2009
		《医师法》	2008
		《医药品副作用被害救济,研究振兴调查机构法》	2005

（二）我国对超说明书用药的政策与法规

伴随我国诊疗技术和医药科技的飞速发展,很多罕见病、肿瘤亚型、免疫疾病被确诊,这些疾病治疗棘手,可能没有很好的治疗药物,因此有越来越多的临床医师依据循证证据,结合临床经验对患者超说明书用药。由于我国超说明书用药管理起步较晚,目前尚没有超说明书用药相关的法律或法规。先后为规范药品临床使用制定的《药品说明书和标签管理规范》《药品管理法》《药品管理法实施条例》《药品不良反应报告和监测管理办法》和《处方管理办法》等多部法规均未针对超说明书用药问题作出相应规定;2007年颁布的《处方管理办法》第十四条第一款规定:"医师应当根据医疗、预防、保健需要,按照诊疗规范、药品说明书中的药品适应证、药理作用、用法、用量、禁忌、不良反应和注意事项等开具处方",未明确允许或禁止超说明书用药,因此超说明书用药的合法性也一直受到争议。

直到2022年颁布的《中华人民共和国医师法》(以下简称《医师法》)在第二十九条首次对超说明书用药的合法性予以了明确:"在尚无有效或者更好治疗手段等特殊情况下,医师取得患者明确知情同意后,可以采用药品说明书中未明确但具有循证医学证据的药品用法实施治疗。医疗机构应当建立管理制度,对医师处方、用药医嘱的适宜性进行审核,严格规范医师用药行为"。《医师法》对医师和医疗机构超说明书用药的程序及管理提出了要求,指出超说明书用药的标准以及配套政策还需要继续完善。因此,医疗机构及行业学会组织临床医学、药学专家制定和发布了一系列超说明书用药的指导性文件(表8-1-2)。尽管这些指导性文件不具有法律效力,但它们一方面对规范我国超说明书用药发挥了积极的正向引导作用,另一方面也通过学术团体及行业学会的倡导和实践促进了国家层面法律相关立法的进程。

表8-1-2　我国医疗机构及学术组织发布的超说明书用药的指导性文件

发布/最新更新时间	文件名称	组织编写机构或学术组织
2010	《药品未注册用法专家共识》	广东省药学会
2013/2019	《超药品说明书用药参考》	中国药学会科技开发中心、北京协和医院、广东省药学会等
2014	《医疗机构超药品说明书用药管理专家共识》	广东省药学会
2015/2023/2024	《超药品说明书用药目录》	广东省药学会
2015	《超说明书用药专家共识》	中国药理学会
2016	《中国儿科超说明书用药专家共识》	中华医学会儿科学分会临床药理学组
2019	《超药品说明书用药中患者知情同意权的保护专家共识》	广东省药学会
2020	《中国超说明书用药专家指南共识》	北京协和医院、兰州大学等
2021	《超说明书用药循证评价规范》团体标准	广东省药学会
2021	《山东省超药品说明书用药专家共识》	山东省药学会循证药学专业委员会
2022	《湖北省医疗机构药品拓展性临床应用管理专家共识》	湖北省医院协会药事专业委员会
2023	《医疗机构药事管理与药学服务》团体标准之《第3-7-4部分：药学保障服务，重点药品管理　超说明书用药》	中国医院协会

第二节　临床常见超说明书用药类型

根据定义和内容，超说明书用药可分为超适应证、剂量不符、超用药途径、超人群。本节所列举的超说明书用药类型指经过临床实践验证或已有相关循证依据的，不包括无循证依据的超说明书用药。

一、超适应证

超适应证用药是指超出药品说明书所标明的适应证范围的用药行为，包括超出该国家或地区药品监督管理部门批准的适应证。超说明书用药中一般超适应证用药比例最高，广东省药学会于2024年发布的超说明书用药目录中，所收录的309个超说明书用药条目均存在超适应证用药。超适应证用药常见于抗肿瘤药物、抗精神疾病药物、心血管系统药物、抗菌药物、产科用药等。目前有指南建议及证据支持的超适应证用药如表 8 - 2 - 1 所示。

（一）抗肿瘤药物

临床实践中，一些晚期恶性肿瘤的治疗普遍存在抗肿瘤药品超说明书使用的情况。原因：①我国现有的抗肿瘤药物绝大部分是仿制或进口药品，由于各国审批制度和流程的差异，有些药物国外已批准适应证而在我国尚未获得药品监督管理部门的批准，如果临床使用亦属于超说明书用药；②有些恶性肿瘤，生存率极低，临床一线用药后出现耐药及疾病进展时，常常会使医师或患者倾向于使用具有未知风险的药物或治疗手段即实施超说明书用药，以及更加认同异病同治的机制，以此获得一线生机。

（二）抗精神疾病药物

抗精神疾病药物包括抗抑郁药、抗焦虑药、抗精神分裂药等。大多数抗精神疾病药物在我国获批的适应证明显少于欧美国家，因此精神科超适应证用药普遍。许多精神系统疾病病因和病理机制尚不明确，临床医师需要依据患者的临床症状进行对症治疗，对于经常出现多种情绪障碍并存甚至合并躯体症状的情况，临床常常会结合临床经验采取联合用药策略，如阿立哌唑国内批准适应证为治疗精神分裂症，临床上与抗抑郁药联合超适应证用于治疗重性抑郁障碍。另外，部分药物说明书中对适应证的描述并不精准，如抗精神分裂药的说明书中较少涉及其他精神疾病，而有些抗精神分裂药用于治疗孤独症、焦虑、强迫症等的疗效已被循证确认，但因为说明书规定的适应证只有精神分裂症，因此临床使用仍然属于超说明书用药，如齐拉西酮用于躁狂症，奥氮平联合氟西汀治疗难治性抑郁症等。

（三）心血管系统药物

使用心血管系统药物的患者通常具有年龄偏大、多病共存、多药共用等情况，且基于此类药物庞大的应用人群，许多药物在上市后会有新的证据证明一些新的使用获益。例如，血管紧张素转化酶抑制剂福辛普利和血管紧张素 II 受体阻滞剂缬沙坦，上市药品说明书适应证均为高血压，上市后 PREVEND IT 研究、MARVAL 试验分别证实其可以减少尿白蛋白，用于治疗有蛋白尿的原发性或继发性肾小球疾病。例如，选择性血管升压素 V_2 受体拮抗剂托伐普坦，上市药品说明书适应证为低钠血症和心力衰竭引起的水钠潴留，上市后动物实验、TEMPO 研究和 REPRISE 研究证实其可以通过抑制加压素降低囊肿负担、延缓肾功能下降，因此指南推荐用于减缓有快速进展风险的成人常染色体显性多囊肾病的肾功能下降。

（四）抗菌药物

不同于其他类型的药物治疗，抗菌治疗是否成功除受患者、疾病影响外，还取决于病原菌对药物的敏感度，以及发生耐药后的动态变化情况，两者是制约抗菌药物治疗是否成功的关键因素。因此，与其他类药物相比，抗菌药物用于敏感细菌的超适应证用法或用于不够敏感细菌的超说明书用法更普遍、更常见。

(五) 产科用药

产科患者主要是孕妇和哺乳期女性,基于医学伦理学方面的考虑,药物临床试验很少将此类特殊人群纳入临床试验,因此批准的说明书中也不会将孕妇和哺乳期女性纳入适应证人群,同时由于药品说明书的更新滞后,所以产科用药的超适应证情况也较普遍。

表 8-2-1 有指南建议及证据支持的药物超适应证使用

类别	药物名称	超说明书内容
抗肿瘤药物	多西他赛	用于小细胞肺癌、局部晚期头颈部鳞状细胞癌(联合顺铂和氟尿嘧啶)、食管癌的治疗
	度洛尤单抗	与依托泊苷、卡铂或顺铂联合,作为广泛期小细胞肺癌成人患者的一线治疗
	氟尿嘧啶	用于头颈癌的治疗
	吉西他滨	用于非霍奇金淋巴瘤、复发或难治外周 T 细胞淋巴瘤、晚期软组织肉瘤(与其他化疗药物联合)、晚期或转移性子宫颈癌、晚期卵巢癌(即以铂类药物为基础治疗后 6 个月以上复发的患者),不能手术切除、局部晚期或转移性胆管癌,以及头颈癌、膀胱癌的治疗
	甲氨蝶呤	用于类风湿关节炎、系统性红斑狼疮、异位妊娠的治疗
	卡铂	用于胸膜间皮瘤(与培美曲塞、与或不与贝伐珠单抗联用,适用于不适合顺铂治疗的患者)、转移性乳腺癌的治疗
	拉帕替尼	联合来曲唑治疗需要激素治疗(激素受体阳性且 HER-2 过度表达)的绝经后妇女的转移性乳腺癌
	奥拉帕利	用于既往接受过新辅助或辅助化疗、携带致病性或可能致病性胚系 BRCA 突变 HER-2 阴性的高危早期乳腺癌患者的辅助治疗
	贝伐珠单抗	用于转移性肾癌(联合干扰素)、转移性乳腺癌、铂耐药型复发卵巢癌(联合紫杉醇、多柔比星脂质体或托泊替康)的治疗
	度伐利尤单抗	与依托泊苷、卡铂或顺铂联合,作为广泛期小细胞肺癌成人患者的一线治疗
	紫杉醇	用于胃癌、宫颈癌、鼻咽癌、膀胱癌、食管癌的治疗
	紫杉醇(白蛋白结合型)	联合吉西他滨用于转移性胰腺癌的一线治疗;联合卡铂用于局部晚期或转移性的非小细胞肺癌的一线治疗;铂耐药的复发性卵巢癌的治疗
	度伐利尤单抗	与依托泊苷、卡铂或顺铂联合,作为广泛期小细胞肺癌成人患者的一线治疗
抗精神疾病药	阿戈美拉汀	用于广泛性焦虑障碍的治疗
	阿立哌唑	用于(双相 I 型障碍相)躁狂发作和混合发作的急性期治疗;在重性抑郁障碍中作为抗抑郁药的辅助治疗
	艾司西酞普兰	用于广泛性焦虑障碍、强迫-冲动障碍(强迫症)的治疗

（续表）

类别	药物名称	超说明书内容
	奥氮平	用于化疗相关呕吐的治疗；联合氟西汀治疗难治性抑郁症
	氟西汀	用于经前焦虑障碍、惊恐障碍的治疗；与奥氮平联用治疗双相情感障碍Ⅰ型相关的抑郁发作
	氯硝西泮	用于惊恐障碍的治疗
	帕利哌酮	作为单一疗法和作为情绪稳定剂或抗抑郁药辅助治疗成人分裂情感障碍；用于双相情感障碍躁狂发作急性期治疗
	齐拉西酮	用于双相障碍Ⅰ型躁狂或混合发作急性期治疗；与碳酸锂或丙戊酸钠联合用于双相Ⅰ型障碍维持期治疗
	舍曲林	用于创伤后应激障碍、经前焦虑症、社交恐惧症、早泄的治疗
	文拉法辛	用于成人惊恐障碍（伴有或不伴有广场恐怖）、成人社交焦虑症的治疗
	西酞普兰	用于强迫-冲动障碍（强迫症）的治疗
	帕罗西汀	用于广泛性焦虑障碍、创伤后应激障碍的治疗
	喹硫平	用于双相Ⅰ型情感障碍的维持期治疗；作为锂盐或双丙戊酸钠的增效治疗；双相障碍相关的抑郁发作的急性期治疗；重度抑郁症的辅助治疗
心血管系统药物	阿哌沙班	用于深静脉血栓、肺栓塞的治疗，降低初始治疗后深静脉血栓和肺栓塞复发的风险
	阿司匹林	用于抗磷脂综合征的治疗
	贝那普利	用于有蛋白尿的原发性或继发性肾小球疾病的治疗
	福辛普利	用于有蛋白尿的原发性或继发性肾小球疾病的治疗
	卡托普利	用于1型糖尿病且有视网膜病变的糖尿病肾病的治疗
	厄贝沙坦	用于有蛋白尿的原发性或继发性肾小球疾病、慢性心力衰竭（适用于不能耐受ACEI且左心室射血分数低下者）的治疗
	坎地沙坦酯	用于心力衰竭（NYHA Ⅱ～Ⅳ级，射血分数≤40%）的治疗
	伐地那非	用于肺动脉高压的治疗
	磺达肝癸钠	用于腹部手术后患者的深静脉血栓预防，以及急性肺栓塞、深静脉血栓的治疗
	螺内酯	用于女性痤疮、多囊卵巢综合征所致多毛症的治疗
	氯沙坦钾	用于糖尿病肾病（合并高血压）、有蛋白尿的原发性或继发性肾小球疾病的治疗
	替米沙坦	用于慢性心力衰竭（适用于不能耐受ACEI且左心室射血分数低下者）、有蛋白尿的原发性或继发性肾小球疾病的治疗
	缬沙坦	用于心力衰竭、有蛋白尿的原发性或继发性肾小球疾病的治疗
	普萘洛尔	用于特发性震颤的治疗，以及预防偏头痛

（续表）

类别	药物名称	超说明书内容
	坦索罗辛	用于输尿管结石的治疗
	托伐普坦	可减缓有快速进展风险的成人常染色体显性多囊肾病（ADPKD）患者的肾功能下降
	腺苷	防治经皮冠状动脉介入治疗引起的冠状动脉微循环障碍（无复流、慢血流）；对于无法充分运动的患者作为铊-201心肌灌注显像的辅助手段
	硝苯地平	用于早产抑制宫缩
	伊伐布雷定	用于不能耐受β受体阻滞剂或β受体阻滞剂效果不佳，窦性心律且心率＞60次/分的慢性稳定型心绞痛的治疗
抗菌药物	头孢噻肟	用于围手术期预防用药（如腹部手术、经阴道子宫切除术、胃肠手术、泌尿生殖道手术）
	头孢西丁	预防未受污染的胃肠道手术、阴道子宫切除术、腹部子宫切除术或剖宫产的感染
	万古霉素	用于难辨梭状芽孢杆菌相关性腹泻的治疗
	左氧氟沙星	用于耐多药结核病的治疗
妇产科用药	阿司匹林	用于预防子痫前期
	地塞米松	用于早产促胎肺成熟（孕周≤34周）
	低分子肝素（如依诺肝素、达肝素、那屈肝素）	用于产科抗磷脂综合征的治疗
	二甲双胍	用于多囊卵巢综合征、妊娠期糖尿病（胰岛素抵抗重、胰岛素剂量大）的治疗
	来曲唑	用于诱发排卵-多囊卵巢综合征的治疗
	螺内酯	用于多囊卵巢综合征所致多毛症的治疗
	硝苯地平	用于早产抑制宫缩
	吲哚美辛	用于预防早产
其他	A型肉毒毒素	用于重度腋下多汗症的治疗
	环孢素	用于系统性红斑狼疮（狼疮肾炎、SLE伴免疫性血小板减少症）、干燥综合征、重度溃疡性结肠炎的治疗

二、剂量不符

剂量不符是指药物使用剂量与药品说明书所标示的规定剂量不符，多见于治疗某种疾病时常规剂量不能达到良好效果而需要增加剂量的情况。例如，临床会依据循证使用超出说明书剂量的莫西沙星（每日 400～800 mg）治疗耐多药结核病，以达到对耐多药的结核分枝杆菌良好的抑制效果；用每日 1 g、连续使用 6 天的氨溴索预防慢性阻塞性气道疾病患者术后发生肺不张；用每日 1 次、每次 60 mg 的雷贝拉唑治疗卓-艾氏综合征；用最大日剂量 900 mg 的氯氮平治疗难治性精神分裂症；用双周方案剂量为 500 mg/m² 的西妥昔单抗治疗既往含铂治疗失败的复发转移性头颈鳞癌等，以上都是基于循证的超说明书用药，且临床常见。

三、超用药途径

超用药途径是指药物的给药途径与药品说明书所注明的用药途径不完全一致，多见于一些特殊药物的注射剂型。例如，抗肿瘤药或激素类药物的特殊用法，以达到最大化提高疗效或减少不良反应目的；地塞米松棕榈酸酯注射液治疗急性肱骨外上髁炎，采用关节腔周注射及浸润疗法，每次 0.5～3 mL；吉西他滨注射液治疗膀胱癌，采用膀胱灌注；美法仑注射液治疗视网膜母细胞瘤，采用儿童动脉内灌注或玻璃体腔内注射的给药方式；糜蛋白酶注射液治疗咽喉部炎症时，使用喷射雾化器雾化吸入；腺苷注射液防治经皮冠状动脉介入治疗引起的冠状动脉微循环障碍（无复流、慢血流）时，采用冠状动脉内给药，以快速恢复血流；万古霉素注射剂用于治疗难辨梭状芽孢杆菌相关性腹泻时，需要口服，因国内尚无胶囊剂型，所以通常万古霉素粉针会被配成一定比例的溶液让患者口服。

四、超人群用药

超人群用药是指用药对象范围超过说明书规定的可使用人群，包括超年龄、超性别以及超特殊生理状态等。超年龄大多数为未成年人，也有部分是老年人；超特殊生理状态一般是指孕妇。因为医学伦理问题，除特殊专科用药外，大多数儿童、孕妇是不作为临床药物试验对象的，用药的有效性和安全性数据非常有限，而这类人群的特殊性要求医师在特殊情况下超说明书使用药物，以争取更好的临床结局。因此，儿科、妇产科的超说明书情况较其他科更为普遍和常见。

有些药物在上市或注册临床试验时只选择全部男性或全部女性进行，因此在临床广泛应用后会发生超性别用药的情况。例如，美国 FDA 批准琥珀酸普芦卡必利用于治疗成人慢性特发性便秘，欧洲神经胃肠病学与动力学会（European Society for Neurogastroenterology and Motility，ESNM）也推荐其治疗成人功能性便秘，但普芦卡必利进入我国时只做了成年女性的临床试验，因此我国批准的适应证仅是用于治疗成年女性患者中通过轻泻剂难以充分缓解的慢性便秘症状，所以使用普芦卡必利片治疗男性便秘在我国属于超性别用药。目前有指南建议及证据支持的超人群用药参见表 8 - 2 - 2。

表 8 - 2 - 2　有指南建议及证据支持的药物超人群使用

类型	药品名称	适应证	超说明书内容
超年龄	阿替普酶	急性缺血性脑卒中	80 岁以上患者

(续表)

类型	药品名称	适应证	超说明书内容
	艾司西酞普兰	重度抑郁障碍	12～17 岁青少年
	奥氮平	精神分裂症、与双相 I 型障碍相关的躁狂或混合发作的急性治疗	13～17 岁青少年
		联合氟西汀治疗与双相情感障碍 I 型相关的抑郁发作(超人群)	10～17 岁儿童、青少年
	丙酸氟替卡松	特应性皮炎	3～12 个月儿童
	德谷胰岛素	1 型糖尿病(成人及 1 岁以上儿童)	≥1 岁儿童
	度洛西汀	广泛性焦虑障碍	7 岁以上儿童患者
	福辛普利	高血压	6～12 岁儿童
	甘精胰岛素	1 型糖尿病	≥6 岁儿童
	喹硫平	双相 I 型障碍相关的躁狂发作的急性期治疗的单药治疗	10～17 岁儿童、青少年
		精神分裂症	13～17 岁青少年
	六氟化硫微泡	肝脏超声检查、超声心动检查	0～17 岁儿童、青少年
	美法仑	视网膜母细胞瘤(儿童)	儿童
	孟鲁司特	常年过敏性鼻炎(用于对替代疗法反应不充分或不耐受的患者)	≥6 个月且≤2 岁儿童
	帕博利珠单抗	原发性纵隔大 B 细胞淋巴瘤(PMBCL):适用于难治性 PMBCL 的成人和儿童患者,或在 2 线或以上治疗后复发的患者	儿童
		高微卫星不稳定性(MSI - H)或错配修复缺陷(dMMR)癌症:适用于经既往治疗后进展的且无合适的可替代治疗选择的不可切除或转移性高微卫星不稳定性或错配修复缺陷实体肿瘤成人及儿童患者	3～16 岁儿童、青少年
		用于治疗复发或难治性经典霍奇金淋巴瘤成人患者;适用于难治性或在 2 线及 2 线以上治疗后复发的 cHL 的儿科患者	儿童
	普萘洛尔	婴幼儿血管瘤	<1 岁的儿童
	瑞舒伐他汀	高胆固醇血症	>7 岁儿童
	西地那非	肺动脉高压	新生儿、<1 岁的儿童
		精神分裂症(超人群)	13～17 岁青少年
	盐酸鲁拉西酮	单药治疗成人和儿童青少年(10～17 岁)双相情感障碍 I 型抑郁相	10～17 岁儿童、青少年

（续表）

类型	药品名称	适应证	超说明书内容
超特殊生理状态	英夫利西单抗	溃疡性结肠炎（超人群）	≥6 岁儿童
	硝苯地平	妊娠期高血压	妊娠 20 周以后的孕妇
	替比夫定	围产期慢性乙型病毒性肝炎传播预防	孕妇
超性别	地舒单抗	高骨折风险男性骨质疏松症以增加骨量	男性
	普芦卡必利	慢性特发性便秘（超人群）	男性
	特立帕肽	男性骨质疏松	男性

第三节　临床超说明书用药的管理

一、临床超说明书用药管理的必要性

超说明书用药现象在国内外临床医疗实践中普遍存在。据报道，医疗机构中超过 70％的超说明书用药缺乏科学的证据支持，药物治疗的安全性与有效性难以得到保障。

超说明书用药涉及适应证、剂量、疗程、途径或人群等尚未在国家药品监督管理部门批准的药品说明书中记载，除《医师法》对"超说明书用药"给予有条件使用的描述外，目前关于规范药品使用的法律法规，如《中华人民共和国药品管理法》《处方管理办法》，都未明确规定超说明书用药的法律地位。另外，医学是一门复杂的、不断发展的学科，从科学层面而言，不同的疾病、不同的患者以及不同的药物，超说明书用药是否有利于疾病转归，很难界定，有时会引发医疗纠纷。有研究统计了我国既往 57 例超说明书用药的医疗损害责任纠纷案例，其中由医方承担法律责任的案例为 44 例，占比 77％，而基于临床循证医学证据予以综合判断后，判定医方用药具有合理性从而不承担赔偿责任的案例仅占 23％；超说明书用药必须是自费的，否则涉及医保控费问题，视情节轻重可予以暂停拨付、拒付，如涉案金额达到入罪标准，则可能被认定为欺诈骗保。由此可见，超说明书用药的法律风险较大，医疗机构往往需要承担相应责任。

在伦理方面，超说明书用药是否需获得患者知情同意，国内外观点不一。美国 FDA 在 2011 年发布的指南提到，如果超说明书用药的目的是治疗患者疾病，则不需要提交临床试验申请、不需要伦理委员会的审核，但应该有足够的医学证据支持，且需如实记录药品的用法和效果。法国国家医药和保健品安全管理局通过建立超说明书药品"临时使用建议"，以过渡的方式，在没有适当治疗选择的情况下，对相关药物的获益和风险进行评估后可超说明书用药，但对超说明书药品给予相对更长的观察期，收集更多的数据用以保证超说明书用药的安全性。我国的部分学者认为超说明书用药的安全性、有效性得到验

证的,则无须向患者履行告知义务,对于存在一定风险的超说明书用药行为,则应当向患者履行告知义务,对于构成特殊医疗的超说明书用药行为除向患者履行告知义务外,还需取得患者的同意后才能用药。2022年《医师法》更新条款后,规定超说明书用药时医师应取得患者的明确知情同意。因此,近年来越来越多的医疗机构也随之进行了相应的更新。除此之外,超说明书用药涉及患者权益、临床医师对医学问题的认知及合理用药的社会责任,在临床实践中难以避免利益驱使、专业技术能力不足、管理缺陷等其他伦理问题。

综上,鉴于当前法律规定的相对空白、监管部门力度不足、医患矛盾突出的现状,从规避法律风险、保障患者最佳治疗权益及规范临床用药等各方面考虑,超说明书用药均应进行科学规范的管理。

二、临床超说明书用药的条件

综合国内外超说明书相关法律法规及行业指南共识等,医疗机构考虑超说明书用药时,一般须同时符合以下几个条件:

(1)针对病情尚无有效或更好的治疗方法。国内外多项指南、共识及研究认为,当无有效或更好的治疗方法时,超说明书用药是一种选择,同时应考虑患者的疾病状况和预后,如患有影响生活质量的严重疾病,或存在较大的严重预后不良风险时,也可考虑超说明书用药。《医师法》第二十九条规定:"医师应当坚持安全有效、经济合理的用药原则,遵循药品临床应用指导原则、临床诊疗指南和药品说明书等合理用药。在尚无有效或者更好治疗手段等特殊情况下,医师取得患者明确知情同意后,可以采用药品说明书中未明确但具有循证医学证据的药品用法实施治疗"。

尚无有效治疗手段是指现存治疗手段不能减轻患者的症状、不能使患者机体功能得以恢复、不能使患者的身体异常指标恢复正常状态,即现存治疗手段对于患者的疾病是无效的。尚无更好治疗手段是指与其他治疗手段相比较,当前没有更有效、更安全、更经济、更方便的治疗手段,在更有效、更安全、更经济、更方便不能兼得时,其重要性依次递减。尚无有效或者更好治疗手段的判定必然受到"当时的医疗水平"的局限,应从时间维度、空间维度以及技术维度多方面考虑,也应考虑治疗手段的学科差异性、地域局限性。

(2)具有循证医学证据支持。超说明书用药相关的所有临床实践、临床决策均应遵循循证医学证据,以现有的安全性、有效性证据为基础开展。循证医学证据的选择要注意质量分级,等级越高则证据质量越高。一般情况下,建议以证据质量分级体系 GRADE B 级及以上的证据或 OCEBM 2 级及以上的证据作为超说明书用药有效性评价的高等级循证依据,以期最大限度地规避风险,提高临床决策水平,彰显超说明书用药制度的严谨与审慎。证据质量也可参考其他权威的分级系统进行评估,如 Micromedex® 的 Thomson 分级系统(Ⅱa 级及以上被认为是高质量证据)。超说明书用药相关的循证医学证据强度由高到低依次为:国外药品说明书已批准而国内药品说明书未批准的用法、国际/国内权威学协会/组织指南、系统评价或 Meta 分析、随机对照试验、队列研究、专家共识、病例对照研究、病例系列、病例报告等,必要时需要对二次来源的证据进行溯源和再评价。特殊情况下,无法获取证据级别较高的有效性证据时,如罕见病、新生儿、突发公共卫生事件等,建议评估低等级循证依据(如病例对照、病例系列、病例报告等)的同时,结合疾病严重程度、有无替代治疗方案、药物特点、经济性等多种因素,评估患者可能获益和风险,综合制订推荐意见。安全性评估可根据我国《药品不良反应报告和监测管理办法》以"一般"和"严重"来区分不良反应造成损害的严重程度,同时应综合考虑不良反应的发生率、上市时间和其有效性等整体因素。

(3) 本医疗机构管理部门或机构审批。临床实践中的超说明书用药应根据所在单位的管理制度,取得相关部门的批准,如药事管理与药物治疗学委员会和(或)医学伦理委员会,以规范使用流程。未通过审批的用法原则上不得使用。

(4) 充分的知情同意,即符合临床超说明书用药管理规定,取得患者或近亲属的知情同意并签署知情同意书。知情同意是临床实践中保护患者权益的重要手段,《中华人民共和国民法典》和《医师法》均规定要保护患者权益。因此,在对患者进行超说明书用药时,应向患者告知用药理由和目的、治疗方案、预期效果及可能出现的风险、费用支付情况等,取得患者或近亲属的知情同意。医患双方签署的知情同意书则是获得了患者知情同意的书面证明。当超说明书用药有效性证据为2级(相当于GRADE B级)或更低时,应根据相关法律法规取得患者或近亲属对超说明书用药明确的知情同意。对于紧急且无法获得患者或近亲属意见的情况,《医师法》第二十七条规定:"对需要紧急救治的患者,医师应当采取紧急措施进行诊治,不得拒绝急救处置。因抢救生命垂危的患者等紧急情况,不能取得患者或者其近亲属意见的,经医疗机构负责人或者授权的负责人批准,可以立即实施相应的医疗措施。"但事后应补充流程。

(5) 不得以试验、研究或其他以医务人员自身利益为目的的使用。国内外指南均特别强调,应出于患者治疗需要,当尚无有效或者更好治疗手段时,超说明书用药可作为药物治疗选择。超说明书用药是以临床诊疗需求为前提,而不应以临床试验或科研等研究为目的,应与研究者发起的临床研究进行区分。

(6) 禁止生产企业以商业为目的开展任何超说明书用药营销行为。

三、临床超说明书用药的管理流程

(一) 医疗机构应制订超说明书用药使用制度和流程

鉴于超说明书用药潜在的未知风险,超说明书用药审批制度的建立有助于规范临床实践,最大程度保证超说明书用药的合理性和安全性,减少和避免因超说明书用药不当引起的纠纷。超说明书用药管理的组织架构主要由医院管理部门、相关临床科室、药学部门和超说明书用药审批机构(包括药事管理与药物治疗学委员会以及伦理委员会)组成。多数指南和大部分医疗机构施行的流程:由临床科室提出申请并提供循证材料,药学部门负责审核后,提交给药事管理与药物治疗学委员会审批。

1. 临床科室　依据患者个体情况,对超说明书用药进行评估,评估内容包括但不限于是否有足够的证据证明超说明书用药的合理性;根据医院管理流程启动申请;详细说明超说明书用药方案及管理不良反应的应急方案;尊重患者或近亲属对用药的知情权,对超说明书用药的不确定性、潜在风险和医疗费用情况进行告知;监测用药后的疾病进展及相关不良反应,对发生的严重不良反应在规定时间内向院内不良反应监测平台和国家不良反应监测系统报告。为保障患者治疗需要,危重、抢救等紧急情况下,临床科室可在超说明书用药后再及时(≤24 h)补充超说明书申请。

2. 药学部门　对临床科室提交的超说明书用药申请及相关证据进行初步审核评估,评估内容包括适应证、循证医学证据质量、给药途径、用法用量等;对证据不充分的申请应要求临床科室补充提供相关依据;提交医疗机构药事管理与药物治疗学委员会;对超说明书用药患者进行药学监护,接收和监测临床医师和患者在超说明书用药过程中报告的不良反应,并协助做好不良反应的救治管理工作。

3. 医疗机构的药事管理与药物治疗学委员会　药事管理与药物治疗学委员会对超说明书用药申请进行全面评估审核。审批通过后负责建立本机构超说明书用药目录并定期更新,并监督后续使用过程中对患者的保护。超说明书用药目录并非一成不变,随着药品说明书的更新及医学实践证据的积累,某些超说明书用药已获批进入我国法定说明书,或最新循证证据证实无效或弊大于利,或在临床使用期间监测到因超说明书用药而发生严重不良反应等情况,应及时退出医疗机构超说明书用药目录。

4. 伦理委员会　超说明书用药必须遵循科学和伦理 2 个基本原则,最大限度避免不合理用药等导致的患者利益受损的伦理风险,因此伦理委员会应负责进一步审核超说明书用药对患者的获益与风险,监督后续使用过程中对患者的保护。

（二）制订超说明书用药的知情同意标准操作规程

医疗机构应制订超说明书用药的知情同意书模板,告知内容包括但不限于以下内容:告知本次用药涉及超说明书用药;告知超说明书用药的含义;超说明书用药的原因;建议方案的性质、利弊和可能出现的不良反应及其应急方案;替代治疗方案的性质和利弊;用药注意事项;随访相关事宜;如何监测和报告不良反应。另外,患者或近亲属应充分了解超说明书用药方案及实施后可能存在的风险;在与临床医师就超说明书用药方案进行充分沟通后签署知情同意书(包括同意或不同意);积极报告用药期间的不良反应。

临床实践中,还应重视对超说明书用药的过程管理,如加强对本机构医师、药师培训及考核。强化医师处方权的授予管理,对循证医学证据强度较低、用药风险较高的超说明书用药,原则上应由相关专业具有高级专业技术职务任职资格的医师开具。将审核批准通过的超说明书用药列入"医疗机构药品处方集",作为医师开具处方、药师审核处方的依据,并完善相关信息系统建设。通过处方点评、用药监测等方式,定期对本机构超说明书用药情况进行评价,对违规使用情况进行干预。及时总结并反馈本机构超说明书用药存在的问题,制订改进计划,以促进超说明书用药的持续改进。

第四节　临床超说明书用药警戒案例及解析

案例 8-4-1　来曲唑片用于男性乳腺癌的内分泌治疗

案例概述

患者,男性,54 岁,身高 1.78 m,体重 85 kg,因"乳腺癌术后"就诊于某院普外科门诊。医师为其开具来曲唑片进行内分泌治疗。

思考

案例中来曲唑片的用法是否属于超说明书用药? 用药前需要完善哪些流程?

解析

来曲唑是一种芳香化酶抑制剂,通过抑制睾酮转化为雌二醇和雄烯二酮,阻断雌激素的合成,国家药品监督管理局批准的说明书适应证是用于雌激素或孕激素受体阳性的绝经后早期乳腺癌的辅助治疗,对男性的使用没有规定。因此,本案例中来曲唑片用于男性乳腺癌属于超说明书用药。为规范用药保护患者安全,用药前临床医师根据当前获得的循证医学证据综合评估后提出超说明书用药申请,药学部门对申请药品适应证、循证医学证据质量、给药途径、用法用量等评估后,提交药事管理与药物治疗学委员会,药事管理与药物治疗学委员会组织合理用药小组进行综合评估决定是否通过申请,申请通过后需伦理委员会就用药伦理问题进行审批。另外,用药前对患者进行知情同意并签署知情同意书。

案例 8-4-2　注射用胰蛋白酶粉针经喷雾吸入用于肺部感染患者的化痰治疗

案例概述

注射用胰蛋白酶粉针说明书于 2017 年 11 月 16 日被国家药品监督管理局核准发布,2020 年 12 月 1 日修改。说明书批准该药品的适应证用于清除血凝块、脓液、坏死组织及炎性渗出物,用于坏死性创伤、溃疡、血肿、脓肿及炎症等的辅助治疗;眼科用于治疗各种眼部炎症、出血性眼病以及眼外伤、视网膜震荡等;用于毒蛇咬伤,使毒素分解破坏。批准的给药途径有肌内注射、结膜下注射、滴眼、泪道冲洗、浸润注射。

某医疗机构在合理用药督查时发现,临床医师选用"注射用胰蛋白酶粉针 1.25 万 U"加入"4 mL 生理盐水","超声雾化"对肺部感染的患者进行化痰治疗。督察组专家认为该用法是超说明书用药,建议按医院超说明书管理制度进行申请后再决定是否继续使用。临床医师以"《临床诊疗指南:呼吸病学分册》中提及胰蛋白酶雾化吸入剂型具有经喷雾吸入治疗呼吸道疾病的药理作用"作为循证医学证据向药学部门提交了超说明书用药申请。药学部门在经过初步评估后,未通过该申请。

🅀 思考

案例中药学部门评估后未通过申请的理由有哪些?请尝试分析。

🅰 解析

首先,肺部感染经喷雾化痰的药品有很多,如吸入用盐酸氨溴索溶液,因此不符合超说明书用药的条件"针对病情尚无有效或更好的治疗方法"。另外,该申请中提供的循证医学证据只能佐证胰蛋白酶在呼吸道疾病治疗中的药理作用,并强调了药品剂型是雾化吸入型,该申请中的胰蛋白酶粉针是注射剂型。非雾化型药品用于雾化治疗,一方面无法达到非雾化剂型雾化使用无法达到有效雾化颗粒的要求,使药物颗粒沉积难以从呼吸道清除从而加重肺部感染的发生率;另一方面超声雾化可导致药品效价下降、引起组胺释放诱发变态反应等不良作用。近年来的临床诊疗指南均不推荐非雾化吸入制剂用于雾化吸入治疗。故该超说明书用药,存在较大的诊疗风险,审核不通过。

案例 8-4-3　奈玛特韦/利托那韦片用于重症肺炎伴重度肾功能不全的治疗

📖 案例概述

患者,男性,77岁,身高1.65 m,体重70 kg,因"新型冠状病毒抗原阳性,反复间歇性乏力,伴发热1周"收住入院。入院诊断为脓毒血症、脓毒症休克、重症肺炎、急性呼吸衰竭、新型冠状病毒感染。入院后患者病情急剧恶化,出现肾衰竭[估算肾小球滤过率(eGFR)为10.1 mL/min],新型冠状病毒核酸持续阳性,行气管插管,于重症监护室救治。为挽救患者生命,临床医师对其使用了奈玛特韦/利托那韦片。用法:第1天:奈玛特韦300 mg+利托那韦100 mg,鼻饲,每日1次;第2~5天:奈玛特韦150 mg+利托那韦100 mg,鼻饲,每日1次。

🅀 思考

案例中奈玛特韦/利托那韦片的使用是否属于超说明书用药?如果是,属于超说明书用药的哪种用药类型?药学部门应如何审核?

🅰 解析

奈玛特韦是一种 SARS-CoV-2 主要蛋白酶 Mpro 的拟肽类抑制剂,抑制 SARS-

CoV‐2Mpro可使其无法处理多蛋白前体,从而阻止病毒复制。利托那韦抑制CYP3A介导的奈玛特韦代谢,从而升高奈玛特韦的血药浓度。该药是国家药品监督管理局附条件批准上市的口服抗新冠病毒感染小分子药物,成人剂量为奈玛特韦片300 mg+利托那韦片100 mg,每12小时1次,整片吞服,不得咀嚼、掰开或压碎。病毒感染5天内应用。轻度肾功能不全患者(60 mL/min≤eGFR<90 mL/min)无须调整剂量;中度肾功能不全者(30 mL/min≤eGFR<60 mL/min)者应将剂量减少至奈玛特韦(150 mg)/利托那韦(100 mg),每12小时1次,持续5天,以避免过度暴露。重度肾功能不全者(eGFR<30 mL/min)不应使用本品,包括血液透析下的终末期肾病患者。

本案例中患者感染新冠病毒超过5天,重度肾功能不全,eGFR仅为10.1 mL/min,无使用奈玛特韦/利托那韦片的适应证,因此是超说明书用药,属于超适应证的用药类型。另外,患者因无法口服而采用鼻饲给药途径,也不符合说明书用药规定,故此案例还存在超给药途径用药。

药学部门审核时着重考虑了临床医师超说明书用药的理由及提供的循证医学证据:面对持续强阳性的新型冠状病毒感染,尚无有效或者更好治疗手段;有2篇《期刊引文报告》(*Journal Citation Reports*,*JCR*)一区SCI收录论文报道的在终末肾病患者中使用奈玛特韦/利托那韦片的经验。药学部门审核通过后对该患者进行了跟踪监护,提醒临床注意奈玛特韦/利托那韦片的合并用药,避免有害药物相互作用,并密切观察患者的病情变化及肾功能情况,根据实际及时停用或调整剂量。

案例8‐4‐4 替奈普酶用于急性缺血性卒中的溶栓治疗

📋 案例概述

患者,女性,64岁,身高1.56 m,体重52 kg。因"肢体偏瘫、言语不清"2 h送入某院急诊室,急诊MRI显示脑干、左侧丘脑、双侧脑室旁多发梗死,急诊医师使用替奈普酶(注射用人TNK组织型纤溶酶原激活剂)紧急溶栓:16 mg用3 mL无菌注射用水溶解后,抽取2.4 mL(13 mg)的注射液,静脉注射给药,5~10 s完成注射。患者1.5 h后情况好转。

❓ 思考

案例中替奈普酶是否是超说明书用药?事后需要补充什么材料?

🔖 解析

国家药品监督管理局批准替奈普酶用于发病6 h以内的ST段抬高型急性心肌梗死患者的溶栓治疗。用法用量:用于ST段抬高型急性心肌梗死的溶栓治疗,单次给药16 mg。将替奈普酶(1支,16 mg)用3 mL无菌注射用水溶解后,静脉注射给药,在5~10 s完成注射。本案例诊断为急性脑卒中,使用替奈普酶属于超说明书用药。本案例应在用药后尽快补充超说明书用药申请。

替奈普酶被多个诊疗指南推荐用于发病 4.5 h 以内的急性缺血性卒中的溶栓治疗。推荐剂量为 0.25 mg/kg,静脉注射给药(5～10 s),故临床医师应将相关诊疗指南作为循证医学证据提交药学部审核:《急性缺血性卒中血管内治疗中国指南(2018)》《中国急性缺血性脑卒中诊治指南(2018)》《AHA 急性缺血性卒中的早期管理指南(2019)》《ESO 急性缺血性脑卒中静脉溶栓治疗指南(2021)》《急性缺血性卒中替奈普酶静脉溶栓治疗中国专家共识(2022)》。审核通过后,进一步提请药事管理与药物治疗学委员会和医学伦理委员会审批。申请审批材料备案保存。

···参 考 文 献···

[1] 吴永佩,蔡映云. 临床药物治疗学:总论[M]. 北京:人民卫生出版社,2017.

[2] 山东省药学会循证药学专业委员会. 山东省超药品说明书用药专家共识(2021 年版)[J]. 临床药物治疗杂志,2021,19(6):9-40.

[3] 广东省药学会. 超药品说明书用药目录(2024 年版新增用法)[J]. 今日药学,2024,34(7):481-493.

[4] 丁瑞琳,邵蓉. 超说明书用药的法律风险分析及政策完善建议[J]. 上海医药,2022,43(S2):99-105.

[5] 任静,陈兆阳,李筱永.《医师法》背景下超说明书用药制度的价值基础与完善路径[J]. 中国医院管理,2023,43(11):84-88.

[6] 李明,张评浒,吉宁,等. 以循证证据为基础构建超说明书用药管理体系分析[J]. 重庆医学,2023,52(7):1104-1108.

[7] 庞凯鹏. 超说明书用药规则研究[D]. 陕西:西北大学,2022.

第九章 用药错误

第一节 用药错误概述

用药错误(medication error,ME),也称药物治疗错误。狭义上的用药错误是指合格药品在临床使用全过程中出现的、任何可以防范的用药不当,导致或有可能导致对患者的伤害,排除药物上市前及生产过程中的错误。广义上的用药错误则包含了从生产到使用全过程中发生的可防范的错误,包括药物的生产、经营、储藏、运输,处方的开具、转录、调配、发放,医嘱的执行以及用药后监测环节的人为错误等。这些错误可能对患者造成伤害,也可能未监测到伤害,因为是人为的错误,所以是可预防、可控制的,属于管理范畴的药物警戒实践。

从全球范围来看,不包括工资、生产力损失,每年与用药错误相关的开销预计为420亿美元,约占全球医疗费用支出的1%。因此,识别临床常见用药错误类型、掌握用药错误产生的深层次原因并针对原因制订应对策略,对减少用药错误、保障患者用药安全、减少不必要的医疗支出以及降低医务人员执业风险具有重要意义。

用药错误和药品不良反应二者既有联系又有区别。药品不良反应是合格药品在正常用法用量下出现的与用药目的无关的有害反应,通常认为是药品的固有属性,而用药错误是人为错误,二者均是药物不良事件的重要组成部分。药品不良反应强调结果,通常都有伤害产生,药物治疗错误强调原因,即发生的错误是可以预防的,但不一定会导致伤害。

根据用药错误造成后果的严重程度,参考美国国家用药错误报告及预防协调委员会（National Coordinating Council for Medication Error Reporting and Prevention, NCCMERP)的标准,用药错误可分为 4 个层级、9 个等级(表 9 - 1 - 1)。

表 9 - 1 - 1　用药错误的分级(NCCMERP)

层　级	等级	描　述
错误未发生(错误隐患)	A	客观环境或条件可能引发错误(错误隐患)
发生错误,但未造成伤害	B	发生错误但未发给患者,或已发给患者但患者未使用
	C	患者已使用,但未造成伤害
	D	患者已使用,需要监测错误对患者造成的后果以判断是否需要采取措施预防和减少伤害
发生错误且造成伤害	E	错误造成患者暂时性伤害,需要采取处置
	F	错误对患者的伤害导致患者住院或延长患者住院时间
	G	错误导致患者永久性伤害
	H	错误导致患者生命垂危,需采取维持生命的措施(如心肺复苏、除颤、插管等)
发生错误且造成死亡	I	错误导致患者死亡

第二节　常见用药错误类型和产生原因

一、基于心理学方法的分类

心理学认为错误是一种有意行为的紊乱,基于以人为核心描述和解释错误的心理学分类方法,错误可分为计划本身的错误和执行过程的错误。计划本身的错误根据原因分为知识性错误和规则性错误;执行过程的错误根据原因分为行动性错误和记忆性错误(图 9 - 2 - 1)。用药错误的心理学分类方法解释了错误发生的原因,有助于针对性地根据错误原因进行干预和防范。

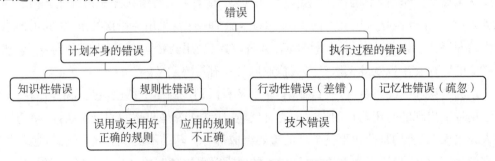

图 9 - 2 - 1　基于心理学方法的用药错误分类

二、基于错误发生环节的分类

狭义的用药错误可能发生在药品临床使用的任何一个环节。根据发生环节不同,用药错误可分为处方错误、信息传递错误、调剂错误、给药错误、监测错误和管理错误(表9-2-1)。采用发生环节分类方法有助于了解用药错误基本情况、产生的阶段和原因,有助于从人、系统及管理多方面进行防范。

表9-2-1 基于错误发生环节的用药错误类型

错误类型	发生环节	说 明
处方错误	处方开具阶段	医师在药物治疗决策中出现的错误,包括不恰当处方、不规范处方等
处方信息传递错误	处方传递阶段	处方转录过程或医疗机构之间信息传递出现的错误
调剂错误	药品调剂阶段	调剂的药品(如品种、规格、剂型、数量等)与处方不符,及药品包装上患者用药信息错误
	药品配制阶段	未能正确配制药品
给药错误	药品使用阶段	患者实际接受的药物与处方或医嘱内容的偏差、用药指导错误
监测错误	使用后的监测阶段	未进行监测或监测方法、频率不正确
管理错误	药品日常管理各环节	药品储存不当、摆放不当;制度建设不完善

(一)处方错误

处方阶段的用药错误是临床常见类型。英国卫生服务系统数据显示,英国每年发生用药错误共 2.374 亿次,其中处方错误约占 21.3%。所有与处方开具过程相关的步骤都有可能产生错误。

WHO 于 1985 年提出合理用药的"5R"原则,即正确的患者(right patient)、正确的药物(right drug)、正确的剂量(right dose)、正确的时间(right time)、正确的给药途径(right routine)。违背"5R"原则中任何一个都属于用药错误。因此,医师应根据患者病情给予符合药品说明书、指南或基于循证的药物治疗方案,以免因错误处方而带来的潜在伤害。

处方阶段常见的用药错误包括以下几种情形:①药品选择不当,包括适应证不符、存在禁忌证、有相关药物过敏史、存在药物相互作用、重复用药等;②药品的剂量、剂型、数量、疗程不当;③处方中给药途径、频次、时间、速率以及溶媒、浓度不当。如果临床医师对处方药物、患者病情及基本状况缺乏了解,就容易导致处方错误的发生。

(二)处方信息传递错误

处方信息传递可以是医疗机构内部处方转录过程,包括手写处方或电子处方的信息传递,口头医嘱的下达等;也可以是患者在不同医疗机构(包括养老照护机构)之间就诊的处方信息传递。英国卫生服务系统数据显示,处方信息传递错误的发生率为 1.4%,其中轻度错误占 42.4%,中度错误占 51.5%,严重错误占 6.1%。

常见处方信息传递错误包括:①护士转录医嘱错误,收费处转抄错误,上级医师口头医嘱下达时未再次确认而出现错误;②患者出院至再次入院期间出现用药偏差;③往返于多家医疗机构出现重复用药;④医疗机构之间信息不对等而导致用药信息传递错误等。近年来随着医院信息系统的不断建设、应用和完善,医疗机构内信息传递错误明显减少,但不同机构之间信息传递时仍常有错误发生。患者每换一家医疗机构就诊其药物治疗方案就可能发生变化,某些因素如人、环境等变化也可能影响处方信息,从而对患者造成伤害,即发生用药错误。数据显示,社区、出入院以及医院内部流转都容易导致用药偏差,发生处方信息传递错误,包括药物遗漏、剂量偏差、出现相互作用、重复用药、存在禁忌证等,所有这些错误都可能使患者面临用药安全风险。

(三) 调配错误

调配错误一般发生在药品调剂与配制阶段,英国卫生服务系统数据显示调剂错误发生率为 15.9%,在可能造成中度或重度伤害的用药错误中,调剂错误占 17.5%。调剂错误临床常见类型如下:

1. **处方审核错误** 药师调剂药品前应进行处方审核,除合法性和规范性外,适宜性也是重要的审核内容,包括处方用药与诊断是否相符、用法用量是否合适、是否存在配伍禁忌、是否存在重复用药等。对于存在问题的处方,药师应拒绝调配,处方未审核或处方问题未被审核出均为处方审核错误。例如,为青霉素皮试过敏的患者处方青霉素类药物(如阿莫西林胶囊、青霉胺片),造成过敏损害;为上呼吸道感染患者同时开具酚麻美敏片和氨酚伪麻美芬片,造成对乙酰氨基酚、伪麻黄碱、右美沙芬成分重复,容易因剂量叠加、超标而发生不良事件,如恶心、呕吐、神志不清、肝肾功能异常等。

2. **发放药品错误** 包括药品品名、规格、剂型和数量的错误发放。其中,药品品名发放错误最容易发生于“看似”或“听似”药品。“看似”药品指药品的外包装、形状、颜色、大小等方面相似,如药企为了让患者记住他们的品牌,会对生产药品采用相似外包装,因此同一生产厂家的 A 药和 B 药包装常常很相似。“听似”药品指名称相似的药品,包括通用名或商品名读音相近、名称之间仅有个别字不同的药品,如注射用环磷酰胺和注射用异环磷酰胺。

3. **发放对象错误** 药师把药品发给了错误的对象。例如,将患者甲的药品错发给患者乙,将 A 病区的药品发给 B 病区等。

4. **标签书写错误** 指在药品包装上标注用法用量、药品名称、患者姓名等信息时写错或书写不清。例如,将口服药每日 1 次写成每日 3 次,将外用药写成口服用药。

5. **药品配制错误** 指在药品分装、溶解、稀释、混合及研碎等配制过程出现错误导致未能正确配制药物。例如,胺碘酮注射液错误使用 0.9%氯化钠注射液而未用 5%葡萄糖注射液稀释;多烯磷脂酰胆碱注射液中加入氯化钾溶液导致稳定性破坏;头孢哌酮钠舒巴坦钠错误使用含钙的复方氯化钠注射液稀释而出现沉淀等。

（四）给药错误

给药错误是药物临床使用环节中最常见的用药错误类型。英国卫生服务系统数据显示发生率为 54.4%。给药错误临床常见类型如下：

1. **身份识别错误** 指给药对象与实际不符，如因核对姓名疏漏而将本该给患者甲滴注的药品用在了患者乙身上。

2. **给药方法错误** 包括给药途径、剂量、速度、位置等，如将静脉滴注误操作为静脉注射、实际给药剂量与处方不符、给药速度过快或过慢、肌内注射位置过于靠近神经等。其中，给药速度往往是静脉滴注时护士最容易忽视的环节。输液滴速可影响药物的稳定性与有效血药浓度，或引发不良反应，因此它关系到药物疗效能否充分发挥，不良反应能否最大限度地减少和避免。通常情况下应根据患者年龄、病情及药物性质（如半衰期、作用机制、体内分布特点、稳定性、刺激性及不良反应等）调节输液滴速，成人滴速一般为 40～60 滴/分，儿童及老年人为 20～40 滴/分。对有心、肺、肾功能不全的患者建议不超过 40 滴/分，对输注高渗、含钾或升压药液的患者适当减慢输液速度；对严重脱水、心肺功能良好者可适当加快输液速度。速度过快易引起注射部位疼痛、静脉炎，严重者甚至引起心力衰竭和肺水肿，过慢易引起药物降解，达不到治疗目的，如万古霉素因滴速过快导致"红人综合征"，甘露醇因滴速过慢导致降颅内压效果欠佳等。临床常见需要慢速滴注的药物参见表 9-2-2。

表 9-2-2 常见需要慢速滴注的药物

类 别	药 品 名 称
抗菌药物	左氧氟沙星、莫西沙星、万古霉素、亚胺培南西司他丁、阿奇霉素、两性霉素 B、伏立康唑、卡泊芬净、替加环素、甲硝唑、替硝唑
抗病毒药物	更昔洛韦、阿昔洛韦、利巴韦林
抗肿瘤药	奥沙利铂、白消安、多柔比星、多西他赛、高三尖杉酯碱注射液、甲氨蝶呤、尼妥珠单抗、柔红霉素、顺铂、西妥昔单抗、紫杉醇、洛铂、氟尿嘧啶、阿糖胞苷、米托蒽醌、长春地辛、亚砷酸、左亚叶酸钙、英夫利西单抗、伊班膦酸
消化系统药物	奥美拉唑、兰索拉唑、丁二磺酸腺苷蛋氨酸、门冬氨酸钾镁、精氨酸
中成药注射液	红花黄色素、银杏叶提取物、参麦、川芎嗪
其他	氯化钾、小牛血去蛋白提取物、多沙普仑

3. **给药顺序或给药间隔错误** 指护士给药或患者使用药品的顺序或用药之间的间隔有误。这也是临床药物使用环节比较容易被忽视的用药错误。有时患者甚至医务工作者很难理解药物使用顺序和间隔会影响治疗效果。从药代动力学和药效动力学理论而言，不同的几种药物同时使用，可能会在体内发生吸收、分布、代谢、排泄以及药效动力学上的相互拮抗或诱导，影响体内药物浓度或受配体而产生不同的效应。

（1）给药顺序：如滴眼液和眼膏同时使用时应先用滴眼液再用眼膏以保证两种药物局

部吸收良好；顺铂与紫杉醇联用，顺铂会延缓紫杉醇的清除，加重不良反应（如骨髓抑制），使用联合化疗方案时应先使用紫杉醇。另外，药物作用的周期特异性和药物刺激性对于抗肿瘤化疗药物也是确定给药顺序的考量因素。对于生长较慢的实体肿瘤处于静止期细胞较多，增殖期细胞较少，应先用周期非特异性药物（如烷化剂、铂类、抗肿瘤抗生素类药物等）诱导增殖期后再应用周期特异性药物（如抗代谢药物、干扰有丝分裂的植物类药物等）；对于生长较快的肿瘤则相反，应先用周期特异性药物杀灭增殖期细胞后再应用周期非特异性药物。如治疗乳腺癌时使用培美曲赛和卡铂联合化疗方案，用药顺序应先用培美曲赛后用卡铂，培美曲塞能导致嘌呤和嘧啶合成障碍，使细胞分裂停止在 S 期，然后用卡铂杀死残存的肿瘤细胞，而先用卡铂可能会导致培美曲塞肾脏排泄减慢，毒副作用增加。同时，联合化疗时应先输注对血管刺激小的药物，再输注刺激大的发疱性药物（如柔红霉素、表柔比星、长春新碱、长春瑞滨等）；或根据化疗药物外渗后对组织的损伤程度，按先非发疱性药物后发疱性药物，若同为发疱性药物则先浓后稀。例如，使用吉西他滨＋长春瑞滨联合化疗方案，长春瑞滨为发疱性药物，刺激性强，应后给药。

（2）给药间隔：以抗菌药物为例，许多药物和口服抗菌药物应间隔服用，以最大化保证抗感染效果及减少不良反应（表 9 - 2 - 3）。

表 9 - 2 - 3　常见需和口服抗菌药物间隔服用的药物

口服抗菌药物	合用药物	建议间隔时间
全部	益生菌制剂（双歧三联活菌胶囊、枯草杆菌二联活菌颗粒等）	至少 2 h
青霉素类、头孢菌素、四环素类等	乙酰半胱氨酸	至少间隔 2 h
头孢菌素类	抑酸药、抗酸药	至少 2 h
喹诺酮类、四环素类、头孢菌素	含金属离子药物（硫酸亚铁、铝碳酸镁等）	使用金属离子药物 4 h 前或 2 h 后再使用抗菌药物

4. **药品漏服或多服**　包括医务人员未将医嘱药物提供给患者或重复给药，以及患者居家用药时漏服或重复用药。

5. **依从性差**　一般指患者未遵循治疗方案或医嘱用药。

6. **用药指导错误**　一般指医师、药师、护士未指导患者用药或指导用药不正确。

（五）监测错误

用药监测指在药物治疗过程中，医务人员对用药疗效、安全性等的临床评价与监测，并通过监测调整治疗方案。用药监测一般贯穿于药物使用的全过程，部分特殊情况下即使用药结束后也会进行监测。监测错误被认为是使用药品后没有按照医学诊疗规范要求进行正确监测，从而增加了患者用药风险和造成伤害。监测错误在用药错误中的占比约为 7%，通常包括以下类型：

1. **监测缺失** 指药物治疗过程中未对疗效或安全性等实施监测或监测时机不合适。监测方法包括实验室检查、影像学检查、血药浓度监测（therapeutic drug monitoring, TDM）以及药物基因检测等。例如，使用抗凝药物华法林未定期测定国际标准化比值，可能导致出血或血栓形成；使用袢利尿剂未定期监测血液中钾离子含量，可能导致低钾血症甚至发生心律失常。

临床上需要开展血药浓度监测并据此调整剂量的药物主要是具有非线性药代动力学特征、药物治疗指数低（治疗窗窄）、血药浓度个体差异性大、合并用药有相互作用以及需要长期使用的药物。目前临床上常见开展血药浓度监测的药品参见表9-2-4。以苯妥英钠为例，有效浓度范围一般为 10~20 mg/L，如不进行药物浓度监测并及时调整剂量，当血药浓度>25 mg/L 时，患者会出现眼球震颤、共济失调、言语不清，甚至意识障碍等。

表 9-2-4 临床上常见开展血药浓度监测的药物

类 别	代 表 药 物
强心苷类药物	地高辛、洋地黄毒苷
抗癫痫药	丙戊酸钠、苯妥英钠、卡马西平、奥卡西平、拉莫三嗪、左乙拉西坦、托吡酯
抗菌药物	万古霉素、阿米卡星、庆大霉素、伏立康唑、伊曲康唑
抗心律失常药	奎尼丁、美西律、胺碘酮、利多卡因
抗肿瘤药物	甲氨蝶呤
免疫抑制剂	环孢素、他克莫司
抗精神病药	碳酸锂

药物体内代谢、转运及作用靶点基因的遗传变异及表达水平的变化影响药物在体内的浓度和敏感性，从而造成药物的个体差异。临床上常见的药物代谢酶基因检测位点包括 CYP2D6、CYP2C9、CYP2C19、N-乙酰基转移酶（NAT）、硫嘌呤甲基转移酶（TMPT）等。基于药物基因组学的药物基因检测也是减少药品不良反应、增加药物疗效、保障用药安全的重要手段。例如，携带慢代谢 NAT-1/NAT-2 基因型患者反复使用异烟肼易出现蓄积中毒，引起周围神经炎，检测该基因多态性可规避或及时调整治疗方案；携带 CYP2D6*10 等位基因的患者使用他莫昔芬疗效欠佳，检测该基因多态性可及时调整剂量或换药，此类患者如使用阿米替林的起始剂量也应降至常规用药剂量的 25%；携带慢代谢型 CYP2C19*2 和 *2 基因型患者使用氯吡格雷抗血小板疗效差，使用伏立康唑时容易出现毒副反应，检测该基因多态性可及时增加氯吡格雷剂量或选用不经 CYP2C19 代谢的抗血小板药物替格瑞洛、减少伏立康唑剂量以规避不良反应。美国 FDA 于 2020 年起对药物遗传学证据进行审查，评估基因与相关药物之间的关联，公布了《药物遗传学关联表》（Table of Pharmacogenetic Associations），根据科学证据的充分性及基因-药物相互作用程度，明确了有数据支持治疗管理建议的药物遗传学关联（涉及 57 个药物，表 9-2-

5)，有数据表明对安全性或疗效存在具有潜在影响的药物遗传学关联（涉及 20 个药物），仅有数据表明对药代动力学有潜在影响的药物遗传学关联（涉及 39 个药物），为药物基因检测提供参考，帮助临床更好地进行处方及监测决策。

表 9-2-5　美国 FDA 明确有数据支持治疗管理建议的药物遗传学关联（涉及 57 个药物）

序号	药名	靶标基因及亚型
1	阿巴卡韦	$HLA-B*57:01$ 等位基因阳性
2	阿布罗替尼	$CYP2C19$ 慢代谢型
3	阿米吡啶	$NAT2$ 慢代谢型
4	安非他明	$CYP2D6$ 慢代谢型
5	阿立哌唑（磷酸酯）	$CYP2D6$ 慢代谢型
6	月桂酰阿立哌唑	$CYP2D6$ 慢代谢型
7	托莫西汀	$CYP2D6$ 慢代谢型
8	硫唑嘌呤	$TPMT$ 和（或）$NUDT15$ 中间或慢代谢型
9	贝利诺他	$UGT1A1*28/*28$（慢代谢型）
10	贝组替凡	$CYP2C19$ 和（或）$UGT2B17$ 慢代谢型
11	依匹哌唑	$CYP2D6$ 慢代谢型
12	布瓦西坦	$CYP2C19$ 中间或慢代谢型
13	卡培他滨	$DPYD$ 中间或慢代谢型
14	卡马西平	$HLA-B*15:02$ 等位基因阳性
15	塞来昔布	$CYP2C9$ 慢代谢型或 $*3$ 携带者
16	西酞普兰	$CYP2C19$ 慢代谢型
17	氯巴占	$CYP2C19$ 中间或慢代谢型
18	氯吡格雷	$CYP2C19$ 中间或慢代谢型
19	氯氮平	$CYP2D6$ 慢代谢型
20	可待因	$CYP2D6$ 超快速代谢因子
21	氘代丁苯那嗪	$CYP2D6$ 慢代谢型
22	屈大麻酚	$CYP2C9$ 中间或慢代谢型
23	依利格鲁司他	$CYP2D6$ 超快速、正常、中间或慢代谢者
24	厄达替尼	$CYP2C9*3/*3$（慢代谢型）
25	氟班色林	$CYP2C19$ 慢代谢型
26	氟比洛芬	$CYP2C9$ 慢代谢型或 $*3$ 携带者
27	氟尿嘧啶	$DPYD$ 中间或慢代谢型
28	磷苯妥英	$CYP2C9$ 中间或慢代谢型、$HLA-B*15:02$ 等位基因阳性

（续表）

序号	药名	靶标基因及亚型
29	吉非替尼	*CYP2D6* 慢代谢型
30	伊潘立酮	*CYP2D6* 慢代谢型
31	伊立替康	*UGT1A1 * 1 / * 6*、*1 / * 28*（中间代谢型）或 *6 / * 6*、*6 / * 28*、*28 / * 28*（慢代谢型）
32	洛非西定	*CYP2D6* 慢代谢型
33	美克洛嗪	*CYP2D6* 超快速、中等或慢代谢者
34	美洛昔康	*CYP2C9* 慢代谢型或 *3 携带者
35	甲氧氯普胺	*CYP2D6* 慢代谢型
36	巯基嘌呤	*TPMT* 和（或）*NUDT15* 中间或慢代谢型
37	米库库铵	*BCHE* 中间或慢代谢型
38	那格列奈	*CYP2C9* 慢代谢型
39	奥利西啶	*CYP2D6* 慢代谢型
40	泮托拉唑	*CYP2C19* 中间或慢代谢型
41	苯妥英钠	*CYP2C9* 中间或慢代谢型、*HLA-B * 15：02* 等位基因阳性
42	匹莫齐特	*CYP2D6* 慢代谢型
43	吡罗昔康	*CYP2C9* 中间或慢代谢型
44	皮托利桑	*CYP2D6* 慢代谢型
45	普罗帕酮	*CYP2D6* 慢代谢型
46	赛妥珠单抗	*UGT1A1 * 28 / * 28* 慢代谢型
47	西尼莫德	*CYP2C9* 中间或慢代谢型
48	琥珀酰胆碱	*BCHE* 中间或慢代谢型
49	他克莫司	*CYP3A5* 中间或正常代谢者
50	丁苯那嗪	*CYP2D6* 慢代谢型
51	硫鸟嘌呤	*TPMT* 和（或）*NUDT15* 中间或慢代谢型
52	硫利达嗪	*CYP2D6* 慢代谢型
53	曲马多	*CYP2D6*
54	缬苯那嗪	*CYP2D6* 慢代谢型
55	文拉法辛	*CYP2D6* 慢代谢型
56	沃替西汀	*CYP2D6* 慢代谢型
57	华法林	*CYP2C9* 中间或慢代谢型、*CYP4F2 V433M* 多态性、*VKORC1-1639G>A* 多态性

2. 监测方法不当 包括监测方法不可靠、实施监测过程有疏漏等。以血药浓度监测为例,检测方法的确立、临床申请、样品采集与测定、数据结果分析、实验室质量控制等过程中任一环节出现错误都有可能导致监测方法不适宜而产生结果不可靠,进而影响临床评估和判断。

3. 监测频率不当 监测频率应根据诊疗规范,结合患者基本信息、病情变化、用药信息等进行综合判断并及时调整。如遇药物治疗方案新近调整、患者病情发生变化等情况时均应增加监测频率。

(六) 管理错误

不同于技术层面的用药错误,管理错误主要是从管理层面发生的错误,一般包括操作人员的工作失误以及背后隐藏的系统性问题。往往人员的工作失误是由于管理上存在系统性问题。系统性问题主要包括以下几种:

1. 制度和标准操作程序建设不完善,员工培训不到位 制度是告知员工做什么,标准操作程序是告知员工每一步怎么做,是岗位员工的工作指引,制度和操作程序有疏漏或错误,势必工作质量无法保障。同时,不断完善和更新的制度和程序如果没有一个常态化的培训机制,则员工特别是新员工的工作差错在所难免。例如,处方调配的"四查十对"内容包括"查处方,对科别、姓名、年龄;查药品,对药名、剂型、规格、数量;查配伍禁忌,对药品性状、用法用量;查用药合理性,对临床诊断",调剂岗位人员如未接受培训或医院培训不到位就会造成执行不佳导致错误。又如对看似相似或听似相似药品没有系统性的防范措施如管理制度、醒目的标识等。

2. 信息系统不完善 随着计算机技术的发展,信息系统已经被广泛应用于医院日常工作的方方面面,包括电子处方或医嘱的开具、药品的调剂和配制、患者信息核对等。信息系统相关程序出现设计和维护错误,会造成信息系统运行故障,进而对药物正确使用造成影响。

三、用药错误产生的原因

错误通常被定义为计划的行动未能按照预期完成(如执行错误)或使用错误的计划来实现目标(如计划错误)。关于错误或事故的发生理论,美国耶鲁大学查尔斯·佩罗于1984年提出"常态事故理论",认为世界上不存在完美的事,系统中的任何因素包括设备、程序、人员、物品、环境等都是如此。所谓"常态"是指系统无法避免地偶尔会发生交互作用,从而导致事故发生。越是复杂、紧密的系统产生交互作用的概率更高,越是容易发生事故。1990年,曼彻斯特大学教授詹姆斯·瑞森在其著名的心理学专著《人为差错》(Human Error)中提出了瑞士奶酪理论,又称"REASON模型"。它认为一个系统可以分为不同层面,每个层面都有漏洞,这些层面叠在一起,就像有孔的奶酪叠放在一起;而不安全因素就像一个不间断的光源,当它刚好能透过所有这些漏洞时,事故就会发生。该模型在"常态事故理论"的基础上进一步深入研究了系统、人与事故发生的关系,提出事故与人为疏忽、系统错误的关系。根据此理论,用药错误产生的原因也来自两个方面,即个人错误和系统错误。通常情况下,个人错误常包括健忘、疏忽、道德缺陷等;系统错误多为客观因素,包括工作环境如时间紧、人员缺、设备落后,工作人员疲劳以及缺乏经验。

（一）个人错误

在任何行业包括医疗行业在内,造成事故的最大因素之一就是人为错误。查尔斯·佩罗认为 60%～80% 的事故涉及个人错误。詹姆斯·瑞森将错误定义为计划好的一系列精神或身体活动但未能达到预期的结果,而这种失败又不能归因于偶然。同时,他对过失、失误和错误进行了区分。过失和失误发生在实施行动与预期不符的情况下,属于执行错误。二者区别在于过失一般可被观察到,但失误不能。而错误是行动按照计划进行,但由于计划本身是错误的,所以不能达到预期的结果。

在医学上,过失、失误和错误都有可能产生严重后果并伤害患者。例如,医师将 1 mg 的药片误写成 10 mg,虽然原来的意图是正确的,但由于行动没有按计划进行,所以属于失误。如果医师因诊断错误选择了错误的药物,则属于错误。因为该医师对情况的评估是错误的所以计划的行动也是错误的。

常见个人错误主要来自两个方面,一是从事医疗服务的医务人员,包括医师、护士、药师等,二是接受医疗服务的患者。具体原因包括:

1. 医务人员产生错误的原因　包括工作责任心不够、职业道德缺失、未遵守规章制度以及知识水平不足等。其中知识水平不足的原因可能是客观上的新近毕业、经验不足等,也可能是主观上的不愿意学习和更新知识。

2. 患者产生错误的原因　包括健康素养缺乏、不认为自己患有疾病并拒绝配合治疗、不信任医务人员等原因。

（二）系统错误

美国医学研究院研究认为医疗服务是一个复杂的、容易发生事故的技术行业,大部分的医疗错误常源自不完善的系统和流程设计。潜在的错误或系统故障有时很难看到,容易导致操作者失误,进而构成了系统安全的最大威胁。系统错误产生的原因通常包括以下几点。

1. 药品自身因素

（1）名称相似:指药品通用名或商品名字形相似或读音相似,如"氟尿嘧啶片"和"氟胞嘧啶片"、"依帕司他片（商品名:唐林）"和"那格列奈片（商品名:唐力）"等。

（2）外观相似:指药品的外包装和（或）内包装相似的药品,包括外包装盒样式、药品性状(如大小、颜色、形状等)。

（3）用法特殊:部分药品需要采用一些特殊的使用方法才能更好地发挥药理作用,减少不良反应。例如,骨质疏松症患者使用阿仑膦酸钠片需晨起空腹服下并在 30 min 内避免躺卧以降低食管不良反应;使用治疗哮喘的沙美特罗替卡松粉吸入剂需在吸入完成后进行漱口以预防口咽部念珠菌感染。错误地使用药品会导致不良反应增加或药效不能完全发挥,进而产生伤害。

（4）储存条件特殊:不同的药品需要不同的储存条件,包括温度、湿度、光线、空气等。

不恰当的储存方法可能会对药品的稳定性产生不利影响。

(5) 高危药品(high-risk drug):也称高警示药品(high-alert drug),指错误使用能够对患者造成重大伤害的高风险药品。WHO 2019 年列出了高危药品目录,包括:①抗感染药物,如两性霉素、氨基糖苷类药物;②钾离子及其他电解质;③胰岛素类;④阿片类等镇静剂;⑤化疗药物,如长春新碱、甲氨蝶呤等;⑥肝素和抗凝剂;⑦其他被当地卫生组织定义为高危的药品。美国用药安全研究所也先后发布了急诊、门诊及长期用药的高危药品目录。

2. 环境因素 主要是指医务人员的工作环境,包括环境噪声过大、容易被频繁打断、空间小、药品及关键设备摆放杂乱等。

3. 设备因素 包括硬件和软件,硬件设备如电脑、发药机、药柜、货架等出现老化、维护不力、易出故障等问题;软件因素主要指药品相关的信息系统落后、程序配置不当等,不足以发挥基本的识别和防范用药错误的功能。

4. 流程因素 指制订好的用药流程在实施过程中出现的任何用药环节运行不顺畅及信息传递不准确等情况,包括因交接班不当出现的医嘱转录错误、信息系统之间运行错误或不兼容导致流程中断等。开具处方、存储、药物调剂和配制、给药及患者出院后用药等任一环节不畅或出现传递偏差都可能导致用药错误的发生。

5. 管理因素 管理不当是产生重大错误的重要因素,具体内容包括以下几点。

(1) 管理制度不完善:医疗机构未按照要求建立相关的管理制度,如无用药错误监测管理制度、无药房设施设备使用管理制度等。

(2) 制度落实不到位:医疗机构虽建立了相关管理制度,但制度执行或落实不到位,流于形式,如未根据制度建立和(或)执行相关标准操作流程。

(3) 人员配置不合理:包括医务人员缺少、工作时间过长而导致工作效率低,易发生用药错误等。

第三节 用药错误的处理和防范

一、用药错误的处理策略

医疗机构用药错误的处理一般包括处置、报告、监测、信息利用等过程。

(一) 用药错误的处置

用药错误一旦发生,医务人员应积极实施处置措施,包括立即救治、积极上报、总结原因等。根据严重程度不同,临床处置手段可有所区别。通常情况下,对于 D 级以上的错误,医务人员应立即展开临床救治,尽可能将错误对患者的伤害降至最低,同时积极上报并采取整改措施。A~D 级用药错误未对患者造成伤害,但医务人员及医疗机构管理者应同样给予足够的重视,除积极报告外,应对原因进行及时分析总结并进一步采取防范措施。

（二）用药错误的报告

一般情况下，尽管并非所有不良事件都是由用药错误引起，但由用药错误造成的不良事件仍不在少数。因此，用药错误的报告同样适用强制报告制度和自愿报告制度。强制性报告制度侧重于识别可归因于错误的严重不良事件，一般要求医疗机构提交所有严重不良事件报告。自愿报告制度侧重于对患者造成伤害（A～D级）或对患者伤害极小的错误，无论哪种报告制度，其目的都是在伤害发生之前，从错误中学习如何识别和补救以防止错误再次发生。

鼓励开展自愿报告工作。建立用药错误自愿报告系统可以使其他医疗机构或医务人员避免类似错误的发生。国外许多发达国家如美国、英国、加拿大和澳大利亚已建立较成熟的用药错误报告系统。我国也高度重视用药安全工作，卫生部 2011 年颁布的《医疗机构药事管理规定》中提出医疗机构应建立用药错误监测报告制度，2012 年颁发的《三级综合医疗机构评审标准实施细则》中要求医疗机构实施用药错误报告制度、建立调查处理程序和采取整改措施。用药错误报告率也作为考核指标之一被列入评审标准。2012 年，合理用药国际网络中国中心组临床安全用药组成立并建立全国临床安全用药监测网，接收各级医疗机构的用药错误报告并对数据进行统计和分析。

用药错误的报告内容应真实、完整、准确，一般应包括：①错误的发生、发现时间及场所；②错误内容（如品种、用法、用量、相互作用等）；③错误分级（A～I级）；④患者伤害情况（无明显伤害、抢救、残疾、暂时伤害和死亡）；⑤引发错误的因素（如处方因素、药品因素、环境因素、人员因素等）；⑥引起错误及其他与错误相关的人员（如医师、药师、护士、患者及其家属等）；⑦错误相关药品（如通用名、批准文号、剂型、规格、生产厂家等）；⑧记录事件过程（如发生、发现经过、处理情况及改进措施等）；⑨患者信息（如性别、年龄、体重等）；⑩报告人信息（如姓名、科室、电话和邮箱等）等。

（三）用药错误的监测

相对于药品不良反应，用药错误的监测难度更大。目前国内外用药错误的监测方法包括直接观察、自愿报告、病历审查、信息系统监测等。

1. **直接观察法** 用于识别比较明显的错误，如医嘱执行时护士观察医嘱并与原始医嘱比较。

2. **自愿报告法** 借助自愿报告系统进行用药错误的监测，推荐医疗机构采用自愿报告法进行日常医疗安全工作的监管。国际上认为自愿报告应该是匿名、保密和免责的，以鼓励医务人员报告。自愿报告的目的不是追责，而是通过监测发现明显及潜在系统错误，以采取措施纠正引起错误的因素，同时促进建设安全的用药文化。

3. **病历审查法** 指以临床资料包括诊疗记录、实验室检查、处方和医嘱数据等为基础进行整合性回顾分析方法。该方法是发现不良事件的"金标准"，但在发现潜在用药错误方面仍存在局限性。经过专业培训的多学科团队参与可提高用药错误发现率。

4. **信息系统监测** 也称计算机监测。医院信息系统（hospital information system，HIS）指医院的管理、医疗等行为所依赖的计算机软硬件技术和网络通信等现代化技术与对象,包括电子医疗记录、计算机医嘱录入、临床决策支持系统等。当医师或药师出现录入错误等可能引发用药错误的风险时,信息系统界面会出现提醒或无法继续运行的情况,因此用药错误可在出现不良事件前即被拦截。不同用途的软件在临床用药的不同阶段可发挥作用,如计算机医嘱录入系统识别处方传递和调配错误、护士工作站监测给药错误、临床决策支持系统通过整合临床数据和实验室数据进而监测、识别处方错误等。各软件整合后的信息系统优化建议能够大大减少医疗机构用药环节发生用药错误的概率,提高医疗机构的用药安全。

5. 其他监测方法　如患者自我监测资料、满意度调查、投诉资料、事故报告等。

(四) 用药错误的信息利用

用药错误发生后,除处置、报告和监测外,对相关信息的合理利用能够深入发现原因,进而提出相应的策略,有利于减少错误发生率,制订切实有效的防范措施。具体的信息利用形式包括以下几种。

1. 分析、评价用药错误数据并进行反馈　如定期对用药错误的内容、类型、分级、错误原因等进行汇总、分析和评价,提出改进措施,向所在部门及医疗机构管理部门进行反馈,及时发布预警信息。

2. 整合用药错误信息用于培训医务人员　针对用药错误中的人为因素,如医务人员由于知识欠缺、经验不足等原因导致的用药错误,加强专业知识培训。

3. 挖掘用药错误数据　WHO认为药物警戒工作的重心现已从药品安全为中心转向以患者安全为中心,鼓励将经典的药物警戒工具方法应用于用药错误管理,同时鼓励开发新工具和方法用于用药错误分类分析、可预防性方法研究以及因果分析工作。通过对用药错误数据的分析、挖掘,拓展医疗机构监测和管理用药错误的能力,有效提升防范水平。

4. 提出政策建议　结合用药错误相关工作的深入开展和分析结果,相关人员可通过适当途径向医疗机构及上级行政管理部门提出政策建议,包括优化药品生产及流通环节,以减少因药品包装、标签引起的用药错误。

二、用药错误的防范策略

用药错误可能发生在用药系统的任何环节。不同情况下出现的用药错误,需要不同的策略或措施进行防范,并没有一项完美的策略能够防范所有用药错误。医疗机构应通过技术、管理和人员,多层面、多措施综合防止错误的发生或减轻错误引起的伤害。采用的防范策略包括以下几种。

(一) 实施强制和约束性手段

通常来说,强制和约束性手段是最有效的用药错误防范策略,一旦使用会使过程中出现错误的概率大大降低。多数情况下,强制和约束性手段是医疗机构管理部门为了执行国家或地方的政策或者基于用药错误风险管理的需求而采用的,包括但不限于执行国家对于医疗机构"一品两规"的规定,计算机限定用法、用量、给药途径,暂停使用某种药物、限量使用某种药物、对医疗机构品种数量限定,抗菌药物的分级使用管理,抗肿瘤药物分级使用管理,制订高危药品目录,强化麻醉药品管理等。

(二)实行自动化和信息化管理

自动化和信息化手段的使用,主要目的是通过限制人对记忆力的依赖而减少出现错误的可能性。常见的信息化手段包括电子处方、计算机医嘱、药品管理系统,以及处方审核、用药监测等临床医师决策系统。常见的自动化手段包括整包装发药系统、单剂量自动分包机、可个性化定制模块的智能药品管理系统等。这些手段的使用可极大地提高处方开具、传递以及药品分发的速度和准确性,减少用药错误的发生。

(三)科学精简和标准化工作流程

药品在医疗机构的整个过程包括多个环节,需要协调多部门、多岗位共同完成,科学设计工作流程的同时进行精简和标准化,可以减少因环节冗长繁杂而产生的用药错误,有利于提高工作效率,保障用药安全。标准化工作流程既包括标准化高危药品标识、音似形似药品标识、易混淆药品标识、药品多规格标识,也包括标准化操作流程,以及制定指南、共识、技术规范等。

(四)建立切实有效的审核机制

审核机制的建立主要是针对系统产生的错误。校对、审核的引入对减少系统错误是必不可少的。医疗机构对于具有高风险的临床用药情况常常采用双人审核和校对制度以避免错误,以高危药品管理为例,建立高危药品目录清单,对清单上的药品管理实行双核制,可有效减少高危药品的用药错误风险。

(五)倡导健康的用药安全文化

健康的用药安全文化应该是非惩罚性的,医疗机构的医务人员认同用药错误监测与报告工作,认为其对保障患者用药安全、提高医疗质量、降低执业风险是具有积极意义的。医疗机构对用药的评估过程应当公正、透明,区分系统缺陷和人为错误,鼓励医务人员包括临床医师、护士和药师等主动监测和报告用药错误。医疗机构应制订有效措施并保障落实,保护当事人、报告人和患者信息。

(六)建立健全用药安全管理组织及相关法规、制度

国家及地方通过制定相关法律法规等,对用药安全包括从药品制备到临床使用中的用药错误监测报告进行全方位管理。我国于 2012 年成立合理用药国际网络中国中心组临床安全用药组,并建立全国安全用药监测网接收各级医疗机构的用药错误报告。医疗机构内部设立用药安全管理组织,成立由医疗、药学和护理等部分共同组成的用药安全工作小组,在医院药事管理与药物治疗学委员会领导下进行工作,建立医疗机构用药错误监测管理体系,纳入医疗机构质量管理体系。医疗机构建立健全用药安全相关规章制度及标准操作流程,包括药师"四查十对"的管理规定、护士"三查七对"的管理规定、超说明书用药规定、自备药品管理制度、高危药品管理制度、特殊药品(毒性药品、麻醉药品、精神药

品、放射性药品)管理制度以及临床试验药品管理制度等。

(七) 优化人力资源配置,加强专业技能培训

建立跨学科的药物安全团队,并配备充足的人力资源。应充分发挥药师的作用,包括参与医院处方集和药品供应目录,负责药物安全监测工作,保障药品供应,审核用药医嘱,重整患者药物,加强用药监测及患者用药管理等药品在医疗机构流通的各个环节。重视员工培训尤其是新职工的岗位培训,定期开展针对医务人员基于岗位胜任力的专业技能培训,将用药错误的识别和防范作为培训内容之一。同时还应注意加强医务人员关于法律法规、行业规范、人文伦理、沟通技巧等多个方面的学习和培训。

(八) 加强用药安全系统的评估和持续改进

错误和伤害的类型和后果不是一成不变的,用药安全管理团队应持有不断优化和改进的理念,着眼于系统的改善、设计以及实施相应的策略对用药安全系统进行不断评估和促进,以降低用药错误风险,防止患者受到伤害。主要的评估方法包括自我评估、失效模式和效果分析、根本原因分析法、药物使用评估、质量改进和事件监测等。其中自我评估、失效模式和效果分析是主动评估方法,根本原因分析法、药物使用情况评估、质量改进和事件监测则是回顾性评估方法。

1. 自我评估　完成用药安全的自我评估有助于医疗卫生系统识别内部的用药风险,确定改进的优先级并制订改进计划。美国安全用药实践研究所(ISMP)发布了一系列用于自我评估药物安全风险的工具,通过差距分析的方法确定改进空间和方案。目前包括围手术期用药安全自我评估、高警示药品用药安全自我评估、抗栓治疗用药安全自我评估、社区/门诊药房用药安全自我评估、肿瘤药物用药自我评估、医疗机构用药安全自我评估等。

2. 失效模式和效果分析　是一种能够前瞻性地有效确定潜在错误原因、方式及其影响的方法,能够通过确定失效环节及制订纠正措施,降低用药错误风险。失效模式和效果分析法的主要步骤包括:梳理流程、组建研究团队、定义每个环节的失效模式及潜在影响、进行风险评估、制订防范策略和效果评价。

3. 根本原因分析法　是一种错误发生后识别系统漏洞并制订行动计划的方法,以防止和降低错误再次发生的可能性。它是一项系统化的问题处理过程,包括确定和分析问题原因,找出问题解决办法,并制订问题预防措施,因此通常用于详细评估严重或者重要错误。根本原因分析法旨在找出问题的根本原因并加以解决。医疗卫生系统和机构可参考国际国内专业建议,包括组织架构、定期审查、团队成员建议及基于风险的优先顺序情况,同时结合自身情况,确定有关根本原因分析法的执行、结果分析、报告和建议的标准化方法以及流程。

4. 药物使用情况评估　是一种性能改进工具,用于评估和改进药物使用过程,多用于评估特定的高危药品、频繁发生用药错误的药品,以及警报系统易报错的药品。评估结果可用于改进流程、规范指导原则、制订限制手段或形成决策支持以指导实践。

5. 质量改进和事件监测　用于系统化和持续化地提高医疗质量的方法和技术,可以

使得医疗服务和患者健康状况得到改善。常用于医疗质量改进的方法和工具包括:计划-执行-研究-处理循环法(plan-do-study-act cycle,PDSA 循环法)、精益生产系统(lean production system)、六西格玛法(six sigma)、提高绩效和患者安全的团队战略和工具(TeamSTEPPS)和查找-组织-澄清-了解-选择-计划-执行-检查-行动工具(FOCUS-PDCA)等。质量改进的流程可遵循一种方法进行。

第四节　用药错误警戒案例与解析

案例 9-4-1　服用华法林致出血

📖 案例概述

患者,男性,72 岁。因房颤服用华法林片多年,每次 2.5 mg,每日 1 次,口服。既往患者坚持定期监测国际标准化比值(INR),最长间隔时间 3 个月。INR 稳定在 2~3 之间。近半年因个人原因未监测,某日患者发现手臂及背部出现大面积瘀斑,立即前往医院就诊,复测 INR 值 5.2,医师嘱立即停用华法林,密切监测 INR,后患者瘀斑逐渐减退,INR 下降至目标后再重新启动抗凝治疗。

❓ 思考

案例中这名患者因服用华法林片出现瘀斑属于不良反应还是用药错误?

📖 解析

华法林是维生素 K 类拮抗剂,出血是其最主要的不良反应,临床常表现为瘀斑、紫癜、牙龈出血等。该名患者使用的剂量和用法符合说明书要求,但出现了瘀斑这种不良后果,而究其原因是未按诊疗指南要求定期监测,缺乏基于监测数据的剂量调整,即存在可防范因素,因此案例中的情况应属于用药错误。

案例 9-4-2　药物错发、医嘱误录

📖 案例概述

例 1　医师为脑梗死患者开具血脉通胶囊,药师错发为脉血康胶囊。当天药房盘点时发现错误药品数量有误,追查后锁定患者,药师立即联系患者更换药品,患者已服药 1 次,无不适情况。

例 2　一名患者被诊断为感染性心内膜炎合并肾功能不全,查房时上级医师口头医嘱

万古霉素注射液,每次0.5g,每12小时1次,静脉滴注。床位医师未听清楚,错误录入为每次1.0g,每12小时1次,静脉滴注。后药师审核医嘱时发现该错误,联系病房已用过1次,医师立即修改医嘱并复测肾功能。结果显示患者的肌酐水平未明显上升,拟在药物到达稳态血药浓度后进行万古霉素血药浓度监测。

思考

本案例中两种错误分别属于何种等级?

解析

例1中药师将血脉通胶囊错发为另一种活血化瘀类中成药脉血康胶囊,患者服用1次,未发生伤害,属于C等级,即患者已使用但未造成伤害。例2中处方信息在传递过程中发生错误且患者已使用,后续是否造成伤害需要进一步监测和评估,属于D级。即患者已使用,需要监测错误对患者造成的后果以判断是否需要采取措施预防和减少伤害。

案例 9-4-3 不合理医嘱

案例概述

患者,女性,63岁,因"发热伴咳嗽咳痰2天合并下肢关节痛1天"入院。患者既往无高血压、糖尿病等慢性病史,平时不服用药物,有磺胺类药物过敏史。入院诊断:上呼吸道感染、骨关节炎。药物医嘱:10%葡萄糖注射液250mL+痰热清注射液20mL,每日1次,静脉滴注;塞来昔胶囊,每次0.2g,每日2次,口服。

思考

医师为患者开具的医嘱中有哪些用药错误?

解析

医师处方中有两处用药错误:①药品选择不当,磺胺类过敏患者禁用塞来昔胶囊;②溶媒选择不当,痰热清注射液应用0.9%氯化钠注射液或5%葡萄糖注射液溶解,使用10%葡萄糖注射液易有晶体析出。

案例 9-4-4 雷贝拉唑输液袋内惊现黑色沉淀

案例概述

患者,女性,43岁,因甲状腺癌入院行甲状腺切除术。住院过程中,某日护士在为患者输注乳酸钠林格液后,执行医嘱"注射用雷贝拉唑钠 20 mg + 0.9% 氯化钠注射液 100 mL"。输注过程中患者逐渐感觉注射部位疼痛明显,紧接着发现输注液体从开始的透明色变为蓝色且输液器中有明显黑色沉淀物,家属立即叫来护士并停用药物,同时要求院方解释并赔偿损失。护理部在事件发生后立即上报不良事件并联系药剂科协助解决。

思考

请分析出现黑色沉淀的可能原因,并分别从技术、管理、人员的角度提出几点防范措施。

解析

出现黑色沉淀的可能原因:雷贝拉唑钠作为质子泵抑制剂的一种,具有亚硫酰基苯并咪唑的化学结构,pH 值为 11.0~12.5,稳定性差,易受 pH 值、光线、金属离子、氧化性和还原性成分等多种因素的影响。其中 pH 值是影响稳定性的主要因素。配制注射用雷贝拉唑钠时,应严格按照说明书进行,并避免与其他药物混合静脉滴注。案例中医嘱选择的溶媒符合说明书要求,黑色沉淀的原因可能为:①未做到现用现配:病区配置药品多为集中批量配置,从冲配好到给药如间隔过长容易引起药液分解变质;②更换补液时未充分冲洗或更换输液器:患者在乳酸钠林格液输注结束后紧接着输注雷贝拉唑钠,残留在输液器内的乳酸钠林格液含有钾离子、钙离子且 pH 值为 6~7.5,使输注的雷贝拉唑在相对酸性的条件下分解产生砜化物和硫醚化物,出现变色、浑浊甚至沉淀。

防范措施示例:①技术层面:建议临床配制及输注雷贝拉唑钠时,单独使用一次性注射器及输液器,尽量现用现配,15~30 min 内滴完,配置后 2 h 如未使用应及时丢弃,避免与其他药物混合静脉滴注,更换输液药品时使用不少于 20 mL 的生理盐水冲洗输液器;②管理层面:制订易变质药品的静脉输液标准操作流程并组织培训,通过信息化手段限定药物溶媒、设置护士工作站提醒,开展持续质量改进活动等;③人员层面:及时配备人员,充分发挥药师作用,建立临床静脉药物用药清单及使用注意事项,定期组织员工用药错误主题培训等。

··· 参 考 文 献 ···

[1] Reason J. Human error: models and management [J]. West J Med, 2000,172(6):393 - 396.

[2] Kohn L T, Corrigan J M, Donaldson M S. To err is human: building a safer health system [M]. Washington: National Academies Press, 2000.

[3] Aronson J K. Medication errors: definitions and classification [J]. Br J Clini Pharmacol, 2009, 67(6):599 - 604.

[4] Elliott R A, Camacho E, Jankovic D, et al. Economic analysis of the prevalence and clinical and economic burden of medication error in England [J]. BMJ qual saf, 2021,30(2):96 - 105.

[5] 尤黎明,吴瑛. 内科护理学[M]. 7 版. 北京:人民卫生出版社,2022.

[6] 广东省药学会,伍俊妍,邱凯锋. 静脉用药安全输注药护专家指引[J]. 今日药学,2023,33(10):

721 - 732.

　　[7] 合理用药国际网络中国中心组临床安全用药组,中国药理学会药源性疾病学专业委员会,中国药学会医院药学专业委员会,等. 中国用药错误管理专家共识[J]. 药品不良反应杂志,2014,16(6):321 - 326.

　　[8] Billstein-Leber M, Carrillo C, Cassano A T, et al. ASHP guidelines on preventing medication errors in hospitals [J]. Am J Health Pharm, 2018,75(19):1493 - 1517.

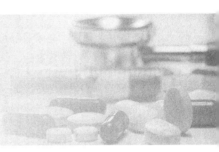

中英文对照索引